Einführung in die experimentelle Therapie

von

Professor Dr. Martin Jacoby

Zweite, neubearbeitete Auflage

Mit 12 Textabbildungen

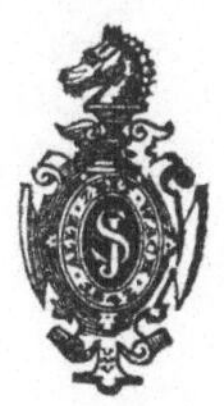

Berlin

Verlag von Julius Springer

1919

ISBN-13: 978-3-642-89895-2   e-ISBN-13: 978-3-642-91752-3
DOI: 10.1007/978-3-642-91752-3

Vorwort zur zweiten Auflage.

Die freundliche Aufnahme der ersten Auflage meiner experimentellen Therapie hat gezeigt, daß das Buch einem Bedürfnis entsprochen hat. Da es in der Literatur des In- und Auslandes noch keine einheitliche Darstellung der experimentellen Tatsachen der Therapie gab, war mein Unternehmen als ein Versuch aufzufassen. Ich darf annehmen, daß er geglückt ist.

Die neue Auflage war im Sommer 1914 druckfertig. Die Zeitumstände verhinderten das Erscheinen. So habe ich denn jetzt das Manuskript in allen Teilen noch einmal genau durchgearbeitet, so daß auch die neueste Forschung Berücksichtigung gefunden hat. Bei der Substitutionstherapie wurde die wesentliche Rolle der Qualität der Ernährung eingehend dargestellt, bei der Chemotherapie wurden die grundlegenden Untersuchungen Morgenroths über die Bekämpfung der bakteriellen Infektionen ihrer Bedeutung entsprechend gewürdigt.

Bei der Auswahl des Stoffes kam es mir nicht in erster Linie darauf an, ob von einem Experiment sich bereits heute eine Brücke zur praktischen Medizin schlagen läßt. Wesentlich sind alle Versuche, welche anregend wirken, weil sie geeignet sind, dem therapeutischen Fortschritt den Weg zu bahnen. Der Leser soll die Aufgaben der Zukunft erkennen, die Möglichkeiten und die Grenzen der wissenschaftlichen Methodik selbst beurteilen lernen. Nur so wird das eigene Urteil gekräftigt und das ist neben der praktischen Erfahrung das wichtigste, was der Unterricht bieten kann.

Die Einteilung des Buches wurde beibehalten, auch der wissenschaftliche und didaktische Standpunkt, auf dem die Darstellung sich aufbaut, ist unverändert geblieben. Das Studium des Buches soll den Leser immer wieder mit der Überzeugung durchdringen,

daß es einen Gegensatz zwischen theoretischer Medizin und Heil-
kunst nicht gibt, daß vielmehr das Verständnis des Experimentes
eins der unbedingt notwendigen Hilfsmittel ist, welcher der Arzt
für die kunstgerechte Ausübung seiner schwierigen Aufgabe bedarf.
Natürlich darf man die Zeit des Studierenden und ebensowenig
die knappen Stunden, die dem Arzt für seine Fortbildung bleiben,
nicht zu sehr in Anspruch nehmen. Darum war Kürze angebracht,
die sich auch ohne Opferung wertvollen Materials erreichen ließ.
Immer war ich darauf bedacht, den Zusammenhang mit der Praxis
zu betonen.

Experimentelle Therapie ist durchaus geeignet, im wahrsten
Sinne praktische Dienste zu leisten. Hier lernt der Arzt, was
naturwissenschaftlich feststeht. Wer experimentelle Therapie studiert hat, ist befähigt zu unterscheiden, ob eine neu empfohlene
Heilmethode sachlich fundiert ist oder ob ein dilettantischer Irr-
weg eingeschlagen wurde, dessen Beschreiten für den ärztlichen
Stand ebenso schädlich ist wie für die kranken Menschen. Hier
gehen die Aufgaben der experimentellen Therapie durchaus mit
der altbewährten Pharmakologie parallel.

Wenn auch die neue Auflage dazu beitragen wird, zum kri-
tischen Optimismus zu erziehen, so wird das Buch weiterhin seinen
Zweck erfüllen.

Berlin, September 1919.

                                        Martin Jacoby.

Inhaltsverzeichnis.

Seite

Einleitung 1
Chemisch-antagonistische und funktionell-antagonistische Therapie . . . 4
Substitutionstherapie 23
Antiparasitäre Therapie 68

   Immunotherapie 69
   Serumtherapie 83
   Chemotherapie 106

    I. Die Behandlung der Trypanosomeninfektionen mit Arsenikalien 119
    II. Die Behandlung der Trypanosomeninfektionen mit Azofarbstoffen 132
    III. Die Behandlung der Trypanosomeninfektionen mit basischen
      Triphenylmethanfarbstoffen 137

   Die Chemotherapie bei Spirochätenerkrankungen, insbesondere bei
     der Lues 141
   Arzneifestigkeit und Chemotherapie 154
   Die Chemotherapie der bakteriellen Infektionen 164
   Allgemeines über Theorie und Praxis der Chemotherapie 183

Therapie der Neoplasmen 190
Therapie der Entzündung 212
Therapie der Blutkrankheiten 221
Therapie des Diabetes 226
Therapie der Gicht 242
Therapie des Fiebers 245
Therapie der Kreislaufstörungen 254
Therapie der Störungen der Magendarmfunktionen 262
Schlußbetrachtung 277
Sachregister 279
Autorenregister 285

Einleitung.

Die Aufgabe der experimentellen Therapie besteht darin, an Versuchstieren die Heilung von Krankheiten zu studieren. Diese Arbeit ist notwendig, weil naturgemäß dem Experiment am kranken Menschen sehr enge Grenzen gezogen werden müssen. Der Nutzen der experimentellen Therapie erschöpft sich aber nicht in der Leistung, Heilmethoden für die praktische Medizin auszuprobieren. Das therapeutische Experiment kann an Tieren mit scharf umschriebenen Krankheitsbildern angestellt werden, man kann einzelne Symptomenkomplexe gesondert der Wirkung der Arzneimittel aussetzen, man kann pharmakologisch und anatomisch bei den therapeutisch beeinflußten Organismen den Effekt der Behandlung analysieren. Infolgedessen erweitert jeder Fortschritt der experimentellen Therapie auch die Lehren der allgemeinen Pathologie.

Gewiß hat der Arzt einen großen Teil seines Arzneischatzes der Empirie zu verdanken. Aber die Geschichte der Medizin lehrt, daß der Fortschritt auf dem Wege der Empirie ein sehr langsamer und zufälliger ist, daß zahlreiche Irrwege dabei nicht zu umgehen sind. Und es wäre eine überflüssige und durch nichts gerechtfertigte Resignation, wenn wir noch heute unsere Hoffnung ausschließlich auf glückliche Zufälle setzen wollten. Denn die planmäßige Ausnutzung der vervollkommneten Laboratoriumstechnik und die Unterstützung durch die chemische Forschung ermöglicht einen systematischen Ausbau der Therapie.

Warum hat man nun früher kaum in bescheidenstem Maße experimentelle Therapie getrieben? Das lag vor allem daran, daß die kranken Versuchstiere fehlten. Dieser Mangel beruhte einmal darauf, daß die Erzeugung oder Übertragung der Krankheiten auf Versuchstiere erst durch Entdeckungen möglich wurde. Nicht zum mindesten mußte aber auch erst durch besondere Betonung der Wichtigkeit der Sache das Interesse auf das kranke Versuchstier gelenkt werden. Geschichtlich ist das leicht zu verstehen. Jahrzehnte bezog und bezieht heute zum Teil noch die praktische Medizin die wissenschaftliche Erkenntnis der Heilmittel ausschließlich aus der experimentellen Pharmakologie. Diese an Ergebnissen reiche Wissenschaft, deren Ideal es stets war, in engstem Zusammenhange mit der Giftlehre, der Toxikologie, zu stehen, mußte die Wirkung der Arzneimittel am gesunden Tier studieren. Wenn der Pharmakologe möglichst einfache Versuchsbedingungen sich schaffen wollte, so wäre es für ihn natürlich verkehrt gewesen, durch Krankheitszustände das Bild zu komplizieren. Nur muß man sich darüber klar sein, daß diese pharmakologischen Studien zwar für den Therapeuten eine unentbehrliche Unterstützung bedeuten, aber niemals das therapeutische Experiment ersetzen können.

So ergibt sich denn für die experimentelle Therapie die Aufgabe, die Wirkung der Heilfaktoren auf Krankheitszustände zu untersuchen, die in ihren Einzelheiten genau bekannt sind und möglichst viel von dem umfassen, was in der Natur an pathologischen Ereignissen vorkommt.

Für diese Krankheitsbilder muß dann aus allen leidlich wirkenden Mitteln das sicherste und zugleich das unschädlichste herausgesucht werden. Um die Phänomene wirklich zu beherrschen, werden die Forscher dabei immer ihr Augenmerk darauf richten, den kausalen Zusammenhang der Therapie zu ergründen. Hat der Experimentator ein Mittel schließlich im Laboratorium gründlich erforscht, so wird er wagen können, mit aller Reserve vorherzusagen, was man davon am Krankenbett erhoffen kann. Dieser Übergang vom Tierversuch zum Krankenbett wird sicherlich immer ein Sprung bleiben. Das ist unvermeidlich. Aber die große Aufgabe der experimentellen Therapie ist darin zu erkennen, diesen Sprung ins Dunkle möglichst gefahrlos zu gestalten.

Als Pflanzstätte der experimentellen Therapie muß man das bakteriologische Laboratorium betrachten. Hier entwickelte sich die junge Wissenschaft und lieferte unter der Pflege von Meistern wie Pasteur, v. Behring und Ehrlich die ersten Früchte. So kam es, daß man gelegentlich die Lehre von der Immunität und von den Serumwirkungen kurzweg als experimentelle Therapie bezeichnete. In Wirklichkeit ist das Gebiet der experimentellen Therapie umfangreicher, während die Immunitätslehre und Serologie ihrerseits mannigfache Probleme studieren, die nichts mit experimenteller Therapie gemein haben.

Wer die wesentlichsten Tatsachen der experimentellen Therapie kennen gelernt hat, wird leicht imstande sein, neu empfohlene Heilmethoden kritisch zu beurteilen. So vorbereitet wird der Arzt eine wissenschaftlich wohlbegründete Therapie von der Anpreisung eines überflüssigen Arzneimittels unterscheiden können. Dabei ist es Sache des ärztlichen Taktes, in der Skepsis nicht zu weit zu gehen. Nie darf man vergessen, welche weittragenden Fortschritte auch rohester Empirie zu verdanken sind. Darum wird man vieles, sofern nur seine Unschädlichkeit gesichert ist, prüfen müssen, auch wenn die wissenschaftliche Basis durchaus mangelhaft ist. Nicht selten hat sich gezeigt, daß Heilwirkungen erkennbar sind, die wissenschaftlich durchaus nicht zu erwarten waren. Dieser Gegensatz zwischen Theorie und Praxis muß dann für die experimentelle Forschung verwertet werden. Denn die Auffindung unerwarteter Wirkungen ist eine Anregung für den Experimentator, nach Lücken in seinem System zu fahnden.

Die experimentelle Therapie ist eine exakte Wissenschaft, welche nur in engster Fühlung mit der Praxis gedeihen und dem Fortschritte dienen kann.

Chemisch-antagonistische und funktionell-antagonistische Therapie.

Jede Therapie hat zwei nebeneinander bestehende Aufgaben: Entfernung der schädlichen Ursache, welche den krankhaften Zustand veranlaßt und Heilung des Schadens, welcher im Organismus angerichtet ist. Ist das Heilmittel direkt auf die schädliche Substanz oder auf die gestörte Funktion eingestellt, so sprechen wir von einer antagonistischen Therapie. Richtet sich die Therapie gegen das Gift, das sie durch Gegengifte in einen unwirksamen Stoff umwandeln will, so liegt chemisch-antagonistische Therapie vor. Soll aber einer gestörten Funktion entgegengewirkt werden, indem man durch geeignete Reizmittel die Funktion anregt, so liegt funktionell-antagonistische Therapie vor.

Immer wird es vorteilhaft sein, den Versuch zu machen, die schädigende Substanz aus dem Körper zu entfernen. Denn die Erfahrung lehrt, daß der Organismus, welcher nicht mehr der Einwirkung von Giften oder anderen schädigenden Materialien ausgesetzt ist, nicht selten imstande ist, die erkrankten Gewebe wieder zur Ausheilung zu bringen und die gestörten Funktionen zur Norm zurückzuleiten.

Je früher die Therapie das Gift erreicht, desto größer ist die Chance, ihm entgegenzutreten. Hat eine Noxe erst die Haut oder die Wand des Magendarmkanals passiert, so ist es schon viel schwieriger, sie unschädlich zu machen. Oft aber ist es auch unmöglich, das Gift zu fassen, wenn es noch im Magendarmkanal sich befindet, also noch nicht in den Blutkreislauf übergetreten ist. Mechanisch durch Ausspülungen, Verdünnungen oder chemisch durch Überführung in unlösliche oder ungiftige Verbindungen eine Entgiftung zu erreichen, gelingt kaum oder nur sehr unvollständig. Derartige Bemühungen finden auch bald darin eine Grenze, daß die meisten Mittel die Magendarmwand schädigen oder resorbiert werden und dann den Organismus vergiften.

Auf einem neuartigen und aussichtsreichen Wege hat neuerdings Wiechowski[1]) versucht, ein Gift im Magendarmkanal unschädlich zu machen, bevor es zur Resorption kommt. Von der Kohle ist es bekannt, daß sie imstande ist, die allerverschiedensten Stoffe zu adsorbieren. Von dieser Eigenschaft macht man seit langer Zeit in der Technik und im Laboratorium umfassendsten Gebrauch. Auch therapeutisch haben die Ärzte Kohle früher schon viel benutzt, besonders um bei Meteorismus die Darmgase durch Adsorption an die Kohle zu beseitigen. Wiechowski brachte nun Gifte verschiedenster Art, z. B. auch Diphtherietoxin in starker Konzentration, mit Kohle gemengt in den Magen, oder injizierte sie subkutan und fand, daß die Tiere gesund blieben. Das so zugeführte Diphtherietoxin löst offenbar im Organismus überhaupt keine Reaktionen aus, wie daraus hervorgeht, daß die Versuchstiere weder immun werden noch Antitoxin in ihrem Serum auftritt. Bringt man die Kohle in den Magen eines Tieres, dem man das Gift einige Zeit vorher per os gegeben hatte, so schlägt sich die giftige Substanz auf der Kohle nieder und gelangt nicht zur Resorption. Es gelingt so, Substanzen, von denen man schon Spuren im Harn nachweisen kann, nachdem sie zur Resorption gelangt sind, dem Körper fernzuhalten. Wiechowski hat weiter gefunden, daß nicht jede Kohle für solche Versuche gleich geeignet ist. Das Adsorptionsvermögen von Tierkohle ist für die therapeutischen Zwecke besser als das der Pflanzenkohle und auch nicht jede Tierkohle leistet dasselbe. Das ist nicht verwunderlich, da die physikalische Chemie der Kohle noch wenig bekannt ist, kleine Beimengungen sehr wesentlich sein können und die genaue Zusammensetzung der käuflichen Präparate sehr von dem Ausgangsmaterial und dem Darstellungsverfahren abhängen wird. Kritische Versuche von Joachimoglu[2]) zeigen, daß

---

1) Pharmakologische Grundlagen einer therapeutischen Verwendung von Kohle. Deutsche med. Wochenschr. 1914 S. 988.
2) Biochem. Zeitschr. Bd. 77, Heft 1 u. 2 (1916).

man die Heilwirkung der Kohle nur mit Vorsicht auf ihr Adsorptionsvermögen beziehen darf. Denn Jod wird durch Kohle ausgezeichnet adsorbiert, wird aber trotzdem, wenn man es in adsorbierter Form in den Magen einführt, resorbiert. Wenn also trotzdem Substanzen durch Adsorption an Kohle ihre Giftwirkungen verlieren, so darf man nicht ohne weiteres die Entgiftung durch Adsorption erklären wollen.

Ist ein Gift bereits in die Blutbahn gelangt, so gelingt unter Umständen noch auf chemischem Wege eine Entgiftung. Ein lehrreiches Beispiel ist die Säurevergiftung.

Führt man einem Kaninchen 0,9 g Salzsäure pro Kilogramm Körpergewicht per os zu, so geht das Tier unter charakteristischen Symptomen nach einiger Zeit zugrunde. Injiziert man aber dem kollabierten Tiere Sodalösung, so tritt vollkommene Erholung ein. Im Gegensatz zum Kaninchen ist der Hund sehr unempfindlich gegen die Schädigung durch Säurezufuhr. Durch zahlreiche Arbeiten, die mit Untersuchungen von E. Salkowski[1]) und von Walther[2]), einem Schüler Schmiedebergs, beginnen, ist das Zustandekommen dieser Erscheinungen und der innere Zusammenhang der Phänomene beleuchtet worden.

Vor allem wollen wir nun genauer die Vergiftungserscheinungen bei der Säurevergiftung und das Verhalten der Tiere bei der therapeutischen Alkalizufuhr an Beispielen kennen lernen.

Einem Kaninchen von 1000 g Gewicht wird per os 0,9 g Salzsäure in Form von Normalsalzsäure so zugeführt, daß es einen Teil am Abend, eine zweite Dosis am nächsten Morgen, eine dritte am Vormittag erhält. Mit der dritten Dosis wird die Respiration beschleunigt, die einzelnen Atembewegungen werden tiefer und mühsamer, das Tier ist gelähmt und kann nicht mehr laufen. Die Atmung wird schwächer, ebenso der Herzschlag, und das Tier fällt kollabiert zur Seite. Injiziert man dem Tier in diesem Stadium subkutan eine 5proz. Lösung von Natriumkarbonat, so richtet sich das Tier schon nach wenigen

---

[1]) Über die Möglichkeit der Alkalientziehung beim lebenden Tier. Virchows Archiv Bd. 38 (1873).

[2]) Die Wirkung der Säuren auf den tierischen Organismus. Archiv . experim. Pathol. u. Pharmakol. Bd. 7 (1877).

Kubikzentimetern der Injektion auf und wird bei genügender Sodazufuhr wieder ganz gesund.

Will man die Säurevergiftung ohne Schädigung des Magen-darmkanals herbeiführen und demgemäß die Säure intravenös zuführen, so benutzt man nach dem Vorgange von Spiro[1]) dazu am zweckmäßigsten saure Phosphatlösungen. Da man bei der intravenösen Säurevergiftung schneller zum Ziele gelangt und den Verlauf der Vergiftung leichter kontrollieren kann, so kann man mit dieser Methode auch beim Hunde, der so viel resistenter gegen diese Schädigung ist, das Bild der Säurever-giftung erzielen und mit Alkalien therapeutisch beeinflussen.

Spiro injizierte Kaninchen intravenös eine 10proz. Lösung von saurem phosphorsauren Natron (NaH_2PO_4), indem er pro Minute je 2 ccm der Lösung in die Vene einfließen ließ. Zu-nächst trat eine vorübergehende Erhöhung des Blutdruckes ein. Doch sank er bald wieder. Auch die Pulse wurden zuerst etwas stärker, bald aber sehr erheblich schwächer. Am meisten änderte sich die Respiration. Die Frequenz der Atemzüge nahm zu, sie wurden dann tiefer, stärker, mühsamer. Die Exspiration war angestrengt und langgezogen. Sehr bald ließ die angestrengte Atmung nach, die Atemzüge wurden ganz oberflächlich und schwach. Endlich kam es zum Kollaps. Überließ man das Tier in diesem Stadium sich selbst, so trat ohne Krämpfe der Tod ein, indem die Atmung und zum Schluß das Herz versagte.

Injiziert man aber dem kollabierten Tiere eine 5proz. Sodalösung intravenös, so nimmt sofort die Herzarbeit, die Respirationstiefe und Respirationsfrequenz zu, der Kollaps schwindet und eine ruhige Atmung bei erstarkten Pulsen, ge-hobenem Blutdruck zeigt die Wiederherstellung des Tieres an. Vergiftung und Therapie wickelt sich bei dieser Methode inner-halb einer Stunde ab, so daß der Versuch für eine Demonstration sehr geeignet ist.

Ein anderes Versuchsbeispiel Spiros soll uns nun veran-schaulichen, wieviel schwieriger es ist, den Hund mit Säure zu vergiften, und soll zugleich zeigen, daß auch hier durch Soda prompte Heilung erreicht wird.

---

[1]) Beitrag zur Lehre von der Säurevergiftung bei Hund und Kanin-chen. Hofmeisters Beitr. Bd. 1 (1902).

Ein Hund von 6 kg, dessen normaler Blutdruck 140 mm Quecksilber entspricht, erhält im Verlaufe von 25 Minuten 50 ccm einer 10proz. Lösung des sauren phosphorsauren Natrons. Dabei wird die Atmung frequenter und kleiner, der Blutdruck sinkt bis auf 40 mm Hg. Mit dem Augenblicke, in dem nunmehr die intravenöse Injektion des sauren Salzes unterbrochen wird, steigt sofort der Druck und die Atmung nimmt in kurzer Zeit wieder den alten Typus an. Während einer Pause von 20 Minuten steigt der Blutdruck wieder bis zu 110 mm Hg. Eine zweite, innerhalb 5 Minuten beendete Injektion von 15 ccm des Salzes bringt den Blutdruck wieder bis auf 38 mm Hg herunter, während er sich in der folgenden Pause von neuem bis zur Höhe von 90 mm Hg erhebt. Auch eine dritte Injektion von 35 ccm Flüssigkeit, die Blutdruck und Respiration sofort hinuntertreibt, wird in der darauf folgenden Pause überwunden. Eine vierte Injektion, bei der der Blutdruck bis auf 15 mm Hg sinkt, die Atmung ganz abflacht, wird nicht mehr überwunden. In der Pause werden die Atemzüge immer schwächer und das Tier verfällt in tiefes Koma. Jetzt werden ganz langsam 12 ccm einer 5proz. Sodalösung injiziert. Sogleich hebt sich die Herzaktion, die Atmung wird wieder tiefer, bei weiterer Sodadarreichung steigt der Blutdruck innerhalb 10—15 Minuten bis zur Höhe von 100 mm Hg.

Aus diesen Schilderungen ersieht man ohne weiteres, daß der Hund in viel weiterem Umfange sich mit der Säurevergiftung abfinden kann als das Kaninchen. Diesem Unterschied im Verhalten der beiden Versuchstiere geht nun auch eine verschieden gestaltete Eliminierung der Säure parallel. Beim Kaninchen wird nämlich die Säure in Form des Natron- oder Kaliumsalzes ausgeschieden und dem Organismus werden auf diese Weise diese Substanzen entzogen. Beim Hunde dagegen paaren sich die Mineralsäuren zum Zwecke der Ausscheidung mit Ammoniak, das aus dem Eiweißstoffwechsel reichlich zur Verfügung steht. Bei der Säurevergiftung vermindert sich der Alkaligehalt des Blutes und der Organe, wobei es gleichgültig ist, ob man die Titrationsalkaleszenz im Auge hat, die Kohlensäure des Blutes als Maß der Alkaleszenz wählt oder die wahre Alkaleszenz mit Hilfe von Indikatoren bestimmt. Wenn nun die Sodazufuhr so prompt Hilfe bringt, so ist das einleuchtend. Wie sich aber die physiologische Giftneutralisierung gestaltet, was der eigentliche erste Grund der schnellen Heilung ist, ist doch nicht geklärt. Diese Grenze unserer Kenntnis werden wir uns bei den meisten Heilungsvorgängen klar machen müssen. Denn oft ist der Effekt einer Therapie auf Grund allgemeiner Erwägungen ganz plausibel; eine wirkliche Übersicht über den Mechanismus der Therapie besitzen wir aber meistens nicht.

Nachdem das reichliche Vorkommen abnormer Säuren beim Diabetiker sichergestellt war und man die Wirkungen der Säuren auf den Organismus studiert hatte, nahm man mit der Schule Naunyns allgemein an, daß die Erscheinung des schweren Diabetes als Säurevergiftung, als Acidosis aufzufassen sei. In dieser Ansicht wurde man durch die therapeutischen Effekte der Alkalien bestärkt. Soda gibt man zur Verhütung oder Behandlung des Coma diabeticum per os, subcutan oder intravenös mit gutem Erfolge. Magnus-Levy[1]) hat darauf hingewiesen, daß die Einverleibung von Mononatriumcarbonat physiologisch berechtigt wäre, da das kohlensaure Natron in der Form dieser Verbindung im Blute kreist. Praktisch ist das für die subcutane Darreichung von Belang, da Soda das Unterhautzellgewebe schädigt, Mononatriumcarbonat aber keine Veränderungen bewirkt.

Vor einigen Jahren hat Ehrmann[2]) gezeigt, daß die giftigen Wirkungen der beim Diabetes vorkommenden Säuren, insbesondere der β-Oxybuttersäure keineswegs durch ihre Säurenatur erklärbar ist, da sie weit giftiger ist als Säuren von gleicher Stärke. Auf der anderen Seite wird behauptet, daß man therapeutisch die gleichen Effekte wie mit Alkalien auch mit Traubenzuckerlösung erzielen kann und man neigt zu der Ansicht, daß die Alkalien ihre Heilwirkung nicht in erster Linie und jedenfalls nicht ausschließlich durch Neutralisation der pathologisch vorhandenen Säuren, vielmehr durch direkte Reizung nervöser Apparate entfalten.

Tiefgreifende Störungen hat man auch schon als Folge einer ganz geringen Verschiebung der Reaktion der Körpersäfte kennen gelernt und zugleich gesehen, daß schon eine

---

[1]) Therapeutische Monatshefte 1913.
[2]) Zeitschr. f. klinische Medizin Bd. 72, Heft 5 u. 6 (1911).

Alkalizufuhr, die nur einen geringen Einfluß auf die Reaktion des Blutes und der Gewebe haben kann, in durchgreifender Weise den Stoffwechsel beeinflussen kann. Rona und Wilenko[1]) haben beobachtet, daß der Zuckerverbrauch des überlebenden Säugetierherzens sofort erheblich herabsinkt, wenn die Durchströmungsflüssigkeit auch nur minimal angesäuert wird. So verstehen wir, daß unter Umständen geringe Schwankungen der Blutreaktion nach der sauren Seite hin diabetische Störungen hervorrufen können. Es ist durchaus im Rahmen des Erreichbaren, daß durch Zufuhr von Alkali diese geringfügige pathologische Säuerung aufgehoben und durch Herstellung der normalen Blutreaktion der Zuckerverbrauch in den Geweben wieder ermöglicht wird. Zusammen mit G. Klemperer[2]) habe ich den Einfluß der Alkalitherapie in einer klinischen Beobachtung, die in ihren Bedingungen vollkommen der Anordnung eines Laboratoriumexperimentes entsprach, mit chemischen Methoden untersucht. Es handelte sich um eine Frau, die mit ihrem Urin Cystin, also eine schwefelhaltige Aminosäure, ein Spaltprodukt des Eiweiß ausschied. Zum Teil war dieses Cystin im Harn gelöst, zum Teil wurde es als Sediment ausgeschieden. Da Cystin verhältnismäßig leicht in Alkalien löslich ist, so konnte man daran denken, durch Alkalizufuhr den Harn so zu beeinflussen, daß das Cystin in Lösung ging. Der Erfolg der Therapie ging aber nicht unerheblich über das zunächst gesteckte Ziel hinaus. Bei Zufuhr von Soda wurde nämlich sehr bald ein vollkommenes Schwinden des Cystins aus dem Urin erreicht, so daß auch kein gelöstes Cystin mehr darin nachweisbar war. Wir dürfen daher schließen, daß durch geringfügige Änderung der Reaktion der Körpersäfte nach der alkalischen Seite hin entweder eine normale Zersetzung der Eiweißkörper in der Richtung erreicht wurde, daß kein Cystin mehr in den Kreislauf gelangte oder daß das abnorm entstandene Cystin zersetzt werden konnte.

Eine direkte Entgiftung, ein Ersatz eines schädlichen Stoffes durch einen unschädlichen und physiologisch notwendigen liegt bei der Sauerstoffbehandlung der Kohlen-

---

[1]) Biochem. Zeitschr. Bd. 59, Heft 1 u. 2 (1914).
[2]) Therapie der Gegenwart 1914.

oxydvergiftung[1]) vor. Wenn wir eine Katze Kohlenoxyd einatmen lassen, bis ein großer Anteil ihres Hämoglobins mit CO gesättigt ist und bis das Tier zu kollabieren beginnt, so können wir sie durch Aderlaß und Transfusion normalen Katzenblutes retten. Da das noch im Blute zurückbleibende Kohlenoxyd um so schneller durch Sauerstoff verdrängt wird, je höher der Sauerstoffgehalt der Einatmungsluft ist, so können wir die Therapie noch vollkommener gestalten, wenn wir die Katze nach der Transfusion, die ja immer nur einen Teil des Blutes ersetzen kann, eine Zeitlang reinen Sauerstoff einatmen lassen. Auch bei dieser Therapie kann man erleben, daß das Versuchstier sich nicht vollständig und nicht sofort erholt, auch wenn das Blut chemisch wieder vollkommen restituiert ist. Wir dürfen eben nicht vergessen, daß die sauerstoffbedürftigen Organe vorübergehend schlecht versorgt worden sind und daß die Wiederzufuhr des Sauerstoffs noch nicht die inzwischen eingetretenen Organschädigungen wieder ausgleichen kann.

Besonders lehrreich sind Heilversuche, die gegenüber der **Blausäurevergiftung** mit Erfolg ausgeführt worden sind. Da es sich hier um eine so heftige Vergiftung mit einem besonders dramatischen Ablauf handelt, so wirkt die Therapie um so überzeugender. Unsere Kenntnisse über die Behandlung der Blausäurevergiftung sind von chemischen Beobachtungen ausgegangen. **Lang**[2]) fand nämlich im Harn von Tieren, die er in **Hofmeisters** Laboratorium mit Blausäure oder mit dem homologen Azetonitril vergiftete, Rhodanverbindungen, also ungiftige Schwefelverbindungen der Blausäure. Das brachte ihn auf die Vermutung, daß man eine Blausäurevergiftung vielleicht wirksam mit **Schwefelverbindungen** behandeln könnte. Wenn nur genug Schwefelkörper zur Verfügung stehen, so kann die Blausäure, bevor sie ihre deletären Organwirkungen ausübt, von ihnen abgefangen und wie durch einen Antikörper entgiftet werden. Denn ebenso wie das Toxin durch die Verbindung mit dem Antitoxin in einen ungiftigen Körper über-

---

[1]) Im Interesse der Darstellung gehen wir auf dieses Beispiel, das eigentlich erst in das folgende Kapitel gehört, hier schon ein.

[2]) Umwandlung des Azetonitrils im Tierkörper. — Arch. f. experim. Pathol. u. Pharmakol. Bd. 34 (1894) und Studien über Entgiftungstherapie. Dasselbe Archiv Bd. 36 (1895).

geführt wird, so würde die Blausäure in die ungiftige Rhodanvergiftung umgewandelt werden. Heymans und Masoin[1]) sowie Hunt[2]) haben diese Versuche in großem Umfange fortgesetzt. Dabei ergab sich, daß bei Nitrilen, deren Wirkung nicht allzu stürmisch ist, Natriumthiosulfat imstande ist, die Nitrilvergiftung nicht nur prophylaktisch zu verhindern, sondern auch die schon vergifteten Tiere noch zu heilen[3]).

Die folgenden Tabellen zeigen die Wirkung des $Na_2S_2O_3$ gegenüber der Blausäure und einigen Derivaten, wie sie sich aus Hunts Versuchen ergeben.

Entgiftung von Blausäure durch Natriumthiosulfat.

Tödliche Dosis der Blausäure 0,005 mg pro Gramm Tier.

Blausäure in mg pro g Tier	Natriumthiosulfat in mg pro g Tier	Blausäure nach dem Natriumthiosulfat	Wirkung
0,0083	4,7	11 Minuten	Bleibt leben
0,009	4,2	6 »	» »
0,0091	4	10 »	Tod nach 10 Minuten
0,012	3,8	10 »	» » einigen »
0,012	4	11 »	» » 5 »

Entgiftung von Azetonitril (CH_3CN) durch Natriumthiosulfat.

Tödliche Dosis des Azetonitrils: 0,7 mg pro Gramm Tier.

Azetonitril in mg pro g Tier	Natriumthiosulfat in mg pro g Tier	Azetonitril nach dem Natriumthiosulfat	Wirkung
1,25	3	10 Minuten	Bleibt leben
1,4	3	10 »	» »
1,5	3	10 »	Tod während der Nacht
2,0	4	20 »	» » » »

[1]) Étude physiologique sur les dinitriles normaux und L'hyposulfite de soude ne possède pas d'action curative vis-à-vis de l'intoxication par la cyanure de potassium. — Archives internation. de Pharmokodynamie et de Therapie, Bd. 3 (1896). — La toxicité diachronique de quelques composés cyanogénés. Ebenda Bd. 7 (1900). — Sur la rapidité de l'absorption intracellulaire des nitriles malonique et pyrotartrique après injection intraveneuse. Ebenda Bd. 8 (1901).

[2]) Zur Kenntnis der Toxikologie einer Nitrile und deren Antidote. — Archiv. internat. de Pharmakodynamie et de Therapie Bd. 12 (1904).

[3]) Über die Grenzen der Thiosulfat-Therapie, vgl. Flury u. Heubner, Über Wirkung und Entgiftung eingeatmeter Blausäure. — Biochem. Zeitschr. Bd. 95, H. 3 u. 4 (1919).

Entgiftung von Formaldehydzyanhydrin $(CH_2(OH)CN)$ durch Natriumthiosulfat.

Tödliche Dosis des Formaldehydzyanhydrins: 0,015 mg
pro Gramm Tier.

Formaldehyd-zyanhydrin in mg pro g Tier	Natriumthiosulfat in mg pro g Tier	Formaldehyd-zyanhydrin nach dem Natriumthio-sulfat	Wirkung
0,26	4	10 Minuten	Bleibt leben
0.29	4	10 »	» »
0,32	4	2 »	Tod während der Nacht
0,33	etwa 4	10 »	Tod nach 5 Minuten

Entgiftung von Formaldehydzyanhydrin durch Natrium-thiosulfat.

Formaldehydzyanhydrin wird 5 Minuten vor dem Natrium-thiosulfat verabreicht.

	Formaldehyd-zyanhydrin in mg pro g Tier	Natriumthiosulfat in mg pro g Tier	Wirkung
1.	0,15	4	Bleibt leben
2.	0,2	4	» »
3.	0,25	4	Tod während der Nacht
4.	0,1	0,35	Tod nach 1 Stunde 45 Minuten
5.	0,049	0,28	Tod nach etwa 1 Stunde

Die obere Tabelle auf S. 12 lehrt, daß Natriumthiosulfat, kurze Zeit vorher injiziert, gegen die 1,8fache tödliche Dosis der Blausäure schützt.

Der unteren Tabelle auf S. 12 ist zu entnehmen, daß Natriumthiosulfat die Mäuse gegen die doppelte, tödliche Dosis des Azetonitrils schützt.

Natriumthiosulfat in Dosen von 4 bis 5 mg pro Gramm Maus schützt, wie die obere Tabelle auf S. 13 zeigt, die Tiere gegen die 19fache tödliche Dosis des Formaldehydzyanhydrins. Spritzt man das Schwefelsalz nicht in so großem Überschuß, so ist die Wirkung eine nicht so intensive.

Endlich ersehen wir aus der unteren Tabelle auf S. 13, daß das Formaldehydzyanhydrin durch Natriumthiosulfat auch

entgiftet werden kann, wenn die Schwefelverbindung erst kurze
Zeit nach dem Nitril injiziert wird. Also auch in dieser wahr-
haft therapeutischen Versuchsanordnung vermag das Natriumthiosulfat die 13fache tödliche Dosis des Nitrils zu entgiften.

Aus den angeführten Beispielen geht die Tatsache klar
hervor, daß der Effekt des Thiosulfats gegenüber den verschiedenen Nitrilen ein verschieden starker ist. Auch gibt es Nitrile
und Verbindungen von Nitrilen, gegen die Natriumthiosulfat
wirkungslos ist; z. B. wären da Benzonitril, Diäthylamio-
milchsäurenitriljodmethylat und Diäthylaminoazetonitriljod-
methylat als Substanzen zu nennen, die durch Thiosulfat nicht
beeinflußt werden.

Die Wirkung des Thiosulfats kann kaum anders aufgefaßt
werden, als daß der von dieser Verbindung so leicht abspalt-
bare Schwefel sich mit der Blausäure resp. den Nitrilen zu
Rhodan und den analogen Schwefelverbindungen paart, was
mit einer Entgiftung einhergeht. Es ist daher auch nicht
wunderbar, daß man das Natriumthiosulfat auch durch andere
Schwefelverbindungen mehr oder weniger gut ersetzen kann.

Natürlich ist nicht anzunehmen, daß die Überführung in
die Rhodanverbindung die einzige Möglichkeit ist, dem tierischen
Organismus im Kampfe mit der Blausäure zu helfen. In der
Tat hat Hunt mit ganz anderen Stoffen als den Schwefel-
verbindungen, z. B. mit Traubenzucker Effekte gegen die
Nitrilvergiftung erzielt.

Der Traubenzucker schützt die Maus beinahe gegen die
4fache tödliche Dosis des Azetonitrils. Gegen Formaldehydzyanhydrin ist Traubenzucker ohne antagonistische Wirkung.
Vielleicht liefert auch der Organismus selbst Antagonisten gegen
Nitrile. Wenigstens fand Hunt[1]), daß die Fütterung von
Schilddrüsensubstanz der Schafe gegen die Azetonitrilvergiftung der Mäuse wirksam ist. Die Schutzwirkung beginnt bereits bald nach der Fütterung und dauert einige Wochen.
Ob die auch sonst wirksame Schilddrüsensubstanz mit der hier
in Frage kommenden identisch ist, ist völlig unentschieden,
was nicht wunderbar ist, da man ja über die Natur des Prinzips
der Schilddrüse noch nichts sicheres weiß.

---

[1]) The Influence of Thyroid Feeding upon Poisoning by Acetonitrile.
The Journal of biological Chemistry Bd. 1 (1905).

Entgiftung von Azetonitril durch Traubenzucker.

Tödliche Dosis des Azetonitril: 0,7 mg pro Gramm Tier.

Azetonitril in mg pro g Tier	Traubenzucker in mg pro g Tier	Traubenzucker nach Azetonitril	Wirkung
1,9	10	10 Minuten	Bleibt leben
2,3	10	10 »	» »
2,8	10	5 »	» »
2,8	10	17 »	Tod nach 30—40 Stunden
3	10	8 »	» » 24—34 »

Das chemische Gegengift braucht aber nicht, wie es bei der Umwandlung der Nitrile in die Rhodanverbindungen der Fall ist, auf das Gift selbst einzuwirken. Im komplizierten Getriebe der lebenden Substanz sind natürlich noch mannigfache andere Möglichkeiten gegeben. Beim Frosch gelingt es sicher und regelmäßig, das durch Oxalsäure gelähmte Herz durch Injektion von Kalziumchlorid oder Strontiumchlorid wieder zur Norm zurückzubringen (Januschke[1])). Ebenso wirkt die Kalkzufuhr auf die Oxalsäurelähmung des ganzen Tieres. Andere Mittel sind unwirksam. Kräftige Spülung des Herzens mit einer kalkfreien Lösung bringt das Herz nur dann wieder zum regelmäßigen Schlagen, wenn die Vergiftung noch nicht zu weit vorgeschritten war. Nach Januschkes Ansicht heilen die Kalksalze die Oxalsäurelähmung nicht durch Bindung der Oxalsäure, die dadurch von den Geweben abgelenkt wird, sondern dadurch, daß der für das Gewebe notwendige Kalk, den die Oxalsäure mit Beschlag belegt hat, ersetzt wird. Die Gegenwirkung des Kalkes würde danach nicht auf der Entfernung der Oxalsäure von den vergifteten Stellen der Organe, sondern auf dem Wiederersatz der durch die Oxalsäure mit Beschlag belegten und für die Gewebe außer Betrieb gesetzten, notwendigen Bestandteile des Kalkes, beruhen. Gros[2]) hat zwar die Grundversuche von Januschke bestätigen können,

---

[1]) Über die Aufhebung der Oxalsäurevergiftung am Frosch und das Wesen der Oxalsäurewirkung. Arch. f. experim. Pathol. u. Pharmakol. Bd. 61 (1909).

[2]) Über das Wesen der Oxalsäurewirkung auf das Froschherz: Arch. f. experim. Pathol. u. Pharmakol. Bd. 71 (1913).

hält aber die Erklärung des Heilerfolgs durch Wiederersatz des verlorenen Kalkes noch nicht für erwiesen. Jedoch lehren bedeutsame Beobachtungen von Clark, v. Konschegg und namentlich von Otto Loewi[1]), daß die Anwesenheit von Kalk von großer Bedeutung für das regelmäßige Zustandekommen der Herzfunktionen ist. Ein ähnlicher Gegensatz wie zwischen Oxalsäure und Kalk besteht nach Januschke auch zwischen der Giftwirkung der Bariumsalze auf das Froschherz und dem Heileffekt des Natriumsulfats. Auch hier neigt Januschke zu der Annahme, daß das Natriumsalz nicht durch Verdrängung des Bariums, sondern durch Wiederersatz der beschlagnahmten und unentbehrlichen Stoffe das kranke Herz heilt.

Will man ein richtiges Verständnis für die Schwierigkeiten gewinnen, welche sich auftürmen, wenn man von der Feststellung von Heilwirkungen zu ihrer eindeutigen Analyse und zur vollen Erklärung ihres Mechanismus vordringen will, so muß man die antagonistischen Giftwirkungen studieren. Die pharmakologische Forschung hat uns mit einer Anzahl gegenseitiger Antagonisten bekannt gemacht. Als gegenseitige Antagonisten bezeichnen wir Gifte, die gegenseitig imstande sind, die Wirkung des anderen aufzuheben. Ein solches Antagonistenpaar stellt z. B. das Kurarin, eine quaternäre Base, die das wirksame Prinzip im Kurare ist und das Alkaloid Physostigmin dar. Kurarinlähmung der Körpermuskulatur kann durch die Reizwirkung des Physostigmins aufgehoben werden, während umgekehrt die Wirkung des Physostigmins vollkommen durch Kurarin beseitigt werden kann.

Zwei Versuche von Magnus[2]) demonstrieren uns den gegenseitigen Antagonismus der beiden Gifte:

1. Kaninchen wird mit Urethan narkotisiert, sodann künstliche Atmung eingeleitet, damit das Tier nicht infolge der Atmungslähmung durch Kurare stirbt. 11 Uhr 30 Min. 'wird intravenös 0,01 g Physostigmin. salicyl. injiziert, worauf sofort heftigste fibrilläre Zuckungen der Körpermuskulatur des ganzen

---

[1]) Archiv f. experim. Pathol. u. Pharmakol. Bd. 82 (1917).
[2]) Kann man den Angriffspunkt eines Giftes durch antagonistische Giftversuche bestimmen? Pflügers Archiv Bd. 123 (1908).

Tieres auftreten. 11 Uhr 32 Min. wird 1 ccm eines sehr wirksamen Kurarepräparates intravenös injiziert; sehr bald hören die Zuckungen auf und es erfolgt schlaffe Lähmung des ganzen Tieres.

2. Kaninchen wird mit Urethan narkotisiert, künstliche Atmung wird eingeleitet mit Äthereinblasung. Der rechte Ischiadicus wird durchschnitten und auf geeignete Elektroden gelegt. 5 Uhr 18 Min. wird der Nerv faradisch gereizt. Bei einer Reizstärke von 15 Kronecker-Einheiten treten die ersten Zuckungen in der rechten Pfote auf. 5 Uhr 20 Min. werden 2,5 ccm des Kurarepräparates intravenös eingespritzt. 5 Uhr 23 Min. sind 1000 Kronecker-Einheiten unwirksam. Die Kuraresierung ist vollständig. 5 Uhr 26 Min. Derselbe Zustand. 5 Uhr 27 Min. 0,01 g Physostigmin. salicyl. intravenös. 5 Uhr 30 Min. 275 Kronecker-Einheiten wieder wirksam. 5 Uhr 32 Min. 40 Kronecker-Einheiten wirksam. 5 Uhr 34 Min. Noch 0,01 g Physostigmin. salicyl. injiziert. 5 Uhr 36 Min. Reizschwelle 15 Kronecker-Einheiten. Es ist also die normale Reizschwelle wieder erreicht. Die Physostigminwirkung ist durch Zuckungen der Körpermuskulatur, Darmperistaltik und Speichelfluß erkennbar.

Kurarin und Physostigmin sind also vollkommene gegenseitige Antagonisten. Ein gleiches Verhältnis besteht zwischen dem Nikotin und dem Kurarin. Nun bestehen aber Gründe für die Annahme, daß die Angriffspunkte des Nikotins und des Physostigmins nicht identisch sind. Es scheint vielmehr, als ob das Physostigmin an den eigentlichen Nervenendigungen angreift, während das Nikotin an den sogenannten »rezeptiven Organen« der Muskeln, die also peripher von den Nervenendigungen im Muskel selbst gesucht werden müssen, seinen Angriffspunkt hat. Will man sich nun den Mechanismus des Antagonismus zwischen dem Kurarin und seinen beiden Gegengiften klar machen, so könnte man zu der Hilfshypothese greifen, dem Kurare verschiedene Angriffspunkte zuzuschreiben und einmal den Schauplatz der gegenseitigen Verdrängung zwischen Kurare und Antagonisten in die Nervenendigung, das andere Mal in die muskulären Rezeptionsorgane verlegen. Man kann aber auch aus allgemein-physiologischen und pharmakologischen Erwägungen heraus mit dem Umstand rechnen, daß auch eine

Reaktion an einer zweiten Stelle im Organismus die Funktion an der ersten Stelle beeinflussen kann — z. B. können periphere Nervenapparate durch Reize von den Zentralapparaten aus reguliert werden.

Auch ist es nicht ausgeschlossen, daß am normalen Organismus das Kurare zwar einen bestimmt-fixierten Angriffspunkt hat, daß es aber trotzdem imstande ist, die verschiedenen Gegengifte an ihren wechselnden Angriffspunkten außer Funktion zu setzen. Unsere Kenntnisse über die Wirkungsweise der Pharmaka haben in den letzten Jahren sehr an Präzision gewonnen. Besonders Straub[1]) hat an der Hand von exakt ersonnenen Versuchsanordnungen gelehrt, daß eine Arzneiwirkung an einem Gewebsteil sehr mannigfachen Mechanismen folgen kann. Vorbedingung der Wirkung kann die Speicherung der Substanz sein, in anderen Fällen kann aber auch schon die ausreichende Konzentration des Mittels in der Blutflüssigkeit genügen, um die Gewebefunktion zu beeinflussen. So kann schließlich eine Giftwirkung dadurch beseitigt werden, daß durch die Gegenwart einer zweiten Substanz in der umspülenden Flüssigkeit die Eindringungsgeschwindigkeit des Giftes in das Gewebe geändert wird.

Um diesen letzteren Modus handelt es sich nach Straub bei dem Antagonismus zwischen Atropin und Muskarin. Injiziert man einer Katze subkutan einige Milligramm Muskarin, des bekannten Alkaloides, das Schmiedeberg aus dem Fliegenschwamm isoliert hat, so beobachtet man sehr bald Speichelfluß, Würgen, Erbrechen und Stuhlentleerung. Die Pupillen werden sehr eng, der Puls wird ganz verlangsamt, die Atmung sehr schlecht. Das Tier fällt zur Seite und stirbt unter Atemstillstand. Wenn man aber kurz vor dem sicher zu erwartenden Tode kleinste Dosen Atropin injiziert, so kann man das Tier retten.

Einen wesentlichen Anteil an dieser Heilwirkung hat ohne Zweifel die Wirkung des Atropins auf das Herz. Denn Versuche am isolierten Herzen zeigen, daß das Atropin das durch Muskarin still gestellte Herz wieder zum Schlagen veranlaßt.

---

[1]) Zur chemischen Kinetik der Muskarinwirkung und des Antagonismus Muskarin-Atropin. ·Pflügers Archiv Bd. 119 (1907).

Und die genaue pharmakologische Analyse hat den sicheren
Beweis erbracht, daß das Atropin die Endigungen des Vagus
im Herzen lähmt, die durch Muskarin gereizt werden.   Da
nun bekanntlich die Reizung der Vagusendigungen Herzstill-
stand verursacht, so kann das Atropin durch Entgegenwirken
gegen diese Reizung das Herz zum Schlagen veranlassen.

Wir werden nun einem therapeutischen Versuch näher-
treten, der einen funktionellen Antagonismus zweier Ionen-
wirkungen erläutert.   Meltzer und Auer[1] haben die antagonistische Wirkung des Kalziums gegen die Magnesiumwir-
kung genau studiert.   Wie ausgezeichnet demonstrabel diese
Heilwirkung ist, wollen wir an einem Meltzerschen Versuchsbeispiel kennen lernen.   Man spritzt einem Kaninchen subkutan
für jedes Kilogramm Gewicht etwa 7 ccm einer 25proz. Lösung
von Magnesiumsulfat $(MgSO_4)$ ein und wartet ab, bis das Tier
tief anästhesiert und gelähmt ist.   Spritzt man jetzt durch die
Ohrvene langsam 6 bis 8 ccm einer 3proz. Lösung von Kalziumchlorid $(CaCl_2)$ ein, so tritt in kurzer Zeit eine Änderung im
Verhalten des Tieres ein.   Die Atmung wird vertieft und beschleunigt, der Lidreflex kommt wieder zum Vorschein, das Tier
macht den Versuch, sich umzudrehen, oft noch bevor die Einspritzung zu Ende geführt ist.   Bald sitzt das Tier in seiner
natürlichen Position wieder da und hüpft weg, wenn man den
Schwanz kneift.   Diese rapide Erholung gelingt sogar noch,
wenn keine Atmung mehr vorhanden ist, wenn das Herz nur
noch gut arbeitet.   Wenn man den Vorgang bei künstlicher
Atmung mit graphischen Aufzeichnungen genauer verfolgt, so
bemerkt man, daß unmittelbar nach Beginn der intravenösen
Einspritzung von $CaCl_2$ die spontane Atmung einsetzt.   Bald
darauf wird auch der Herzvagus, der durch Magnesium gelähmt
war, wieder wirksam.   Der Lidreflex tritt wieder auf, das Tier
macht Fluchtbewegungen und die peripherische Erregbarkeit
der motorischen Nerven kehrt zur Norm zurück.   Derartige Versuche gelingen auch bei Affen.   Man kann das Experiment mit
verschiedenen Magnesiumsalzen und mit mehreren Kalzium-

---

[1] Meltzer, Einiges zur Physiologie und Pharmakologie des Ma-
gnesiums und Kalziums.   Deutsche mediz. Wochenschr. 1909, Nr. 45.
— J. Schütz, Zur Kenntnis der Magnesiumnarkose. Wien. Klin.
Wochenschr. 1913, Nr. 19.

salzen anstellen. Es wurden von Meltzer benutzt: Magnesium-chlorid, Magnesiumsulfat, Magnesiumnitrat und Magnesiumaze-tat, von Kalziumsalzen das Chlorid, Azetat und Nitrat.

Die Kalziumsalze entfalten ihren Antagonismus gegenüber der subkutanen, intramuskulären oder intravenösen Zufuhr des Magnesiums, sie sind aber nicht wie bei der Oxalsäurevergiftung durch Strontiumsalze ersetzbar. Die Tatsache, daß bei zwei so nahestehenden physiologischen Vorgängen das Strontium in einem Falle das Kalzium ersetzen kann, in dem anderen nicht, zeigt wieder einmal deutlich und klar, wie unter Umständen das biologische Experiment uns Eigenschaften der Elemente ent-hüllt, die durch die chemische Methodik kaum faßbar sind.

Die Kalziumsalze sind imstande, vieles auszugleichen, was durch schädliche Eingriffe im Organismus verschuldet worden ist. Spritzt man einem Kaninchen 75 bis 100 ccm einer $^1/_6$ mol. Kochsalzlösung in die Blutbahn, so kommt es zu Glykosurie. Diese Glykosurie läßt sich ohne Schwierigkeit beseitigen, wenn man die intravenöse Injektion der Kochsalzlösung wiederholt, diesmal aber der Flüssigkeit kleine Mengen von Kalziumchlorid zusetzt. Ebenso wie Kochsalz wirkt Bromnatrium, Jodnatrium, Natronsalpeter, Lithiumchlorid, Chlorkalium und Strontium-chlorid. Je konzentrierter die Salzlösung ist, desto intensiver ist die Glykosurie. Auch hier muß man wie bei der Magnesium-vergiftung annehmen, daß funktionelle Störungen des Nerven-systems, die durch das Natrium und die ihm gleich wirkenden Substanzen verursacht werden, durch die Zufuhr des Kalziums ausgeglichen werden (Fischer[1])).

v. d. Velden[2]) hat experimentell-therapeutische Versuche angestellt über die blutstillende Eigenschaft von Koch-salzinjektionen. Wenn diese in der Therapie seit alter Zeit behauptete Wirkung wirklich besteht, so war anzunehmen, daß Kochsalz auf die Blutgerinnung von Einfluß ist. Zunächst stellt v. d. Velden fest, daß im Reagensglas das Kochsalz in den in Betracht kommenden Dosen ohne Wirkung ist. Da-

---

[1]) Weitere Versuche über die Hervorrufung und Hemmung von Glykosurie bei Kaninchen durch Salze. Pflügers Arch. Bd. 106 (1909).

[2]) Blutuntersuchungen nach Verabreichung von Halogensalzen. Ein Beitrag zur hämostyptischen Wirkung der Bromide und Chloride. Zeitschr. für experim. Path. u. Therapie Bd. 7 (1909).

gegen fand er sehr bald, daß Injektionen beim lebenden Tier einen sicheren Einfluß auf die Blutgerinnung haben. Besonders deutlich waren die Resultate bei intravenöser Einspritzung von konzentrierten, hypertonischen Lösungen. Wir geben in der folgenden Tabelle ein der Veldenschen Arbeit entnommenes Versuchsbeispiel:

Tabelle.

Kaninchen 2100 g.

	Gerinnungszeit
11 Uhr 10 Min.	$2^{1}/_{2}$ Min.
11 › 15 ›	$2^{1}/_{2}$ ›
11 › 18 ›	1 ccm 20 proz. NaCl-Lösung intravenös
11 › 19 ›	$1^{1}/_{2}$ Min.
11 › 25 ›	$^{1}/_{2}$ ›
11 › 30 ›	} Gerinnt sofort
11 › 35 ›	
11 › 40 ›	$^{1}/_{2}$ Min.
11 › 45 ›	1 ›
11 › 55 ›	2 ›

Eine genauere Untersuchung der Blutzusammensetzung derartiger Tiere lehrt nun, daß das Blut, trotzdem es leichter als in der Norm gerinnt, dennoch wasserreicher als normales Blut ist. Es enthält mehr Thrombokinase als das Normalblut, also den bei der Gerinnung beteiligten Faktor, von dem wir annehmen, daß er durch Ausschwemmung aus den Geweben ins Blut gelangt. Der ganze Vorgang ist überhaupt wohl so aufzufassen, daß die Kochsalzinjektion einen ausgleichenden Wasserstrom aus den Organen in das strömende Blut bewirkt, bei welcher Reaktion auch die der Gerinnung förderliche Kinase in die Zirkulation gelangt.

Nach neueren Untersuchungen v. d. Veldens[1]) ist die bekannte, gerinnungsbeschleunigende Wirkung der Kalksalze auf das Blut durchaus der Wirkung des Kochsalzes zu vergleichen. Bereits wenige Minuten nach der Einführung der Kalksalze in den Magen beginnt die Blutwirkung und sie klingt bald ab. Anscheinend ist also unnötig, daß der Kalkgehalt des

---

[1]) Zur Pharmakotherapie mit anorganischen Kalksalzen. Therapeut. Monatshefte Oktober 1913.

Blutes unmittelbar verändert wird; es wird wohl nur ein Einfluß auf den Flüssigkeitsaustausch im Organismus erreicht werden müssen. So erklärt sich auch, daß auch schon vorübergehende Kälte- oder Wärmeeinwirkungen auf die Haut oder die Schleimhäute die Gerinnungszeit des Blutes beeinflußen (v. d. Velden[1])). Ähnliche Wirkungen wie v. d. Velden mit Kochsalz erhielt Schreiber[2]) bei der intravenösen Injektion von 5proz. Traubenzucker- und Rohrzuckerlösungen. Auch seine Deutung der Versuche entspricht der v. d. Veldenschen.

----

[1]) Arch. f. experim. Pathol. u. Pharmak. Bd. 70 (1912), S. 55. Man vergleiche auch v. d. Velden, Die Blutgerinnung nach parenteralen Zufuhr von Eiweißkörpern. Deutsch. Arch. f. klin. Medicin Bd. 114 (1914).

[2]) Über Stillung innerer Blutungen durch intravenöse Traubenzuckerinjektionen. Therapie der Gegenwart 1913.

Substitutionstherapie.

Wenn dem Organismus durch Krankheiten, abnorme Lebensweise oder andere Ursachen für sein Wohlbefinden wesentliche Bestandteile fehlen, so muß man versuchen, den Defekt therapeutisch zu decken. Das ist bei einigen Substanzen, die zu einer ungestörten Funktion der Organe unentbehrlich sind, bis zu einem gewissen Grade möglich.

Man kann Tiere mit einer kalkarmen Nahrung ernähren und erreichen, daß ihre Knochen schwere anatomische Veränderungen aufweisen.

Diese Veränderungen sind allerdings nicht mit der Rachitis des Menschen identisch, erinnern jedoch sehr an eine bei Tieren als Rachitis beschriebene Krankheit Schmorl[1]).

Aron[2]) hat interessante Versuche an Hunden ausgeführt, bei denen kalkarmes Futter besonders deutlich die Knochen der Versuchstiere schädigt. Die Experimente wurden bei wachsenden, jungen Tieren ausgeführt, bei denen die größte Analogie zur Rachitis zu erwarten ist. Man kann bei jungen Tieren am ehesten auf Störungen infolge kalkarmer Ernährung rechnen, weil das wachsende Knochensystem reichlich Kalk zu seiner Entfaltung bedarf. Derartige Hunde zeigen Veränderungen, die nach Aron fast ausschließlich das Knochensystem betreffen. Wir geben Arons Bericht über einen Hund hier wieder, bei dem die Nahrung besonders kalkarm war und bei dem sich sehr erhebliche Störungen entwickelten.

---

[1]) Die pathologische Anatomie der rachitischen Knochenerkrankung mit besonderer Berücksichtigung ihrer Histologie und Pathogenese. Ergebn. d. inneren Medizin und Kinderheilkunde Bd. 4 (1909).

[2]) Untersuchungen über die Bedeutung der Kalksalze für den wachsenden Organismus. Biochem. Zeitschr. Bd. 8, 9, 12 (1908).

Der Hund und ein Kontrolltier war mit anderen Versuchshunden in einem großen Raume untergebracht, in dem er sich frei bewegen konnte. Als Futter erhielt er eine Mischung von Pferdefleisch, Mais und Rindertalg mit etwas Kochsalz. Im Durchschnitt kamen auf 10 Teile Fleisch 5 Teile Mais und 1 Teil Fett. Der Kalkgehalt der Nahrung, im Mittel $1\,^0/_{00}$ CaO, war nicht auf das geringste erreichbare Maß reduziert, sondern nur so schwach, als es auch bei natürlichem Futter in Frage kommt. Der Versuchshund erhielt nur dieses Futter ohne Kalkbeigabe, ein Kontrollhund außerdem täglich 3 g Knochenmehl, also eine nicht unbedeutende Kalkzulage.

Bei dem Versuchshund betrug die Zufuhr von CaO in Gramm 61,3; bei dem Kontrollhund 122,9 g, wovon 55,4 g auf das eigentliche Futter, 67,5 g auf das Knochenmehl kamen. Im übrigen war weder in der Aufnahme von Nahrung noch in der Gewichtszunahme der Tiere irgend ein wesentlicher Unterschied bemerkbar.

Nach 5wöchentlicher Dauer des Versuchs fiel es auf, daß sich beim kalkarm genährten Hund die Vordergliedmaßen nach en verkrümmten und sich kleine Anschwellungen an den Vorderfußwurzelgelenken bildeten, die druckempfindlich waren. An dem linken Vorderbein bestand zeitweise eine geringgradige Lahmheit. Auch hinten erschien der Gang unsicher, die Bewegung schwerfälliger. Außer diesen Störungen zeigte der Hund nur vorübergehend Digestionsstörungen, vorübergehend wurde als nervöses Symptom Nystagmus beobachtet.

Die Veränderungen an den Knochen bildeten sich immer mehr heraus, so daß der Hund am Ende des Versuches folgendes Bild bot: Er vermeidet möglichst zu gehen, zu laufen, selbst das Stehen scheint ihn zu ermüden, er liegt viel und kommt nur, wenn er gelockt wird, zum Futternapf. In der Regel kriecht er derart vorwärts, daß die Unterfläche der Brust und des Bauches sich nicht von dem Boden erheben. Wird er zum Gehen angetrieben, so setzt er die Vorderbeine nacheinander vor und läßt dann mühsam die Hinterbeine folgen. Auf den Hintergliedmaßen kann er sich nur mit größter Mühe, und nur, wenn die Vorderbeine eine Stütze finden, aufrichten.

Sämtliche Knochen erscheinen schwammiger, voluminöser als beim Kontrolltier. Der Schultergürtel ist etwas eingesunken, das Ellbogengelenk steht weit vom Thorax ab. Radius und Ulna sind stark gekrümmt. Vom Metakarpalgelenk ab ist der Fuß stark nach innen gebogen, so daß sich die Zehen sehr nahe stehen. Die unteren Epiphysen des Vorderbeins sind stark verdickt und schmerzhaft, sie ragen über den Metacarpus nach vorn hervor. Die Knorpelansätze der Rippen sind stark verdickt. Das Becken ist schmal. Der Sprunggelenkswinkel ist sehr klein, die Sprungbeinhöcker berühren fast den Boden.

Bei dem Kontrollhund war nicht die geringste Andeutung einer Knochenerkrankung vorhanden. Er war sehr beweglich und lebhaft und sprang leicht über hohe Hindernisse hinweg. Die Gliedmaßen waren fest und schlank. Verkrümmungen der Knochen und Gelenkschwellungen fehlten. Auch dieser Hund zeigte vorübergehend Verdauungsbeschwerden.

Versuchshund und Kontrollhund, die aus einem Wurfe stammten, wurden ungefähr gleichzeitig getötet. Beim Versuchshund fanden sich viel Fett und wenig Muskulatur, die inneren Organe waren normal. Die Knochen erwiesen sich bei der Obduktion als mürbe, biegsam, ließen sich leicht zerbrechen und schneiden. Der Blutgehalt war vermehrt, das Periost rauh und verdickt. Die Rinde war dünner, die Spongiosa lockerer als beim Kontrolltier. Das Knochenmark der Röhrenknochen war rot. Die Intermediärknorpel waren etwas verbreitert. An einzelnen Knochen, besonders am Humerus, verliefen die Intermediärknorpel nicht in gerader oder geschwungener Linie, sondern wiesen eine Abknickung auf. Die Grenze nach der Diaphyse zu war unregelmäßig und zeigte verschiedene kleine zackenförmige Vorsprünge.

Die Rippen waren stark gewölbt und zeigten an den Verbindungsstellen mit den Knorpeln starke Anschwellungen. Die Scapula war plump, sehr kurz und breit und an der inneren Fläche ausgehöhlt, der obere Rand nach innen gebogen. Radius und Ulna waren stark gekrümmt und mit großen Auftreibungen am unteren Ende versehen. Das Becken war im Querdurchmesser verengt.

Der Kontrollhund war völlig normal, insbesondere das Knochensystem ohne pathologische Veränderungen.

Das Gewicht der einzelnen untersuchten Knochen war bei beiden Hunden, bezogen auf das Körpergewicht, gleich. Da-

gegen wiesen die Knochen des kalkarmen Hundes eine erheblich
geringere Menge an Trockensubstanz auf. Sie betrug nur etwa
$^3/_4$ der beim Kontrolltier gefundenen. Außerdem war diese an
Menge geringere Trockensubstanz auch wesentlich ärmer an
Mineralstoffen. Jedoch hatte die Zusammensetzung der Asche
selbst nur eine geringfügige Verschiebung zu ungunsten des
Kalkes erfahren, sie bleibt nur um wenige Prozent im Kalkgehalt hinter der des Normaltieres zurück. Die übrigen Organe
zeigten chemisch keine bemerkenswerten Differenzen.

Dieser Versuch, der nicht vereinzelt dasteht, zeigt deutlich,
daß der Kalkmangel der Nahrung zu Knochenveränderungen
führt. Aron hat nun bei solchen Tieren aber auch den direkten
Beweis führen können, daß die Kalktherapie die Knochen-
krankheit heilen kann. So konnten bei einem Hund zweimal
die Knochenstörungen durch Zugabe von Kalk zum Futter gebessert oder sogar ganz beseitigt werden. Dieser Heilungsprozeß, der wohl in nachträglicher Verkalkung von neugebildetem
Knochengewebe besteht, geht nun zumeist viel langsamer und
schwieriger vor sich, als die normale rechtzeitige Verkalkung.
Aron hat mehrfach beobachtet, daß, wenn man junge Hunde
14 Tage bis 3 Wochen kalkarm ernährte, nach abermals 8 bis
10 Tagen die ersten Krankheitserscheinungen auftraten (Schmerz-
haftigkeit und Auftreibungen an den Epiphysen). Gibt man
jetzt 4 Wochen lang selbst zwei- oder dreimal so viel Kalk wie
man vorher weggelassen hatte, so sieht man doch den Heilungsprozeß nur ganz langsam vor sich gehen. Ganz im Gegensatz
dazu verhütet eine frühzeitig der kalkarmen Nahrung zugefügte
Kalkzulage, die gleichsam prophylaktisch gegeben wird, eine
Entstehung der Krankheit. So haben auch die Tierzüchter
gute Erfolge, die zur Verhütung von Knochenerkrankungen sehr
bald der Nahrung der jungen Tiere Kalk zulegen.

Man darf nun aber nicht glauben, daß Krankheiten, die
durch den Mangel eines wichtigen Körperbestandteiles zu erklären sind, immer dadurch entstehen müßten, daß die betreffende Substanz in der Nahrung fehlt oder in zu geringer
Menge vorhanden ist. Nicht einmal eine Resorptionsschädi-
gung braucht vorzuliegen, sondern es kann genügend von dem
Stoffe in die Blutbahn gelangen, und dennoch erhalten die
Organe nicht das notwendige Quantum. Das kann so zustande

kommen, daß die Organe nicht die Substanz zurückzuhalten vermögen. Einfacher liegen die Verhältnisse, wenn die Substanz zu leicht aus dem Organismus ausgeschieden wird, wenn also die Elimination durch die Niere zu groß ist. Man kann erwarten, daß dann allein schon eine sehr verstärkte Zufuhr Besserung schafft, weil zwar immer noch eine relativ große Quantität ausgeschieden wird, aber mit der absoluten Größe der dem Blute zufließenden Menge auch die Größe der im Körper verbleibenden Quantität wachsen wird. Ich habe diese Fragen experimentell studieren können[1]). Dabei stellte sich heraus, daß speziell beim Kalk, der bei meinen Untersuchungen in Frage kam, die Sachlage sehr günstig lag. In einem speziellen Falle war es möglich, gerade bei einer durch Kalkmangel entstandenen Erkrankung des Menschen durch eine Kalktherapie einen Erfolg zu erzielen, der den Wert eines Experimentes besitzt und einen Einblick in den Mechanismus der Heilwirkung gestattet.

Es handelt sich um eine 49jährige Frau, die seit 4 Jahren krank ist und schließlich durch ihre Erkrankung zu dauernder Bettlägerigkeit gezwungen wurde. Mehrere Monate vor Beginn der Beobachtung erfolgte ohne äußere Ursache beim Anheben im Bett ein Bruch des rechten Oberarmes. An der Bruchstelle findet sich ein druckempfindlicher Tumor von fester Konsistenz, die Fraktur zeigt keinen Ansatz zur Konsolidation.

An der Oberfläche der linken Tibia, handbreit über dem Fußgelenk, ein taubeneigroßer, schmerzhafter Tumor, der sich aus dem Knochen kuppelförmig hervorwölbt. Durch die dünne Hautdecke hindurch läßt sich der mehrkammerige Bau dieses Tumors deutlich fühlen: zwischen fluktuierenden Stellen ziehen harte, schmale Lamellen.

Weitere Krankheitsherde sind am Knochengerüst äußerlich nicht fühlbar.

Die Röntgenbilder zeigen dagegen eine ausgedehnte Erkrankung des ganzen Knochengerüstes, insbesondere der Beckenknochen, bestehend in massenhaften kleineren und

---

[1]) Jacoby und Schroth, Über die Einwirkung von Calcium lacticum auf einen Fall von Ostitis fibrosa mit experimentell-therapeutischen Stoffwechselerkrankungen. Mitt. aus den Grenzgebiet. d. Med. u. Chirurgie Bd. 25 (1912).

größeren bläschenförmigen Aufhellungen des Knochenschattens, die entweder den Knochen diffus durchsetzen oder — wie dies am rechten Humerus und an der linken Tibia der Fall ist, — sich stellenweise zu einem Tumor vereinigen. Diese atrophischen Herde sind durchsetzt von einem Gitterwerk dunkler Linien. Die Markhöhle des Knochens ist meist nicht mehr erkennbar, die ganze Architektur des Knochens hat den Charakter einer fibrösen Umbildung.

Es handelt sich um eine Ostitis fibrosa mit stellenweiser Zystenbildung.

Innere Organe ohne krankhaften Befund. Gynäkologisch nihil. Menopause. Die Kranke vermag wegen Schmerzen im Beckengürtel und im linken Unterschenkel nicht zu stehen. Es fehlt ihr jeder Halt im Knochengerüst.

Die Kranke wurde zunächst mehrere Monate diätetisch und mit Jodkali behandelt, ohne daß sich ihr Zustand besserte.

Ganz anders gestaltete sich das Bild, als die Patientin mit großen Dosen von milchsaurem Kalk behandelt wurde. Die Frakturen heilten unter vollkommener Konsolidierung des Geschwulstgewebes aus; es kam zu guter Callusbildung. Die Kranke, die längere Zeit bettlägerig gewesen war, konnte wieder gehen. Während der ganzen Behandlungszeit, die mehrere Monate andauerte, wurden der Patientin 944 g Calcium lacticum verabreicht. Ein zwischen zwei Etappen der Kalkbehandlung eingeschobener Heilversuch, bei dem die Ovarien mit Röntgenstrahlen bestrahlt wurden, unterstützte wie ein Kontrollversuch die klare Beurteilung des Kalkerfolges. Denn der Heilprozeß machte während des Aussetzens der Kalkbehandlung keine Fortschritte, um dann nach neuen Kalkgaben wieder einzusetzen. Bemerkenswert war, daß die Knochengeschwülste, trotzdem die direkt palpierbaren unzweifelhaft konsolidiert wurden, im Röntgenbild keine Veränderungen zeigten.

Diesem guten Heilresultat entsprach nun in jeder Weise der Ausfall des bei der Patientin durchgeführten genauen Stoffwechselversuchs. Die Kalkbilanz zeigt, daß durch die in der Hauptperiode erfolgende Zulage von Calcium lacticum eine sehr erhebliche Kalkretention ermöglicht wurde.

K a l k b i l a n z (CaO pro die).

	Zufuhr	Ausfuhr durch den Harn	Ausfuhr durch den Darm	Bilanz
Vorperiode	1,95	0,8479	0,62	+ 0,4821
Hauptperiode	3,658	0,5561	1,37	+ 1,7319
Nachperiode	1,95	0,5689	0,64	+ 0,7411

R e t e n t i o n   von CaO

	Zufuhr	Retention
Vorperiode	11,70	+ 2,8926
Hauptperiode	21,948	+ 10,3914
Nachperiode	11,70	+ 4,4466

Die Tabelle lehrt aber noch mehr. Die Werte der Kalkausscheidung im Harn sind ungewöhnlich hohe und erreichen
die höchsten Werte, die man bisher bei der Phosphaturie
gefunden hat. Phosphaturie, die Soetbeer deshalb auch
Calcarurie genannt hat, ist nämlich die Krankheitsform, bei
der man besonders hohe Kalkverluste durch die Niere bemerkt.
Ganz wie bei der Phosphaturie war auch bei unserer Patientin
ein mäßiges Kalksediment stets im Harn vorhanden. Wie die
kleine Tabelle lehrt, beginnt mit dem Einsatz der Kalkmedi-
kation die Kalkausscheidung durch die Niere zurückzugehen
und diese Minderausscheidung hielt auch während der Nach-
periode, also nach Aussetzen der Medikation an. — Wir bildeten
uns deshalb auf Grund dieses Resultates die Vorstellung, daß
die abnorme Durchlässigkeit für Kalk die oder mindestens
eine der Ursachen der Krankheit unserer Patientin war und
daß die Kalkbehandlung die Nieren in unserem Falle so verändert hat, daß die abnorme Durchlässigkeit vermindert und
dadurch eine Kalkretention und so eine Anreicherung des
Knochengewebes mit Kalk ermöglicht wurde. Sollte es sich
hier nicht um eine Kuriosität handeln, sondern sollte vielmehr
eine übersichtliche Gesetzmäßigkeit vorliegen, so mußte es
gelingen auch sonst experimentell die Funktionen der Niere
unter bestimmten Voraussetzungen durch Kalk herabzudrücken. Das ist, wie wir uns überzeugt haben, sowohl im
Tierversuch wie beim Menschen möglich. Hier sei aber nur
darauf eingegangen, wie sich die Ausscheidung des Kalkes
durch die gesunde und die kranke Niere durch Kalktherapie

verändert. Die folgende Tabelle gibt die von Eisner[1]) erhaltenen Resultate wieder.

Kalkausscheidung in mg CaO.

Nr.	Vor-periode	Kalk-periode	I. Nach-periode	II. Nach-periode	Kalkzufuhr	Bemerkung
I	261	276	173	50,7	3 × 9 g Ca lactic.	
II	1350	2289	993	—	3 × 18 » » »	
III	122,6	555,3	172	139,2	2 × 15 » ＼ »	kranke Nieren
IV	157,9	109,9	42,3	—	3 × 9 » » »	
V	579,9	1019	507,5	—	3 × 6 » » »	
VI	736,9	1034,9	703,9	—	3 × 9 » » »	gesunde Nieren
VII	1262	770,6	571,5	—	3 × 9 » » »	

Sowohl die kranke wie die gesunde Niere reagiert demnach auf erhöhte Kalkzufuhr in dem Sinne, daß zwar zunächst von der plötzlich an die Niere andringenden Kalkmasse ein Teil die Niere passieren kann, daß aber als Nachwirkung, die unter Umständen ziemlich lange anhalten kann, eine Verminderung der Kalkausfuhr durch die Nieren stattfindet. Bei ausreichendem Kalkbestand des Organismus, also bei normalen Individuen, gibt der Körper übermäßig zugeführten Kalk schnell wieder ab, aber diese Abgabe erfolgt nicht durch die Niere, die also sogar weniger ausscheidet, sondern durch den Darm, der das Hauptausscheidungsorgan des Körpers für den Kalk ist.

Wir haben diese experimentell-therapeutischen Versuche so eingehend wiedergegeben, weil sie besonders lehrreich erscheinen, indem sie einen ebenso unerwarteten wie aufklärenden Mechanismus aufdecken und einen Weg zeigen, wie eine substituierende Heilwirkung zustande kommen kann.

Von Bedeutung sind auch ausgedehnte Versuche von Kochmann[2]), die dafür sprechen, daß eine einseitige, unzweckmäßige Ernährung bei Hunden trotz einigermaßen ausreichendem Kalkgehalt der Nahrung zu einer Verminderung

---

[1]) Über die Beeinflussung der Nierenfunktionen des Menschen durch Kalksalze. D. Arch. f. klin. Medizin Bd. 112 (1913). — v. d. Velden, Zur Pharmakotherapie mit anorganischen Kalksalzen. Therapeut. Monatshefte 1913.

[2]) Biochem. Ztschr. Bd. 31 u. 32 (1911).

des Kalkbestandes des Organismus führen kann. Es leuchtet ein, daß durch diesen Verlust das Knochensystem und wohl auch andere Organe notleiden und daher solche Momente, zumal wenn sie längere Zeit sich geltend machen, Krankheiten verschulden können.

Eine Zufuhr von Kalksalzen, die allerdings ziemlich groß sein muß, kann dann ohne weiteres den Schaden beseitigen und die Kalkdepots des Körpers wieder anfüllen. Bemerkenswert ist, daß die verschiedenen Gruppen der Nährstoffe (Eiweißkörper, Fette und Kohlehydrate), wenn auch nicht gleich intensiv, doch in ähnlicher Weise auf den Mineralstoffwechsel einwirken. Es wäre möglich, daß bei zu einseitiger Erhöhung einer Gruppe in der Nahrung gewisse Schlacken in zu großer Menge entstehen, zu deren Entgiftung und Entfernung irgendwie Kalk notwendig ist. Die Körperschädigung, die in der Verminderung des Kalkvorrates des Organismus erkennbar wird, ist dabei keineswegs eine allgemeine Ernährungsstörung; vielmehr kann durchaus parallel bei Eiweißüberfütterung eine Zunahme der N-haltigen Körperbestandteile und eine Abnahme des Körperkalkes gehen. Ganz entsprechend werden wir bei Krankheiten nicht selten beobachten, daß kein allgemeiner Schwund der Körpersubstanz statthat, vielmehr eine Verschiebung der Bestandteile gegeneinander zustande kommt.

Ähnlich wie der Kalk ist auch das Eisen ein unentbehrlicher Bestandteil des Körpers; fehlt es daher aus pathologischen Gründen dem Organismus, so muß die Therapie den Defekt ersetzen, wenn eine Wiederherstellung erfolgen soll. Auf die Eisenfrage werden wir bei der experimentellen Therapie der Blutkrankheiten zurückkommen.

Das wichtigste Problem, das sich für die moderne substituierende Ernährungstherapie in den letzten Jahren ergeben hat, ist folgendes: Bedarf der Organismus außer den Hauptnahrungsbestandteilen, die ihm die notwendigen Kalorien zuführen und den anorganischen Stoffen, welche die Mineralzusammensetzung des Organismus gewährleisten, noch andere Zufuhrstoffe, welche besondere Funktionen zu erfüllen haben? Sicherlich nur in einem quantitativ umgrenzten Maße, denn die Untersuchungen der letzten Jahre haben mit Sicherheit erwiesen, daß der Organismus in sehr hohem Grade die Fähigkeit besitzt,

die ihm notwendigen Bausteine sich auch aus zunächst fremd-
artigem Material selbst umzuformen. Wenn wir die Ausnahmen
betrachten, so scheint es, als ob die chemischen Laboratorien
der Organe auf die Herstellung einiger Aminosäuren, die nur
in kleineren Quantitäten notwendig sind, nicht eingerichtet
sind und solche Materialien wie etwa das Tryptophan daher
fertig beziehen. Wir müssen uns nur klar machen, daß derartige Substanzen unter Umständen ungemein wichtig sind,
um Drüsensekrete, Hormone, wie etwa das Adrenalin, die bei
ihrer Funktion einem Verbrauch unterliegen, zu ersetzen.

Allmählich ist ein ziemlich reichliches Forschungsmaterial
auf diesem Gebiete gesammelt worden, das neuerdings F. Hofmeister[1]) kritisch gesichtet hat. Wenn eine Nahrung in ihrem
Kalorienwert quantitativ durchaus zureichend ist, ihr aber
Stoffe fehlen, die unbedingt notwendig sind, so werden die
Versuchstiere krank. Die dabei beobachteten Krankheitserscheinungen nennt Hofmeister Insuffizienzerscheinungen, die
Krankheiten, bei denen diese Symptome auftreten, Insuffizienzkrankheiten, C. Funk Avitaminosen.

Früher glaubte man, daß die organische Nahrung qualitativ ausreichend ist, wenn sie Eiweißkörper, Fette und Kohlehydrate enthält. Als man dann mit der Zeit erkannte, daß
die einzelnen Eiweißkörper in ihrem Aufbau aus den verschiedenen Aminosäuren sich sehr wesentlich unterscheiden, ergab
sich die Notwendigkeit, auf das Vorkommen der einzelnen
Aminosäuren in der Nahrung besonders zu achten. Grundlegend
sind hier die Untersuchungen Hopkins und seiner Mitarbeiter.
Dem Zeïn, dem Eiweißkörper des Mais, fehlt das Tryptophan
vollkommen. Mit Zeïn allein als einzigem Eiweißkörper kann
man Versuchstiere nicht ernähren, wenn man ihnen dieses Eiweiß
auch reichlich zuführt. Gibt man aber gleichzeitig Tryptophan,
so hebt sich der Ernährungszustand sehr deutlich. Hopkins
beobachtete, daß die Zeïnmäuse sehr bald krank wurden, schon
einige Tage vor dem Tode fast unbeweglich dalagen und auf
Bewegung kaum reagierten. Die Ohren, Füße und der Schwanz
waren kalt, die Augen halb geschlossen und das Fell schleimig.

---

[1]) F. Hofmeister, Über qualitativ unzureichende Ernährung. —
Ergebn. d. Physiologie Bd. 16 (1918).

Im Gegensatz dazu waren die Tiere, welche Tryptophanzulagen bekamen, munter und gesund. Derartige Versuche wurden von mehreren Forschern angestellt. Dabei war die Tryptophanwirkung immer unverkennbar, wenn auch nicht immer gleich ausgeprägt. Es kann ja auch nicht verwundern, wenn das isolierte Tryptophan nicht immer imstande ist, vollwertig die Aminosäure zu ersetzen. Denn es ist natürlich nicht zu verlangen, daß die isolierte Substanz in gleicher Weise resorbiert und verwertet wird wie die Säure im Verbande eines Eiweißkörpers.

Klinische und experimentelle Erfahrungen haben dann aber weiter gelehrt, daß auch nicht einmal alle bisher bekannten Eiweißbausteine, also die Reste der Aminosäuren, die man aus den Eiweißkörpern gewonnen hat, genügen, um neben Kohlehydraten, Fette und Salze eine Ernährung zu gewährleisten, bei der der Organismus gesund bleibt und auf die Dauer bestehen kann.

Die Erkenntnis wurde durch fundamentale Entdeckungen von Eijkman[1]) angebahnt. Wenn man Hühner mit ungeschältem Reis ernährt, so gedeihen sie dabei in vollkommen normaler Weise. Schält man aber den Reis vorher, füttert also die Versuchstiere ausschließlich mit sogenanntem polierten Reis, wie er in der Küche zur Verwendung gelangt, so erkranken sie bald an einer eigenartigen polyneuritischen Erkrankung, die unter Abmagerung und Lähmungen zum Tode führt. Diese experimentell erzeugbare Hühnerkrankheit ist darum noch von besonderem Interesse, weil sie in ihren Symptomen eine weitgehende Ähnlichkeit mit der im Orient und speziell bei den Reis essenden Völkern so verbreiteten Beriberi- oder Kakke-Kakke-Krankheit zeigt. Auch beim Beriberi hat man durch die klinische Beobachtung die Überzeugung gewonnen, daß sie durch ausschließliche Ernährung mit poliertem Reis entstehen kann und hat auch durch hygienische Maßnahmen daraufhin die Krankheit einzudämmen versucht.

Die ersten Symptome beim Huhn bei ausschließlicher Ernährung mit weißem Reis erscheinen nach 20—30 Tagen.

---

[1]) Eijkman, Eine beriberiähnliche Krankheit der Hühner. Virchows Archiv Bd. 148 (1897).

Sie bestehen in einer beginnenden Paralyse der Extensoren der Beine: der Vogel sitzt oder bewegt sich auf flexierten Tarsometatarsalgelenken. Die Paralyse geht rasch dann auf die Flügel, Nacken und schließlich auf die gesamte Muskulatur über. Der Vogel liegt dann bewegungslos auf einer Seite, eine schwere Prostration erscheint oft schon am zweiten oder dritten Tage vom Beginn der Paralyse, spätestens in einer Woche und führt in allen Fällen zum Tode.

Funk[1]) hat diese Krankheit eingehend bei Tauben studiert. Werden Tauben ausschließlich mit poliertem Reis gefüttert, so fressen sie in der ersten Woche mit großer Gier. Dann nimmt der Appetit bedeutend ab und gelegentlich sieht man die Tiere durch heftige Schüttelbewegungen des Kopfes den Reis wieder aus dem Kropfe abgeben. Man erhält den Eindruck, daß die Tiere Ekel vor Reis haben. In diesem Stadium muß zur Zwangsfütterung gegriffen werden. Werden die Tiere sich selbst überlassen, so stellen sie das Fressen gänzlich ein. Etwa 30 % dieser hungernden Tauben entwickeln trotzdem typische Krankheitssymptome, während der übrige Teil unter allgemeinen Schwächeerscheinungen allmählich eingeht, ohne irgendwelche Symptome seitens des Nervensystems zu zeigen. Die künstlich gefütterten Tiere verfallen der Krankheit nach einer Zeitperiode, die in einzelnen Fällen großen Schwankungen unterworfen ist. Man kann aber sagen, daß etwa nach 10—21 Tagen die Krankheit gewöhnlich ausbricht.

Bei dem akuten Typus der Krankheit bemerkt man, daß die Gehfähigkeit vermindert ist. Wird das Tier erschreckt, so läuft es eine Strecke ohne Schwierigkeit. Allmählich wird es müde und sitzt dann bewegungslos, wenn es sich selbst überlassen wird. Ziemlich unvermittelt kann es zu heftigen Krämpfen kommen. Bald machen sich dann Störungen der Atmung bemerkbar und 12—24 Stunden nach dem Beginn der Symptome tritt der Tod ein.

Verläuft die Krankheit chronisch, so leidet etwa nach 2 Wochen die Beweglichkeit und nach längerer Zeit verendet das Tier in vollkommener Bewegungslosigkeit.

---

[1]) C. Funk, Die Vitamine. Wiesbaden, J. F. Bergmann 1914.

Beiden Krankheitsformen ist bei Tauben ein Gewichtssturz gemeinsam, der etwa 20—45% des ursprünglichen Gewichtes beträgt.

Für therapeutische Versuche ist nur die akute Form der Geflügelpolyneuritis geeignet, diese aber ausgezeichnet, weil die Krankheit ohne Behandlung nach Funk in 100% der Fälle zum Tode führt.

Will man nun die kranken Vögel heilen, so kann man das zunächst durch Änderung der Diät erreichen, indem man die unzureichende ausschließliche Ernährung mit poliertem Reis durch eine andere Nahrung ersetzt. Funk konnte noch sterbende Tauben durch Maisfütterung retten. Solange bei den Tieren die Verdauung noch funktioniert, genügen schon einige Maiskörner, um eine Besserung hervorzurufen. Allmählich schreitet dann der Heilungsprozeß fort und in einer Woche können die Tauben wieder gesund werden.

Viel wirksamer und schneller führt aber eine Behandlung mit isolierten Präparaten zum Ziele. Die Erfahrung, daß in den Reisschalen ein unentbehrlicher Stoff vorhanden sein muß, machte man sich in der Weise zunutze, daß man versuchte, die kranken Tiere durch Reiskleie, welche auch die Schalenstoffe enthält, zu retten. Nachdem das in durchaus befriedigender Weise gelungen war, ging man nach zwei Richtungen weiter. Man stellte fest, welche anderen Nahrungsmittel die Reiskleie ersetzen können und erkannte als geeignet Hefe, Zitronensaft, Milch u. a. Daneben studierte man die chemischen Eigenschaften der wirksamen Stoffe und gewann so aus den wirksamen Ausgangsmaterialien therapeutisch brauchbare Fraktionen und suchte schließlich nach kristallisierten Substanzen, welche die Heilwirkung entfalten. Dieser letzte Schritt ist noch nicht gelungen. Sicherlich hat aber Funk, dem wir ausgezeichnete Untersuchungen auf diesem Gebiete verdanken, recht, wenn er die Hoffnung ausspricht, daß der Weg zur Erkenntnis der chemischen Konstitution der wirksamen Stoffe und zu ihrer synthetischen Darstellung beschritten ist.

Den wirksamen Substanzen hat man neuerdings, nachdem man mit Versuchen zu ihrer Isolierung begonnen hat, auch vorläufige Namen gegeben: Tsuzuki und seine Mitarbeiter, welche sich um die Darstellung des Heilstoffes aus der Reiskleie bemüht haben, nennen den Stoff »Oryzanin«, um das Vorkommen im Reis, dessen griechischer Name Oryza ist, anzudeuten. Funk, welcher von verschiedenen Materialien ausgegangen ist, spricht von Vitaminen, um anzudeuten, daß es sich um stickstoffhaltige Substanzen handelt, welche für das Leben unbedingt notwendig sind. Hofmeister spricht ganz unverbindlich von akzessorischen Nährstoffen, Abderhalden und Schaumann[1]) von Eutoninen und Nutraminen.

Es ist außerordentlich lehrreich, den Weg nachzugehen, den Eijkman als erster, dann viele andere, zur Isolierung der Vitamine beschritten haben. Auch hier erkennt man, wie so oft in der exakten Wissenschaft, daß ein Problem erst dann gelöst werden kann, wenn die wissenschaftliche Methodik im allgemeinen die Ausbildung erreicht hat, welche für die Erledigung des Spezialfalles Vorbedingung ist. Eijkman[2]) stellte bereits 1897 fest, daß das wässerige Extrakt der Reiskleie heilende Eigenschaften besitzt, daß die Heilsubstanz dialysabel und in Alkohol löslich ist.

Casimir Funk sowie Suzuki, Shimamura und Odake fanden dann in neuester Zeit den Weg zu einer chemischen Isolierung, indem sie von Eigenschaften der Vitamine ausgingen, die einen gewissen Grad von Stabilität dieser im allgemeinen ziemlich labilen Stoffe verrieten. Man kann nämlich Hefe, die, wie wir gesehen haben, gut wirksam ist, 24 Stunden mit 20 %iger Schwefelsäure zerkochen. Neutralisiert man die erhaltene Lösung, so ist sie wirksam. Durch eine Reihe chemischer Isolierungen gelangt man dann zu Kristallen, welche im Experiment am Tier sich als hochwirksam erweisen. Der erhaltene Kristallbrei entspricht aber vorläufig noch keiner einheitlichen, chemisch reinen Substanz, sondern ist als ein Gemenge mehrerer Substanzen aufzufassen. Eine der in dem Gemenge vorhandenen Substanzen ist die bekannte Nikotinsäure. Isoliert ist sie kaum wirksam. Man muß vorläufig annehmen, daß die chemische Konstitution der Vitamine noch ungeklärt ist.

---

[1]) Beitrag zur Kenntnis von organischen Nahrungsstoffen mit spezifischer Wirkung. Pflügers Archiv Bd. 172 (1918).

[2]) Eijkman, C., Eine beriberiähnliche Krankheit der Hühner. Virchows Archiv 148 (1897).

Mit Sicherheit scheint festzustehen, daß phosphorhaltige Substanzen wie das Phytin und Lecithin, an die man vorübergehend wegen ihres reichlichen Vorkommens in den Ausgangs-

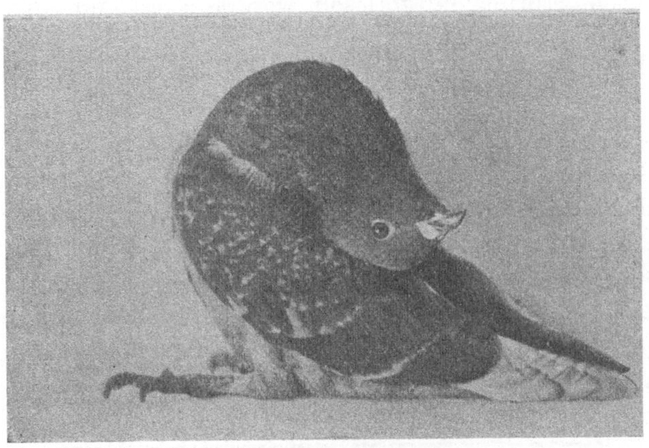

Abb. 1. Vor der Behandlung.

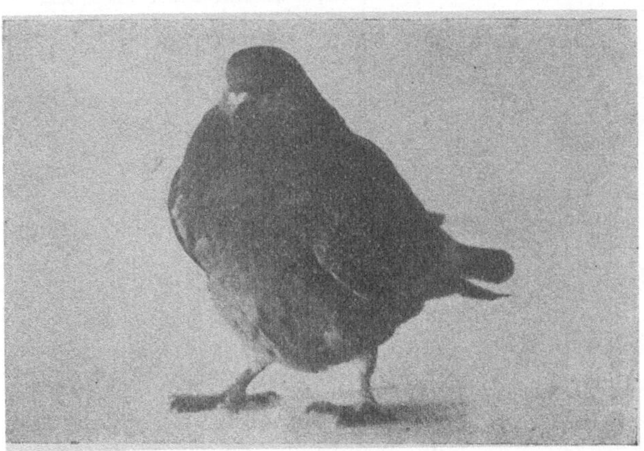

Abb. 2. 3 Stunden nach der Behandlung mit 4 mg Hefevitamin.

materialien und in den isolierten wirksamen Rohfraktionen gedacht hatte, nichts mit den Vitaminen zu tun haben. Das sich durchaus klar zu vergegenwärtigen, ist notwendig, wenn man

die schon vorhandenen oder noch zu erwartenden Angaben in
der Literatur richtig bewerten will. Es scheint nämlich, als
ob bei der Isolierung der einzelnen Fraktionen aus Reiskleie
oder aus Hefe die Vitamine leicht als Beimengungen mit
bekannten Stoffen mitgerissen werden. Da nun die Wirksamkeit der Vitamine sehr groß ist, so können die betreffenden chemisch charakterisierten Stoffe fälschlich als Vitamine
imponieren.

Besser als lange Auseinandersetzungen demonstrieren wohl
zwei Abbildungen, die den Funkschen Arbeiten entnommen
sind, den Erfolg einer Behandlung der Tauben-Polyneuritis mit
einem aus Hefe gewonnenen Kristallgemisch. (Vgl. Abb. 1 u. 2.)

Eine Tabelle möge nach Versuchen von Cooper dartun,
in wie mannigfaltigen tierischen und pflanzlichen Nahrungs-
mitteln Vitamine vorkommen und wie verschieden ihre Konzentration in ihnen ist:

Getrocknete Nahrungsmittel	Täglicher Zusatz zum polierten Reis zur Verhütung der Polyneuritis bei Tauben
Ochsenfleisch . . .	5 g
Gerste geschält . .	4,5 »
Gerste ungeschält.	3,25 »
Linsen	3 »
Schafhirn.	2,5 »
Ochsenherz. . . .	2 »
Fisch.	2 »
Eigelb	1,5 »
Preßhefe	0,5 »

Nach statistischen Angaben von Shiga und Kusama[1])
wurde in der japanischen Marine seit dem Jahre 1884 die
Nahrung, die bis dahin in der Hauptsache aus Reis bestand, durch Zulagen von Gerste, Brot, Fleisch, Fisch,
Gemüse usw. ergänzt. 1885 nahm die Zahl der Beri-
berierkrankungen sehr erheblich ab, wie die beigegebene
Tabelle zeigt.

---

[1]) Über die Kakke (beriberi-)ähnliche Krankheit der Tiere (Studien
über das Wesen der Kakke). Archiv f. Schiffs- und Tropenhygiene
Bd. 15, Beiheft 3 (1911).

Kakke in der japanischen Marine.

Jahr	Kakkekranke	Jahr	Kakkekranke	Jahr	Kakkekranke
1878	1485	1888	—	1898	16
1879	1978	1889	3	1899	6
1880	1725	1890	4	1900	10
1881	1163	1891	1	1901	14
1882	1929	1892	3	1902	32
1883	1236	1893	1	1903	18
1884	718	1894	29	1904	41
1885	41	1895	17	1905	70
1886	3	1896	11	1906	39
1887	—	1897	22	1907	37

Seit einigen Jahren ist die Erkrankung in der Marine so selten geworden, daß sie von den japanischen Marineärzten fast vergessen war.

Während des japanisch-chinesischen und des japanisch-russischen Krieges zeigte die Zahl der Erkrankungen eine kleine Erhöhung. In der japanischen Armee bestand die Hauptnahrung bis zum Jahre 1884 aus Reis. Von diesem Jahre an wurde dem Reis Gerste im Verhältnis 6:4 oder 7:3 beigemengt. Diese gemischte Nahrung wurde zuerst bei einer Division und dann allmählich bei den übrigen eingeführt, bis sie im Jahre 1891 fast in der ganzen Armee eingeführt war. Die bedeutende Abnahme der Erkrankungszahlen infolge der neuen Ernährungsmethode wird durch die betreffende Tabelle veranschaulicht.

Kakke in der japanischen Armee.

Jahr	Kakkekranke $^0/_{00}$	Jahr	Kakkekranke $^0/_{00}$
1878	370,4	1886	35,2
1879	255,1	1887	48,7
1880	171,4	1888	37,0
1881	160,9	1889	15,4
1882	194,8	1890	10,1
1883	240,8	1891	5,2
1884	263,8	1892	1,2
1885	143,5	1893	2,1

Neben der experimentellen und klinischen Beriberi-Erkrankung ist die wichtigste Insuffizienzkrankheit oder Avitaminose der Skorbut. Holst und Fröhlich[1]) konnten bei Meerschweinchen durch einseitige Haferernährung das Krankheitsbild des Skorbuts erzeugen, Zugabe von frischem Gemüse oder Obst verhütet die Entstehung der Krankheit.

Ein Versuch von Caspari und Moszkowski[2]) kann als Bindeglied zwischen experimenteller und klinischer Forschung betrachtet werden. Hier wurde nämlich durch Versuch am gesunden Menschen bewiesen, daß auch der Mensch bei ausschließlicher Ernährung mit poliertem Reis an Beriberi erkrankt und noch bei vorgeschrittenen Symptomen durch Zugabe von Reiskleie zur Nahrung geheilt werden kann. Tausendfache klinische Erfahrung wird so also auch experimentell bestätigt.

Nun wäre noch einiges über den Mechanismus der Heilwirkung der Vitamine zu sagen. Am einfachsten und naheliegendsten ist wohl die Annahme, der sich auch unsere Darstellung angeschlossen hat, daß die Vitamine sehr wirksame Stoffe sind, die in jeder Nahrung in kleiner Menge neben den Eiweißkörpern vorhanden sein müssen. Nur scheinbar weicht die Auffassung Roehmanns[3]) ab, der vermutet, daß die Vitamine unter den noch unbekannten Spaltungsprodukten der Eiweißkörper zu suchen sind. Da die Konstitution der wirksamen Substanzen noch unbekannt ist, kann diese Diskussion noch vertagt werden.

Caspari und Moszkowski denken an eine mehr indirekte Wirkung der Heilsubstanzen[4]). Sie glauben, daß z. B. beim experimentellen Beriberi der polierte Reis einen Giftstoff enthält, dessen Wirkung durch ein in den Reisschalen enthaltenes Gegengift neutralisiert werden muß. Könnte man also aus dem polierten Reis das Gift entfernen, so wäre auch das Gegengift überflüssig. Nun fehlt aber bisher jeder Beweis für das Vorkommen besonderer Gifte in der insuffizienten Nahrung.

An besondere Giftstoffe glaube ich nicht. Dagegen ist durchaus zuzugeben, daß die Insuffizienzkrankheiten sehr dem

---

[1]) Über experimentellen Skorbut. Zeitschr. f. Hygiene und Infektionskrankh. Bd. 72 (1912).

[2]) Berl. Klin. Wochenschr. 1913.

[3]) Über künstliche Ernährung und Vitamine. Berlin 1916.

[4]) Vgl. auch Abderhalden und Lampé. Zeitschr. f. d. ges. experim. Medizin Bd. 1 (1913).

Bilde von Vergiftungen ähneln. Aber dazu bedarf es gar nicht besonderer Gifte. Wenn in dem Ensemble der Stoffe, welche normal auf das Protoplasma einwirken, ein wesentlicher Bestandteil fehlt, so muß es zu Störungen kommen, die die Zellen ebenso schädigen, wie wenn außer der Gesamtheit der normalen Stoffe noch ein Gift mit dem Protoplasma reagiert. Wissen wir doch aus den Versuchen von Jaques Loeb, daß die Rolle der Ionen sich physiologisch nicht in ihren direkten Leistungen gegenüber dem Protoplasma erschöpft. Neben ihrer direkten Wirkung verhindern sie durch ihre Gegenwart die schädlichen Protoplasmawirkungen anderer unentbehrlicher Ionen. Der Ausfall der Vitamine könnte also dadurch sich bemerkbar machen, daß ihr Fehlen zu einer Vergiftung durch an und für sich notwendige aber in Gegenwart der Vitamine unschädliche Substanzen führt: Sie könnten Gegengifte gegen physiologische Gifte zweierlei Art sein. Erstens wissen wir nicht, ob nicht die Nährstoffe, also etwa die Eiweißkörper Fette und Kohlehydrate, ohne Gegenwart der Vitamine das Protoplasma vergiften. Sodann aber könnten unter den Abbauprodukten sich mannigfaltige Stoffe finden, welche das Protoplasma vergiften, wenn nicht die Vitamine das verhindern. Man sieht, es harren hier noch höchst bedeutsame Fragen der endgültigen Lösung. Diese Lösung wird sicher bald gewonnen und damit unsere Therapie sehr tragfähige, neue Fundamente erhalten haben.

Versuche von Osborne und Mendel[1]) seien noch angefügt, weil die hier in Frage kommende Forschungsrichtung in Zukunft von großer Bedeutung sich erweisen wird. Die amerikanischen Forscher beobachteten durch längere Zeit bei Ratten, deren Nahrung sie aus reinen Eiweißkörpern und Mineralstoffen künstlich zusammengesetzt hatten, normales Wachstum. In dieser Nahrung war kein Stoff enthalten, den man ohne weiteres als Vitamin ansprechen könnte. Diese Methode der Ernährung mit einer relativ synthetischen Nahrung stammt von Roehmann.

Es wäre also zu entscheiden, ob die Ratten in den Versuchen von Osborne und Mendel imstande waren, sich aus

---

[1]) Beobachtungen über Wachstum bei Fütterungsversuchen mit isolierten Nahrungssubstanzen. Zeitschr. f. physiol. Chemie Bd. 80 (1912).

den zugeführten Stoffen die für sie notwendigen Vitamine zu bilden ober ob die Nahrung, was schwer auszuschließen ist, nicht doch Beimengungen von Vitaminen enthielt. Auffallend ist im Sinne der ersten Annahme jedenfalls, daß die Versuchstiere sehr synthetisch befähigt waren, z. B. mit Leichtigkeit Nukleine aufbauen konnten. Die Anhänger der Intoxikationslehre werden mit Recht diese Beobachtungen als eine Stütze ihrer Hypothese in Anspruch nehmen. Sie werden sagen, die künstliche Nahrung enthält im Gegensatz zum polierten Reis keine Gifte, folglich sind auch Gegengifte unnötig.

Endlich sei noch auf schöne Versuche von Stepp[1]) aufmerksam gemacht, welcher die Mäuse als sehr geeignete Versuchstiere für Vitaminversuche erkannte. Stepp fand, daß man Mäuse ausschließlich mit Milchpräparaten ernähren kann. Bei geeigneter Extraktion mit Alkohol wurde die Milch so verändert, daß die Mäuse bei Fütterung damit starben. Die Tiere blieben aber gesund, wenn die Extrakte den übrigen Milchbestandteilen wieder zugesetzt wurden.

Das Vorkommen von Vitaminen in der Milch ist von großer Bedeutung. Funk zitiert in seiner Monographie Beobachtungen, nach denen Säuglinge erkrankten, wenn sie von der an Beri-Beri leidenden Mutter gestillt wurden, aber gesundeten, wenn sie bei einer gesunden Amme angelegt wurden.

Andere Substitutionen, die therapeutisch in Frage kommen, betreffen den Ersatz ausgefallener Stoffwechselprodukte von Organen, wie z. B. der Sekrete der Schilddrüse, auf die wir nunmehr eingehen.

Klinische und experimentelle Erfahrungen haben gelehrt, daß der Ausfall der Schilddrüsenfunktion den Organismus schwer schädigt. Allmählich hat sich ergeben, daß man entwicklungsgeschichtlich, histologisch und vor allem auch physiologisch von der eigentlichen Schilddrüse die sogenannten Epithelkörperchen trennen muß.

Der Ausfall der Schilddrüse selbst verursacht bei den Versuchstieren die Erscheinungen, die aus der menschlichen Pathologie als Myxödem und Kretinismus bekannt sind. Zu der-

---

[1]) Biochem. Zeitschr. Bd. 22 (1909) u. Zeitschr. f. Biol. Bd. 57—66 1911—1915).

artigen Versuchen eignen sich vorzüglich junge Ziegen. Bei
diesen Tieren entwickelt sich nach der Exstirpation der eigentlichen Schilddrüse ein Krankheitszustand, der durch folgende
Symptome charakterisiert ist: Zurückbleiben im Wachstum,
kretinoide Schädelbildung, Plumpheit der Extremitäten, aufgetriebenes Abdomen, myxödematöse Schwellungen besonders
am Halse und im Gesichte, struppiges Fell, große Trägheit der
Bewegungen und große körperliche Schwäche, häufig auch
schnarchendes Atmen, bedingt durch myxödematöse Schwellungen in den oberen Luftwegen. Bei manchen Tieren treten
die Ausfallserscheinungen erst nach 3—6 Monaten auf, bei
einigen bleiben sie aus.

Pick und Pineles[1]) haben an Ziegen, die infolge der
Tyreoidektomie typisch kretinös geworden waren, systematische
Heilversuche angestellt. Zunächst stellten sie fest, daß Extrakte
aus Schweineschilddrüsen einen günstigen Einfluß ausüben. Die
Schilddrüsen frisch geschlachteter Schweine wurden präpariert,
klein gehackt und mit 1proz. Kochsalzlösung unter reichlichem
Zusatz von Toluol, der Fäulnis verhindern sollte, bei Zimmer-
temperatur oder im Kühlraum durch Wochen und Monate ex-
trahiert. Diese Extrakte wurden dann getrocknet.

Wir wollen nun die Heilwirkungen dieser Extrakte an Ver-
suchsbeispielen von Pick und Pineles kennen lernen.

1. Ziegenbock, 7 Wochen alt, wird am 30. April thyreoidekto-
miert. Im Monat Juli zeigen sich die deutlichen Zeichen des
Schilddrüsenausfalls (Zwergwuchs, große körperliche Schwäche,
Trägheit der Bewegungen, plumpe Schädelform, aufgetriebenes
Abdomen). Das Tier erhält vom 28. Juli bis 10. Oktober
Schweineschilddrüsen in Form von Pastillen, deren jede 2 g
lufttrockene Schilddrüsensubstanz enthält, im ganzen 106 g per
os zugeführt.

Am 11. Oktober bietet das Tier mit Ausnahme des noch
etwas plumpen Schädels einen ganz normalen Eindruck dar, ist
lebhaft, springt herum, die Hoden sind gut entwickelt. Die
Schilddrüsenbehandlung wird ausgesetzt. Am 10. November
beobachtet man wieder Symptome einer Verschlimmerung. Am

[1) Untersuchungen über die physiologisch wirksame Substanz der
Schilddrüse. Zeitschr. f. experim. Pathol. u. Therapie Bd. 7 (1909).

4. Dezember ist das Tier sehr ruhig, zeigt die kretinoide Veränderung des Schädels; Hoden kleiner, hier und da hört man schnarrende Atemzüge. 26. Dezember ist das Tier äußerst matt, liegt größtenteils ruhig da, zeigt ein stark aufgetriebenes Abdomen und myxödematöse Polster an den Augenbrauenbogen.

2. Ziegenbock, 8 Wochen alt, wird am 16. April thyreoidektomiert. Erst Anfang Oktober zeigen sich deutliche Erscheinungen des Kretinismus. Das Tier liegt ruhig da. Wird es auf die Beine gestellt, so knickt es sofort wieder ein; es kann sich nicht vorwärts bewegen. Das Wachstum ist stark zurückgeblieben, das Abdomen aufgetrieben, die Hoden verkümmert. Vom 11. Oktober bis 26. Dezember bekommt das Tier per os Schilddrüsenextrakt (im ganzen 312 g lufttrockene Schilddrüsensubstanz). Schon Anfang Dezember ist das Tier lebhaft, geht im Stall herum. Das Abdomen ist nur noch mäßig aufgetrieben.

3. Ziege, 7 Wochen alt, wird am 3. April thyreoidektomiert. Sie bietet erst im November die ausgeprägten Zeichen des Myxödems und Kretinismus dar. Vom 20. Januar bis 27. Februar Schilddrüsenbehandlung, täglich 2 Pillen aus je 1 g lufttrockener Schilddrüsensubstanz. Deutliche Besserung aller Symptome im Laufe der nächsten 4—6 Wochen.

Aus diesen Versuchsergebnissen, die mit zahlreichen Erfahrungen früherer Arbeiten auf experimentellem und klinischem Gebiete durchaus übereinstimmen, lernen wir also einmal den deutlichen Erfolg der Schilddrüsenbehandlung kennen. Die durch die Exstirpation der Schilddrüsen bedingten Ausfallserscheinungen gehen ohne Zweifel zurück. Offenbar ersetzt also die auf dem Magendarmwege dem Körper zugeführte wirksame Substanz der Schilddrüse wichtige Funktionen des Organs. Wir ersehen aus den Versuchen weiterhin, daß der Erfolg nur so lange anhält, wie die Medikation fortgesetzt wird. Wird die Behandlung unterbrochen, so kehren die Erscheinungen des Kretinismus und des Myxödems wieder. Diese Beobachtung muß wohl so gedeutet werden, daß die Fütterungstherapie dem Körper immer nur das fertige Produkt der Schilddrüse, einen Ersatz ihres ins Blut strömenden Sekretes, zuführt. Da vermutlich im normalen Leben dieses Sekret dauernd von dem Organ geliefert wird, so muß auch die Therapie ständig in

Tätigkeit bleiben, wenn keine Schädigung eintreten soll. Dieses Resultat ist besonders lehrreich, weil es nicht die einzige, a priori zu erwartende Möglichkeit darstellt. Ebensogut wäre es denkbar gewesen, daß nur während der direkt an die Exstirpation der Schilddrüse sich anschließenden Zeit die Therapie notwendig wäre. Dann hätte man damit rechnen müssen, daß es im Organismus Organe gibt, die nach dem Fortfall der Schilddrüse allmählich mit Erfolg die weggefallene Funktion übernehmen können.

Die Protokolle zeigen aber noch mehr. Man ersieht nämlich aus ihnen, daß die wirksame Substanz der Schilddrüse sehr widerstandsfähig sein muß. Denn man kann sie monatelang aufheben, kann sie trocknen und kann sie den Fermenten und den Reaktionseinflüssen des Magendarmkanals aussetzen, ohne sie völlig ihrer Wirkung zu berauben. Selbstverständlich ist diese Widerstandsfähigkeit schon bei den ersten Erfolgen dieser Therapie vor mehreren Jahrzehnten den Beobachtern aufgefallen. Und es hat auch nicht an Versuchen gefehlt, diese Tatsache für die physiologische Erkenntnis und die praktische Therapie auszunutzen. Man hat sich bemüht, die Heilsubstanz aus der Schilddrüse mit Hilfe der Methoden der Chemie zu isolieren. Einen besonderen Aufschwung erfuhren diese Forschungen, als Baumann im Jahre 1895 das Jod als Bestandteil der Schilddrüse entdeckt hatte. Baumann glaubte, in einem verhältnismäßig einfachen Spaltungsprodukt der Schilddrüse, dem jodhaltigen Jodothyrin, das wirksame Prinzip erkannt zu haben, weil diese Substanz bei Krankheiten des Menschen, die mit Schilddrüsenveränderungen einhergehen, sich als wirksam erwies.

Hier liegt aber eine Quelle mannigfaltiger Fehlschlüsse vor. Man muß sich klar machen, daß die pharmakologische Wirksamkeit eines Präparates, das aus einem tierischen Organ stammt, noch nicht ein Beweis dafür ist, daß dieses Präparat die ausgefallene Funktion des betreffenden Organes zu ersetzen vermag. Selbst wenn wir davon absehen, daß bei der Isolierung eines Präparates ganz neue Gruppierungen entstehen können, die eine zufällige mit der ursprünglichen gar nicht zusammenhängende Wirkung entfalten, so muß man jedenfalls damit rechnen, daß ein isoliertes Präparat eventuell nur Teilwirkungen verursacht. Dementsprechend liegen aus der menschlichen Therapie vielfache Hinweise dafür vor, daß das Jodothyrin bei Krankheiten der Schilddrüse, z. B. verschiedenen Kropfformen, aber. auch bei Krankheiten anderer Organe ein brauchbares Arzneimittel ist, während man wenig mit ihm bei der Behandlung des Myxödems zufrieden war, also bei einer Krankheit, bei der man die fehlende Schilddrüse therapeutisch ersetzen muß.

Pick und Pineles haben nun thyreoidektomierte Ziegen ganz so mit Jodothyrin behandelt, wie sie die Schilddrüsentherapie in den oben geschilderten Versuchen durchgeführt hatten, aber ohne jeden Erfolg. Auch das soll an Protokollen erläutert werden:

1. Ziege, 8 Wochen alt, wird am 15. April thyreoidektomiert. Im Juli zeigen sich Erscheinungen des Myxödems und des Kretinismus. Am 24. Juli ist das Tier sehr abgemagert, matt, erhält sich kaum auf den Beinen; myxödematöse Schwellung der Haut am Halse und im Gesicht. Vom 24. Juli bis 12. Oktober Fütterung mit Jodothyrin (täglich 1 Tablette à 0,3 g, im ganzen 81 Tabletten). Am 12. Oktober zeigt das Tier noch immer Zwergwuchs, Gesichtsausdruck und Schädelbildung kretinös, große Mattigkeit, myxödematöse Schwellung besteht fort. Vom 12. Oktober bis 7. November wird die Behandlung ausgesetzt. Am 7. November bietet das Tier einen unveränderten Befund dar. Vom 7. November bis 30. November täglich je 2 Jodothyrintabletten (im ganzen 48 Stück). Am 30. November hört man schnarchendes Atmen, das Abdomen ist sehr aufgetrieben. Myxödem an den oberen Augenlidern. Vom 10. Dezember bis 20. Dezember je 3 Jodothyrintabletten täglich. Am 21. Dezember Exitus. Die Sektion ergibt sulziges Gewebe in der Haut des Halses, Gesichts, im Herzbeutel, im Mesenterium. Am Gesicht und Schädel deutliche kretinoide Knochenveränderungen.

2. Ziege, 6 Wochen alt, wird am 16. April thyreoidektomiert. Schon Ende Juni deutliches Myxödem, große Hinfälligkeit. Vom 26. Juni bis 26. September täglich je 2 Tabletten Jodothyrin (im ganzen 184 Tabletten). Am 25. September ist das Tier sehr schwach, im Wachstum sehr zurückgeblieben. Das Abdomen ist enorm aufgetrieben. Beim Atmen ist lautes Schnarchen hörbar. Am Halse und hinter den Augen bestehen myxödematöse Schwellungen. Am 7. November Exitus. Die Sektion ergibt

reichlich sulziges Gewebe in der Pleura, im Perikard und Peritoneum. Schädel kretinoid verändert.

Wenn auch der wirksame Schilddrüsenanteil die tiefen Eingriffe nicht verträgt, die bei der Darstellung des Jodothyrins notwendig sind, so ist doch eine bescheidene Isolierung möglich. Pick und Pineles fanden nämlich auch bei ihrer Versuchsanordnung — in Übereinstimmung mit früher geäußerten Ansichten von Oswald und Magnus-Levy —, daß eine von Oswald aus Schilddrüsen dargestellte Eiweißfraktion gute Heilwirkungen entfaltet. In diese Fraktion geht auch das Jod, das ja an Eiweiß gebunden ist, und so ist es ziemlich wahrscheinlich, wenn auch keineswegs sicher bewiesen, daß das wirksame Prinzip der Schilddrüse in naher Beziehung zum Jod oder wenigstens zu dem jodophilen Bestandteile des Organs steht.

Das wirksame Eiweißpräparat, Oswalds Thyreoglobulin, wird aus dem Kochsalzextrakt der Schilddrüse so dargestellt, daß ein Volumen dieses Extrakts mit dem gleichen Volumen einer gesättigten Ammonsulfatlösung versetzt wird. Dabei entsteht ein reichlicher Eiweißniederschlag, der abfiltriert und gewaschen wird. Dieser Niederschlag wird zur Fütterung so verarbeitet, daß er im Brutschrank unter Zusatz der doppelten Kakaomenge getrocknet, fein pulverisiert und zu Pillen geformt wird. Die Wirksamkeit des Thyreoglobulins geht aus den zwei folgenden Versuchsprotokollen hervor:

1. Ziegenbock, 7 Wochen alt, wird am 10. April thyreoidektomiert. Nach 8—10 Wochen zeigten sich die Erscheinungen des Myxödems. Das Tier blieb im Wachstum zurück, wurde hinfällig, träge, bekam myxödematöse Schwellungen in der Haut und ein aufgetriebenes Abdomen. Vom 2. Juli bis 26. September erhielt das Tier täglich je 1,0 g Thyreoglobulin (im ganzen 86 g). Das Befinden besserte sich im Laufe der nächsten 4—6 Wochen. Am 25. September war das Tier sehr lebhaft, hatte im Wachstum zugenommen; der Bauch war nicht mehr aufgetrieben, die Hoden hühnereigroß. Da nach dem Aussetzen der Thyreoglobulinfütterung wieder eine langsame, aber stetige Verschlimmerung des Zustandes sich bemerkbar machte, wurde vom 1. Januar bis 17. Februar die Behandlung wieder aufgenommen. Täglich wurde je 1,0 g Thyreoglobulin (im ganzen 48 g) verfüttert. Mitte

Februar bot das Tier einen ganz normalen Habitus dar, nur im Wachstum war es etwas zurückgeblieben.

2. Ziegenbock, 6 Wochen alt, wird am 27. April thyreoidektomiert. Ende Juni sind schon deutliche Zeichen des Myxödems nachweisbar. Vom 2. Juli bis 26. September täglich je 1,0 g Thyreoglobulin (im ganzen 86 g). Mitte September ist das Tier lebhaft, Bauch nicht aufgetrieben, Myxödem geschwunden. In der Folgezeit verschlimmert sich der Zustand, weshalb vom 1. Januar bis 17. Februar wieder Thyreoglobulin verfüttert wird (täglich je 1 g). Mitte Februar ist der Zustand sehr gebessert.

Diese Eiweißfraktion ist also noch gut wirksam. Da nun bei der Darreichung per os die wirksame Substanz der Einwirkung der Verdauungssäfte ausgesetzt wird, so ist es wahrscheinlich, daß eine vorsichtige Einwirkung der in Betracht kommenden Fermente die Schilddrüsensubstanz nicht zerstört. In der Tat konnten Pick und Pineles bei kurzer Behandlung von Schilddrüsensubstanz mit Pepsinsalzsäure noch aus dem Gemenge der Verdauungsprodukte eine Fraktion isolieren, die durch ihre Fällungsreaktionen als sogenannte »sekundäre Albumosen« charakterisiert war und im Ziegenheilversuch gute Resultate gab. Bei intensiver Verdauung wird aber die Schilddrüsenheilsubstanz zerstört, was ja mit den mangelhaften Resultaten beim Jodothyrin übereinstimmt.

Auch bei der Tetanie, an der Hunde nach der Totalexstirpation der Schilddrüse erkranken, ist Jodothyrin ohne Wirkung. Das hat Gottlieb[1]) unmittelbar nach der Entdeckung des Jodothyrins und im Gegensatz zu der Annahme des Entdeckers gezeigt. Gottliebs Beobachtung ist allgemein bestätigt worden. Dagegen übte in Versuchen von Gottlieb die Fütterung von getrockneter Schilddrüsensubstanz (Thyradentabletten) einen durchaus beachtenswerten Einfluß auf die an Tetanie erkrankten Hunde aus.. Auch diese Beobachtung ist mehrfach von anderen Autoren anerkannt worden. Doch ist es nicht möglich, mit Thyraden die Hunde dauernd zu heilen. Sie erliegen schließlich, wie z. B. Schulz[2]) es beschreibt, doch der Tetanie.

---

[1]) Über die Wirkung von Schilddrüsenpräparaten an thyreoidektomierten Hunden. Deutsche medizinische Wochenschr. 1896, Nr. 13.

[2]) Neuere und neueste Schilddrüsenforschung. Festschrift für Rosenthal, Leipzig 1906.

Mit der Besprechung der Tetanie haben wir nun die schwierige Frage angeschnitten, wie sich bei den Phänomenen der Anteil der Schilddrüse und der Anteil der sogenannten Epithelkörperchen auseinanderhalten läßt. Um die Grenzen der Schilddrüsentherapie zu besprechen, müssen wir etwas auf dieses Gebiet eingehen. Bekanntlich erkranken namentlich Hunde und Katzen, denen man die Schilddrüse und alle Nebendrüsen entfernt hat, regelmäßig an Tetanie mit allen akuten und charakteristischen Erscheinungen am Nervensystem. Im Gegensatz dazu ist es schwieriger, bei manchen anderen Versuchstieren. die Tetanie zu produzieren, eine Konstanz der Resultate ist ausgeschlossen. Auch das Alter der Tiere, ja sogar der Operationsort spielt eine Rolle. Und wenn Gley im Anfang dieser Forschungsperiode es als unwahrscheinlich hinstellt, daß abweichende Resultate durch Unterschiede der Versuchstiere in zwei räumlich getrennten Laboratorien bedingt sein könnten, hat Lanz bald gezeigt, daß dem doch so ist. Lanz beobachtete unter 30 thyreoidektomierten Ziegen, die er in Bern operierte, nur ein Tier, das an Tetanie zugrunde ging, während von 20 in Amsterdam in gleicher Weise und von demselben Operateur operierten Ziegen 9 an Tetanie starben.

Allmählich hat man dann versucht, die Versuchsergebnisse dadurch zu erklären, daß man die Tetanie ganz von der Exstirpation der Schilddrüse unabhängig und als Folgeerscheinung der Entfernung der Epithelkörperchen ansah.

Das therapeutische Experiment ist natürlich berufen, zu der Entscheidung, inwieweit eine funktionelle Trennung zwischen Schilddrüse und Epithelkörperchen vollkommen durchführbar ist, allmählich mit beizutragen. Vorläufig allerdings liegen noch keine eindeutigen Resultate vor. Man hat nämlich bisher sowohl mit Schilddrüsenpräparaten wie mit Parathyreoidpräparaten deutliche Linderung der tetanischen Krämpfe bei parathyreoidektomierten Versuchstieren gesehen. Man darf aber aus verschiedenen Gründen den Wert dieser Fütterungsversuche nicht zu hoch einschätzen. Der Verlauf der Tetanie ist ein sehr schwankender. Man kann nicht wissen, ob gerade im Augenblick eine Verschlimmerung oder eine Remission zu erwarten ist. Krampfzustände sind Symptome, welche ziemlich vielseitig der funktionellen Therapie zugänglich sind, ohne daß man aus dem

Schwinden der Tetanie einen Schluß auf den Ersatz des Organes schließen dürfte, dessen Fehlen zu Krampfzuständen führt. Das wird auch dadurch bewiesen, daß Biedl[1]) eine große Reihe von Berichten zusammenstellt, nach denen Kalksalze die Krämpfe der operierten Tiere unzweifelhaft lindern. Nach Joseph und Meltzer bringt schon die intravenöse Injektion von 10—20 ccm einer physiologischen Kochsalzlösung pro Kilo Tier bei parathyreodektomierten Hunden die Symptome der Tetanie sofort und dauernd zum Verschwinden. Die Tiere magerten ab und gingen später zugrunde, aber die Krämpfe kamen nicht wieder.

Günstige Resultate erzielte Leischner[2]) bei Ratten. Leischner exstirpierte den Versuchstieren die Epithelkörperchen und transplantierte sie in einen Bauchmuskel. Wurde nun später dieser Muskel mitsamt den transplantierten Organen herausgeschnitten, so wurden die Ratten tetanisch. Kontrolltiere, bei denen die Transplantation unterlassen wurde, erkrankten ebenfalls an Tetanie. Allerdings hatten andere Autoren weniger gute Erfolge. Aber man darf nicht vergessen, daß hier positive Resultate mehr beweisen als negative. Niemand kann dafür einstehen, daß nicht durch Fehler bei der Operation im Einzelfalle die Funktion des eingepflanzten Organs notleidet, auch kann das Organ zunächst einheilen, aber sehr bald resorbiert werden. Es kommt dabei sehr auf die angewandte Technik an. So berichtet z. B. Biedl im Gegensatz zu ungünstigeren Erfahrungen anderer Experimentatoren von positiven Resultaten. Biedl benutzte die von dem Chirurgen Payr angegebene Transplantationsmethode, bei der das zu übertragende Organ in die Milz eingepflanzt wird. Hier findet das fremde Gewebe besonders gute Ernährungsverhältnisse und heilt deshalb verhältnismäßig leicht in funktionstüchtigem Zustande ein. Transplantierte nun Biedl auf diese Weise isolierte Epithelkörper des Hundes und der Katze, so wurde danach die Entfernung der Schilddrüse mit allen Epithelkörpern gut vertragen. Traten

---

1) Innere Sekretion, ihre physiologischen Grundlagen und ihre Bedeutung für die Pathologie. 2. Aufl. 1913.

2) Über Epithelkörperchen-Transplantationen und deren praktische Bedeutung in der Chirurgie. Arch. f. klin. Chirurgie Bd. 84 (1907); vgl. auch Louis Morel-Paris: Les Parathyroides, Paris Hermann u. Sohn 1912.

schwere tetanische Erscheinungen auf, so gingen sie schnell wieder vorüber.

Die Tatsache, daß eine Fütterung von Epithelkörperchensubstanz wirkungslos ist, die Transplantation aber Erfolg hat, ist durchaus erklärlich. Wir können dabei ganz davon absehen, daß der wirksame Stoff im Gegensatz zum Schilddrüsenstoff vielleicht den spaltenden Einflüssen des Magendarmkanals nicht widersteht und vor der Resorption zerstört wird. Auch intravenöse Injektion könnte ohne Wert sein. Denn man muß damit rechnen, daß die Epithelkörperchensubstanz in den Organen nur in geringer Menge und vielleicht auch nur in inaktiver Form, etwa analog den Zymogenen der Drüsenfermente, aufgespeichert ist. Transplantiert man aber ein Epithelkörperchen, so könnten die funktionierenden Organzellen immer von neuem den wirksamen Stoff bilden, aktivieren und ihn unter dem Zwange, daß seine Funktion dem Körper notwendig wird, in Tätigkeit treten lassen.

v. Eiselsberg[1]) hat eine Epithelkörperchen-Transplantation am Menschen beschrieben, die wir hier als Beispiel dafür wiedergeben wollen, daß unter Umständen auch die Klinik direkt einen wertvollen Beitrag zur experimentellen Therapie liefern kann.

Ich gebe hier die wesentlichen Daten aus der von v. Eiselsberg eingehend beschriebenen Krankengeschichte wieder:

Bei einem 17jährigen Mädchen war am 2. Februar 1882 von Billroth wegen eines beide Lappen der Schilddrüse betreffenden Kropfes die totale Exstirpation der Schilddrüse gemacht worden. Im Anschluß daran entwickelte sich eine Tetanie, die schon am dritten Tage einsetzte und seit dieser Zeit durch 2 Jahre hindurch anhielt. Patientin schien dann längere Zeit geheilt, bis sie sich im Jahre 1892 wegen einer Periproktitis operieren lassen mußte, wonach typische Tetanie auftrat. Von dieser Zeit an war sie dauernd leidend. Die heftigen Krämpfe befielen alle Extremitäten und auch die Augenmuskeln. Auch die typischen elektrischen Symptome der Tetanie waren bei vielfachen Untersuchungen immer in deutlicher Weise vorhanden. Im Jahre 1906 wurde sie ohne Erfolg mehrfach mit

---

[1]) Über Vorkommen und Behandlung der Tetania parathyreopriva beim Menschen. Festschr. f. Hermann, Stuttgart 1908.

Schilddrüsen- und Epithelkörperchentabletten behandelt. Am 16. Februar 1907 wurde ohne jeden Erfolg die Verpflanzung eines normalen Stückchens Schilddrüse von einer anderen Patientin vorgenommen.

Am 2. Mai 1907 wurde das rechte obere Epithelkörperchen einer anderen Patientin der Kranken, die andauernd an starken Krämpfen litt, in eine Tasche zwischen Peritoneum und Faszie verpflanzt. Die kleine Bauchwunde heilte glatt.

Seit dieser Zeit hat sich das Befinden ganz wesentlich gebessert, die Krämpfe haben fast vollkommen aufgehört, nur einmal, als es im Dezember 1908 sehr kalt war, hatte sie wiederum ganz leichte Krämpfe. Auch Spasmen und subjektive Beschwerden sind wesentlich gebessert. Das von Chvostek beschriebene Symptom der Tetanie besteht zwar noch fort, aber die Prüfung auf elektrische Erregbarkeit ergab deutlich nachweisbare Abnahme der Tetanie, indem die Kathodenöffnungszuckung bald nach der Einpflanzung erst bei erheblich stärkeren Strömen eintrat und seit dieser Zeit so blieb, auch bei der letzten Untersuchung am 9. März 1908. — Im März 1908 wurde einmal im Anschluß an eine starke seelische Erregung ein leichter, kurz dauernder Krampf beobachtet.

Es ist wohl ohne weiteres klar, daß hier die infolge der Kropfoperation entstandene Tetanie viele Jahre nach dem Eingriff durch die Epithelkörpereinpflanzung zum mindesten ganz erheblich gebessert worden ist. Alle Kontrollen stehen hier zur Verfügung: Langer Verlauf des Leidens, mehrfache und intensive therapeutische Bemühungen ohne Erfolg (Fütterung mit Schilddrüse und Epithelkörperchen, Einpflanzung von Schilddrüse), so daß auch Suggestion nicht in Frage kommen kann. Abgesehen davon sind auch von Fachleuten Änderungen der objektiven Befunde sichergestellt worden.

v. Eiselsberg macht darauf aufmerksam, wie schwierig es ist, diesen Heilversuch öfters anzustellen, weil das Epithelkörperchenmaterial so schwer zu beschaffen ist. Er denkt an die Möglichkeit, daß man bei Gelegenheit von einem an einer Verletzung eben verstorbenen Menschen oder von Kindern, die bei der Geburt gestorben sind, das Material zur Verpflanzung entnimmt. Auch weist er darauf hin, daß vielleicht Material vom Affen sich als tauglich herausstellen könnte.

Es muß ganz allgemein als ein therapeutisches Ideal angesehen werden, erkrankte Organe oder größere, krankhaft veränderte oder zerstörte Ogranteile durch entsprechende Substanz anderer Individuen zu ersetzen. Wenn die Lunge so verändert ist, daß sie nicht mehr dem Gasaustausch dienen kann oder die Niere die Abfallsprodukte nicht mehr aus dem Organismus eliminieren kann, so wäre es das einfachste, wenn man das kranke Organ durch ein gesundes ersetzen könnte. Die letzten Jahrzehnte haben gezeigt, daß es möglich ist, dieses Ideal bis zu einem gewissen Grade zu verwirklichen.

Die Transplantation von Gewebe wird therapeutisch da eingreifen müssen, wo die Regeneration im eigenen Organismus nicht ausreicht. Diese Regeneration ist aber für ganze Organe ausgeschlossen, bei den Geweben beschränkt sie sich in der Hauptsache auf die Gewebsarten geringerer Dignität, sie ist im weitesten Umfange beim Bindegewebe möglich. Den einfachsten Fall der Transplantation stellt die Verpflanzung von Gewebsteilen ein und desselben Tieres an andere Stellen desselben Organismus dar. Derartige Übertragungen sind ja aus der chirurgischen Therapie des Menschen hinreichend bekannt und gelingen z. B. mit Hautstücken ohne weiteres. Die gleichen Resultate erzielt man, wenn man die Transplantation auf ein anderes Individuum derselben Spezies vornimmt. Je näher verwandt der Hautspender mit dem Versuchstier ist, desto leichter gelingt das therapeutische Experiment. So hat man bei weißen Mäusen den sichersten Erfolg, wenn man die Haut von anderen weißen Mäusen zur Anheilung bringen will. Unvollkommen gelingt das mit der Haut von grauen Mäusen oder Ratten. Im allgemeinen hat man sich begnügt, die Tatsache zu konstatieren, daß fremdes Gewebe nicht transplantabel ist. In neuerer Zeit hat jedoch Schöne den Versuch gemacht, einen der Gründe dieser Erscheinung aufzuklären. Schöne[1] dachte an die Möglichkeit, daß die übertragenen Mäusezellen durch Lysine im Rattenkörper zerstört werden. Wenn diese Annahme richtig war, so war zu erwarten, daß durch Vorbehandlung der Versuchstiere die lytischen Kräfte gesteigert würden. In der

---

[1] Fortschritte der Deutschen Klinik, Urban u. Schwarzenberg 1909 (vgl. die Aufsätze von Schöne und Heller).

Tat zeigten Hautlappen der Maus (resp. des Kaninchens) auf
Ratten (resp. Mäusen), die mit einem Gemisch aus Leber, Milz
und Nieren der Maus (resp. des Kaninchens) vorbehandelt
waren, einen schnelleren Zerfall als auf normalen Ratten (resp.
Mäusen). Dagegen gelang es nicht, Transplantationen normaler
Gewebe innerhalb derselben Tiere durch künstliche Immunisierung zu vereiteln. Wenn die Vorstellungen, die zu diesen
Versuchen geführt haben, sich in Zukunft weiter als berechtigt
herausstellen sollten, so würde man sich nicht damit zu begnügen
brauchen, daß Gewebe transplantabel ist, wenn es dem Organismus hinreichend nahesteht; man könnte annehmen, daß die
Transplantation im fremden Organismus mißlingt, weil hier
das übertragene Gewebe durch zerstörende Stoffe geschädigt
wird.

Schöne erwägt auch einen Gedankengang, der zu einer
Verbesserung der Transplantationsfähigkeit normalen Gewebes
führen könnte. Flexner und Jobling haben beobachtet, daß
die Vorbehandlung von Ratten mit Tumormaterial, das man
auf 56° eine halbe Stunde lang erhitzt hat, die Ratten für die
Tumortransplantation empfänglich macht, so daß man bei ihnen
eine bessere Impfausbeute erhält. Das erhitzte Material selbst
ist nicht transplantabel; impft man aber 2—4 Wochen später
die Ratten mit unbehandelter Tumormasse, so erhält man eine
Steigerung der Ausbeute. Schöne denkt nun daran, daß man
auch bei der Transplantation normalen Gewebes durch eine
entsprechende Vorbehandlung die Chancen der Übertragung
verbessern könnte. Diese Betrachtung soll nur zeigen, wie
mannigfaltige Ausblicke hier sich noch für die Zukunft
eröffnen.

Ebenso wie Hautgewebe kann man auch Schleimhaut-
gewebe, Fettgewebe, Knorpel- und Knochengewebe auf Individuen derselben Spezies übertragen und zur Einheilung bringen.
Von Interesse ist, daß bei der Knochentransplantation nur das
Perichondrium auf die Dauer erhalten bleibt, während der
eigentliche Knochen allmählich resorbiert wird. Dadurch, daß
aber das Knochenstück eine vorhandene Lücke vorläufig aus-
füllt, dient es als Stützgerüst, an das das neugebildete Gewebe
sich anlehnen kann, bis es von sich aus sich genügend konsolidiert hat.

v. Hippel hat gezeigt, daß man sogar Hornhaut so transplantieren kann, daß die Membran ohne Trübung in das neue
Auge einheilt.

Muskel- und peripheres Nervengewebe hat sich bisher nicht
transplantieren lassen. Offenbar ist das dadurch bedingt, daß
die Muskelsubstanz nur bei normaler Innervation intakt bleibt
und periphere Nerven nur im Zusammenhang mit dem Zentralorgan intakt bleiben, wie sie ja auch nur unter dieser Voraussetzung regenerierbar sind.

Die neueste Zeit hat es in mannigfaltiger Weise ermöglicht,
wirkliche Organdefekte zu beseitigen und Funktionen durch
Transplantationen wieder herzustellen. Es sind zwei prinzipielle
Methoden zu unterscheiden. Bei der einen handelt es sich darum,
funktionierende Gewebsstücke in einem geeigneten Mutterboden
des zu behandelnden Tieres so anzubringen, daß das transplantierte Zellmaterial ernährt wird. Besondere Verdienste um diese
Methode hat sich der Chirurg Payr erworben. Payr fand
als Organ, in das hinein man am besten transplantieren kann,
die Milz geeignet, Kocher erzielte mit dem Knochenmark
brauchbare Resultate. Diese Methoden eignen sich für Organe
resp. Organteile, deren innere Sekretion man dem kranken Individuum zuwenden will. Schilddrüsen, Ovarien, Pankreas usw.
hat man so transplantiert. Näheres über die Erfolge haben wir
schon in dem Abschnitt über Epithelkörperchensubstitutionstherapie kennen gelernt und kommen betreffs des Pankreas bei
der Besprechung der Therapie des Diabetes noch darauf zurück.

Will man aber mehr, will man z. B. Organe mit äußerer
Sekretion transplantieren oder eine fehlende Extremität ersetzen,
so kommt nur die zuerst von Carrel ausgebildete, bedeutungsvolle Methode in Frage, deren Besonderheit in der Vereinigung
der Arterien und Venen des einzusetzenden Organs mit den Gefäßen des Versuchstieres zu suchen ist. Mit dieser Methode sind
schon überraschende Erfolge erzielt worden und es besteht
die begründete Hoffnung, daß hier der Weg zu Heilresultaten
gebahnt ist, der manchen Blütentraum der alten Ärzte zur
Wirklichkeit wird reifen lassen. So hat Hoepfner das vollständig abgeschnittene Bein eines Hundes zur Anheilung gebracht. Als der Hund am 11. Tage nach der Operation starb,
ergab die Sektion, daß die zusammengenähten Gefäße frei von

Thromben waren und eine brauchbare Zirkulation ermöglicht hatten.

Mit seiner Methodik der Gefäßnaht gelang es Carrel auch, Nieren zu transplantieren. Ihm schlossen sich andere Experimentatoren an (Guthrie, Stich, Enderlen, Unger u. a.). Ungers[1] Hunde haben mit zwei transplantierten Nieren längere Zeit gelebt und normalen Urin produziert. Wir werden hier einen seiner Versuche schildern, die in der Tat ganz verblüffend günstig ausgefallen sind.

Versuch: Am 1. Februar wird bei einem mittelgroßen Foxterrier in Morphium-Äthernarkose ein Medianschnitt vom Schwertfortsatz bis zur Symphyse gemacht, dazu ein Querschnitt in Höhe des Nabels, beide Musculi recti durchtrennend. Die Därme werden außerhalb der Bauchhöhle gelagert. Die linke Niere wird von der Unterlage stumpf abgehoben, die Nebennierenvene unterbunden, die linke Nebenniere gleich entfernt. Das Bauchfellblatt, das sich zwischen beiden Nieren ausspannt, wird durchtrennt, die Arteria mesenterica superior unterbunden, die rechte Niere, die an der Leber mit einem festen Bande hängt, wird isoliert. Alle Gefäße, die aus der Aorta und Vena cava 2 cm oberhalb und unterhalb der Nierengefäße entspringen, werden unterbunden. Die Harnleiter und die Harnblase werden frei präpariert. Um den rechten Ureter herausheben zu können, muß der Dickdarm durchtrennt werden, die Blase wird am Blasenstiel unterbunden und abgetragen unter sorgfältiger Schonung der Harnleitermündungen.

Jetzt werden bei einem zweiten Hund (mittelgroße männliche Bulldogge) durch Medianschnitt die großen Gefäße in der Nabelgegend freigelegt, die Vena cava und Aorta in einer Länge von etwa 5 cm isoliert, alle abgehenden Gefäße unterbunden. Die Vena cava wird proximal und distal mit Höpfnerschen Klammern abgeschlossen, durchschnitten und mit Haltefäden versehen.

An dem Fox wird die Aorta dicht unter dem Zwerchfell unterbunden (1 Uhr), Aorta und Vena cava von den Nierengefäßen 2 cm entfernt, oben und unten durchschnitten und das gesamte Präparat, bestehend aus beiden Nieren mit ihren Ge-

---

[1] Nierentransplantation. Berl. klin. Wochenschr. 1909, Nr. 23, und 1910, Nr. 13.

fäßen, Aorta und Vena cava, Ureteren und Blase, heraus-
genommen. Es wird mehrfach von der Aorta aus leicht ge-
wärmte Lockesche Lösung durchgespritzt, bis die Flüssigkeit
leidlich klar aus den Venen abläuft, sichtbare Gerinnsel mit
der Pinzette entfernt (1 Uhr 10 Minuten). Das Präparat wird
so gelagert, daß ohne Spannung das obere proximale Ende
seiner Vene mit dem proximalen der durchschnittenen Vene
des zweiten Hundes durch Naht vereinigt werden kann (1 Uhr
20 Minuten). Das gleiche geschieht mit den beiden anderen
Venenenden. Es wird erst die proximale, dann die distale
Klammer entfernt, die Luft in der Vene tritt aus den Nahtstellen in Form kleiner Bläschen, die Nahtstellen werden 1 bis
2 Minuten komprimiert, danach füllen sich die eingesetzten
Nierenvenen langsam, aber deutlich. In gleicher Weise geschieht
die Einsetzung der Aorta, und um 1 Uhr 50 Minuten ist der
Kreislauf wieder völlig hergestellt.

Jetzt werden beide eigenen Nieren der Dogge exstirpiert.
Die Harnblase der Dogge wird an der Hinterwand 2 cm lang
inzidiert und hier der Teil der anderen Blase, der die Ureteren-
mündungen trägt, durch doppelte Naht eingefügt. Die neuen
Nieren werden durch einige Fixationsnähte an der Bauchwand
befestigt. Exakte Naht der Bauchwand in mehreren Schichten.
Nach der Operation intravenöse Infusion von Kochsalz mit
Adrenalin. In der Nacht vom 2.—3. Februar entleert der
Hund 300 ccm Urin (Reaktion schwach sauer, leicht blutig).
8. Februar teilweise Vereiterung der Bauchwunde. Völliges
Wohlbefinden bis zum 14. Februar, dann wiederholte Durch-
fälle und Erbrechen. Tod am 18. Februar.

Die Urinentleerung war bis zum Tode reichlich. Der Harn
enthielt eine Spur Eiweiß, keinen Zucker. Mikroskopisch waren
Eiterkörperchen und rote Blutkörperchen im Harn zu finden,
aber keine Zylinder oder andere Nierenelemente.

Bei der Sektion ergab sich, daß das Nierengewebe nur
zum Teil normal war, während nicht geringe Abschnitte der
Niere Blutungen und Nekrosen aufwiesen.

Der Hund, dem also beide Nieren durch die Organe eines
anderen Individuums ersetzt waren, hat demnach 18 Tage lang
gelebt und einen annähernd normalen Harn geliefert, ein Hund
lebte sogar 4 Wochen nach der Niereneinpflanzung.

Natürlich müssen eine Reihe von Umständen zusammentreffen, um ein so günstiges Resultat zu ermöglichen. Die Gefäßnähte, welche die modernen Chirurgen ja zu immer größerer Vollkommenheit entwickelt haben, müssen tadellos ausgeführt werden. Die Operation muß sehr schnell vonstatten gehen, damit die Nieren nicht durch zu lange Unterbrechung ihrer Zirkulation geschädigt werden, die Tiere müssen nach der Operation sorgfältig nachbehandelt werden.

Da bei der experimentellen Nierentherapie als Ziel vorschwebt, die erzielten Fortschritte auch für die Behandlung des kranken Menschen nutzbar zu machen, so ging Unger noch über die bisher berichteten Versuche hinaus. Es wird ja nur ganz ausnahmsweise möglich sein, einem Menschen eine menschliche Niere einzupflanzen. Von praktischer Bedeutung wäre es, wenn man dem Menschen Organe einer anderen Spezies transplantieren könnte. In diesem Sinne angestellte Versuche mißlangen zunächst vollkommen, wie der Experimentator es auch erwartet hatte. Besonders auffallend waren die dicken Gerinnsel, die beim Einströmen des Blutes in die Venen der fremden Spezies sich sofort bildeten.

Aussichtsvoller fiel ein Versuch aus, die Niere eines Menschen auf einen Affen zu übertragen. Nach den Erfahrungen der Biologie mußte man bei Versuchen zwischen Affe und Mensch am ehesten etwas erwarten, da ja alles auf eine enge Gewebsverwandtschaft hinweist. In dem Versuche wurden die Nieren eines Kindes sehr bald nach eingetretenem Tode einem Bärenpavian implantiert. Der Affe überlebte die Operation nur 18 Stunden. Aber es ergab sich, daß das Affenblut in den menschlichen Gefäßen nicht gerinnt, sondern flüssig bleibt. Dasselbe lehrt ein Versuch, in dem einem nephritischen Mädchen durch die Vermittlung ihrer Arteria und Vena femoralis Affennieren mit der Aorta und Vena cava eines Affen eingesetzt wurden. Auch hier war der Blutkreislauf normal.

Wenn also das Problem der Niereneinpflanzung noch längst nicht vollständig gelöst ist, so kann man doch heute schon hoffen, daß es in Zukunft gelingen wird, auch Dauererfolge zu erreichen. In glücklicher Weise wird dann die chirurgische Therapie da Heilresultate zeitigen, wo die interne Behandlung versagt. Das wird ja immer dann der Fall sein, wenn zu viel funktionsfähiges Gewebe bereits dauernd zerstört ist.

Wir können das interessante Kapitel des Organersatzes nicht weiter ausdehnen, da wir uns sonst in allzu spezielle chirurgische Probleme vertiefen müßten. Doch soll auch hier wenigstens auf die rührige Experimentalarbeit der modernen Chirurgen hingewiesen werden. Alle Hilfsmittel einer erfolgreichen Operation wie die Blutstillung, die Narkose und die Asepsis werden unter der Leitung klarer, physiologischer Gedankengänge experimentell durchgearbeitet. Um von Zufälligkeiten der Materialbeschaffung zum Zwecke der Transplantation sich immer mehr zu emanzipieren, hat man die Möglichkeit der Organkonservierung studiert. Dabei hat sich herausgestellt, daß Gewebe für Wochen und Monate transplantabel bleiben können, wenn 'sie aseptisch und vor Eintrocknung geschützt aufbewahrt werden. So kann man sich bei Amputationen Blutgefäße verschaffen, die man nach Monaten anderen Individuen transplantieren kann. Die Aufbewahrung erfolgt am besten im Eisschrank oder im Frigo-Apparat, in dem man ohne Schwierigkeit Temperaturen von —10° herstellen kann. Auch ganze Gelenke hat man der Leiche 12 Stunden nach dem Tode entnommen, 24 Stunden in Kochsalzlösung unter Chloroformzusatz aufbewahrt und dann noch mit Erfolg transplantiert.

Ferner hat man erkannt, daß Operationen an den großen Schlagadern, abgesehen von anderen Ursachen, auch schon darum gefährlich sind, weil die Organzellen eine längere Unterbrechung der Blutzufuhr ohne dauernde Schädigung nicht vertragen. Besonders Carrel[1]) hat sich bemüht, durch Verbesserung der Technik hier Rat zu schaffen. So erhält er z. B. durch einen kanalisierten Abschnitt des Gefäßes, an dem eine Operation ausgeführt werden soll, die Blutversorgung der Organe so lange aufrecht, bis es wieder möglich ist, den Hauptstrom zu öffnen. Auf diese Weise wird man dahin gelangen, ein Aneurysma der Aorta entfernen zu können.

Früher wären derartige Eingriffe schon deswegen nicht möglich gewesen, weil man ohne Unterbrechung der Atmung

---

[1]) Experimentelle intrathorakale Chirurgie mittels der Methode von Meltzer und Auer. Berliner klin. Wochenschr. 1910, Nr. 13.

die Brusthöhle nicht öffnen konnte. Diese Schwierigkeit ist
als überwunden zu betrachten, seitdem Sauerbruch und im
Anschluß daran Brauer die Öffnung der Brusthöhle mit
Hilfe des sogenannten Unterdruckverfahrens und des Überdruckverfahrens lehrten. Diese Methoden gehen von der Tatsache aus, daß die zwischen den Lungen und den Pleuraräumen
in vivo bestehende Druckspannung zum Zustandekommen der
Atmung notwendig ist. Bei Eröffnung des Thorax geht diese
Druckdifferenz verloren. Sorgt man nun aber dafür, daß während der Operation diese Spannung erhalten bleibt, indem man
entweder die Innenluft der Lunge von der Trachea aus unter
Überdruck oder indem man die zu operierende Person und damit
auch die geöffneten Pleuraräume in einen Raum mit vermin-
dertem Luftdruck bringt, so ist auch während der Operation
die Atmung sichergestellt.

Therapeutische Experimente des amerikanischen Physio-
logen Meltzer[1]) führten zu einer weiteren, sehr interessanten
Methode der künstlichen Atmung, die sich zugleich mit der
Narkose vereinigen läßt. Diese Methode, die als intratracheale
Insufflation bezeichnet wird, besteht darin, daß Luft unter
Druck durch ein Rohr, das in die Trachea bis zur Bifurkation
eingeführt ist, eingetrieben wird. Die Luft kann Äther passieren
und mit Ätherdampf gesättigt werden, so daß der Luftstrom
den Lungen das Narkotikum bringt. Durch den Hohlraum,
der um das Rohr herum in der Trachea noch verbleibt, wird
die Luft aus der Luftröhre wieder zurück nach außen getrieben
und entweicht durch Nase und Mund. Die Methode ermöglicht
auch dann eine völlig ausreichende Sauerstoffversorgung der
Organe, wenn etwa bei Operationen an der Medulla oblongata
die Eigenatmung des Organismus für einige Zeit aussetzt. Bei
schweren Vergiftungen kann man so stundenlang eine ausreichende Ventilation aufrecht erhalten, bis die Organe wieder
zu arbeiten anfangen. Die intratracheale Insufflation bedeutet
endlich einen bedeutsamen Schutz gegen Aspirationspneumo-
nien. Bekanntlich kommen in der Narkose bei Operationen
gelegentlich Lungenentzündungen dadurch zustande, daß mit
der Atemluft erbrochene Speisereste aus dem Rachenraum

---

[1]) Berl. klin. Wochenschr. 1914, Nr. 15 und 16.

durch den Kehlkopf in die Lunge getrieben werden. Meltzer hat nun gezeigt, daß diese Gefahr bei der Insufflation vollkommen wegfällt, weil hier in der Trachea außerhalb des nach oben abgeschlossenen Insufflationsrohres nur ein Luftstrom von der Lunge nach der Außenwelt besteht. Experimentell ließ sich zeigen, daß bei tief narkotisierten Hunden Kohlepartikel oder erbrochene Milchreste auch nicht in Spuren aus dem Rachenraum in die Trachea gelangten. Nach Meltzer ermöglicht die Insufflation eine viel ausgiebigere Respiration der Lunge als das in gewisser Beziehung ihr vergleichbare Überdruckverfahren, bei dem nur ein Teil der Lungen die Atmung besorgt.

Am Schlusse dieses Kapitels werden wir nunmehr Untersuchungen referieren, welche Bier[1]) über Regeneration angestellt hat, da sie für die experimentelle Therapie sehr bedeutungsvoll sind. Während bei niederen Tieren die Fähigkeit der Regeneration selbst von vollkommenen Organen sehr ausgebildet ist, wird bisher das Regenerationsvermögen der höheren Tiere und des Menschen sehr gering eingeschätzt. Bier hat nun als Chirurg in langjährigen Beobachtungen die Überzeugung gewonnen, daß auch der Mensch im Prinzip eine sehr ausgesprochene Regenerationsfähigkeit besitzt. Nur müssen die Bedingungen günstig liegen und Störungen der Heilungsvorgänge sorgfältig vermieden werden, wenn die Natur ihr Bestes leisten soll.

So hat denn Bier versucht, in das Wesen der Einzelvorgänge, aus denen sich die Regeneration zusammensetzt, analytisch einzudringen, um auf der Basis der so gewonnenen Erkenntnis die Regeneration ganz wie bei einem Experiment in gewünschtem Sinne zu beeinflussen.

Um welche Probleme es sich handelt, macht man sich am besten an einem bestimmten Beispiele klar. Fragen wir uns also, wie etwa die Heilung zustande kommt, wenn durch eine von außen einwirkende Gewalt ein Stück Muskel zerstört ist. Wir setzen voraus, daß mit oder ohne Behandlung es nach einer bestimmten Zeit zu einem Dauerzustand kommt. Die Wunde hat sich geschlossen und die Kontinuität des Muskels ist wieder hergestellt. Aber der anatomische Zustand und

---

[1]) Deutsche medizinische Wochenschrift 1917 u. 1918.

damit auch die funktionelle Leistung des Ersatzgewebes kann sehr verschieden sein. Bier unterscheidet drei Möglichkeiten. Im ungünstigsten Falle schließt sich die Wunde nur durch eine Narbe. Das heißt, an die Stelle des zertrümmerten und beseitigten Muskelgewebes tritt Bindegewebe, welches allmählich schrumpft und so die unversehrten Muskelteile durch eine harte und zur Verkürzung unfähige Zwischenlagerung trennt. Schon günstiger liegen die Verhältnisse, wenn anstatt einer Narbe sich geordnetes Ersatzgewebe ausbildet. Wenn die durch die Verletzung gegebenen Bedingungen in dem Sinne wirken oder durch geschicktes Eingreifen des Therapeuten entsprechend nachgeholfen ist, so kann es geschehen, daß das Bindegewebe sich zu Strängen ordnet, welche durch ihre Lagerung die Muskelstümpfe so verbinden, daß die Funktion durch das Ersatzgewebe nicht beeinträchtigt, sondern sogar gefördert wird. Aber auch diese Lösung des therapeutischen Problems ist noch keine ideale, sondern nur ein leidlicher Notbehelf. Das Ideal ist erst erreicht, wenn es zu einem wirklichen Regenerat kommt. In diesem günstigsten Falle ist der Defekt durch vollwertiges Gewebe ersetzt. Wo früher ein Organ vorhanden war, dessen Funktion durch ein harmonisches Zusammenwirken normal ausgebildeter und typisch ineinandergelagerter Gewebe gesichert war, ist es nun wieder zu einem entsprechend wertvollen Ersatz gekommen. Wir haben dann an der alten Stelle wieder einen Muskel, der mit einer Faszie überkleidet ist und der durch geeignet verteilte Blutgefäße mit dem ihm notwendigen Nährmaterial versorgt wird.

Selten nur ist dieses Ideal zu erreichen und noch seltener ist es möglich, durch die anatomische Untersuchung sich von dem Gelingen nachträglich zu überzeugen. So ist es denn nur allmählich Bier gelungen, die Bedingungen zu ermitteln, die für den Erfolg maßgebend sind. Über die vorläufige Grenze unserer Erkenntnis darf keine Unklarheit herrschen. Wir können zwar die Bedingungen für das Zustandekommen der Regeneration und ihre einzelnen Phasen studieren. Aber die letzte Ursache der Regeneration kennen wir ebensowenig wie wir die Ursache des Wachstums kennen.

Wenn auch manchmal die Heilung nur sehr unvollkommen bleibt und praktisch völlig unbrauchbar ist, so ist doch die

Natur nach Entstehung eines Defektes immer zum Wiederaufbau bereit. Pflüger hat dieses Grundgesetz so formuliert: Die Schädigung ist zugleich die Ursache der Entfernung der Schädigung. Wenn wir also wünschen, daß die Schädigung nicht unzweckmäßig, sondern möglichst vollkommen entfernt wird, so dürfen wir keinen minderwertigen Ersatz zulassen. Soll in unserem Spezialfalle ein Muskeldefekt durch die Neubildung eines Muskels geschlossen werden, so dürfen die klaffenden Muskelstümpfe nicht vereinigt werden, vielmehr muß nach Bier die Lücke erhalten bleiben. Diese Erhaltung der Lücke ist die unbedingte Vorbedingung. Damit es aber dann zur Ausbildung des Regenerats kommen kann, muß das Keimgewebe, das sich aus den erhaltenen Geweben heraus neu entwickeln muß, einen passenden Nährboden finden, endlich müssen körperfremde und gewebsfremde Reize von dem Regenerat völlig ferngehalten werden.

Wie beschafft man den geeigneten Nährboden? Körperfremde Nährsubstanzen, wie sie sich in der Bakteriologie bewährt haben, z. B. Gelatine und Agar sind ungeeignet. Heilen sie glatt ein, so behindern sie direkt die Regeneration. Führt ihre Einheilung zu einer Entzündung, so kann eine gewisse Nährwirkung in die Erscheinung treten, weil das entzündete Gewebe dann die Nährflüssigkeit liefert. Nach dem Prinzip, daß man das Walten der Natur beobachten soll, wenn man ihr in den Fällen, in denen ihre Eigenhilfe versagt, durch Therapie beispringen will, lag es nahe, den Bluterguß, der bei der Verletzung meistens sich bildet, als Nährflüssigkeit anzusehen. In der Tat ist nach Bier das Blut für Bindegewebe und besonders für den Knochen ein geeigneter Nährboden. Für die Regeneration der Muskeln versagt er aber. Für sie ist ein serös-lymphatischer Nährboden notwendig. Damit dieser Nährboden so erhalten wird, daß dabei nicht fremde Reize stören, muß er vom Organismus selbst in die Lücke hinein auf einen möglichst milden Reiz hin geliefert werden. Das gelingt am besten durch Einspritzung einer größeren Menge physiologischer Kochsalzlösung in die Wundhöhle. Der milde Reiz dieser dem Körper angepaßten Flüssigkeit lockt dann aus der Umgebung die notwendigen Bestandteile schnell heran, so daß bald die den Hohlraum ausfüllende Lösung von serös-lymphatischer Beschaffenheit ist. Nun ist es weiter biologisch selbstverständlich, daß aus dem sich in der Flüssigkeit ansammelnden Nährmaterial nicht von selbst das Muskelgewebe und die übrigen das Muskelorgan zusammensetzenden Gewebe sich aufbauen. Diese Nährsubstanzen liefern nur das Material, aus dem die unbeschädigten Gewebsbestandteile in der Nachbarschaft des Defektes so genährt werden, daß sie sich kräftig vermehren und so die Lücke ausfüllen. Dabei bleibt aber noch rätselhaft, warum dieses Gewebe durch gute Ernährung plötzlich aus seinem relativen Ruhezustand, in dem es bei erwachsenen Individuen nach Abschluß der Entwicklung zu beharren pflegt, erwacht und eine so starke Aktivität gewinnt. Ganz gelöst ist auch durch Biers scharfsinnige Untersuchung dieses Rätsel nicht. Das ist auch nicht zu erwarten. Denn die Probleme, die hier aufgerollt werden, sind überhaupt die Fundamentalfragen der Biologie. Aber Bier hat doch das Gebiet unter biologischen Gesichtspunkten betrachtet, so daß wenigstens der Zusammenhang mit allgemeinen Fragestellungen hergestellt ist.

Bei der Regeneration wirken Hormone mit. In einer früheren Periode der Physiologie hatte man den Zusammenhang zwischen der Funktion der einzelnen Organe sich fast ausschließlich nervös gedacht. Den Blutgefäßen und Lymphbahnen fiel nur die Rolle zu, die Organe mit Nährstoffen zu versorgen und die Schlacken der Ernährung zu beseitigen. Aber das harmonische Zusammenarbeiten der Organe dachte man sich nur durch Nervenreize gesichert. Nur die Nervenbahnen sollten die Telegramme von einem Organ zu einem anderen befördern. So gelangten die Meldungen über den augenblicklichen Zustand des einen Organs in das andere und bewirkten hier entsprechend neue Einstellungen. Heute weiß man, daß dieser Zusammenhang zwischen den Organen auch durch Hormone gewährleistet wird. Die Organe senden sich wechselseitig Produkte ihres Stoffwechsel zu, welche mit starken, physiologischen Wirksamkeiten ausgestattet sind und so die Funktion der Organe, in die sie gelangen, regulieren.

Wolff hatte vor Jahren entdeckt, daß bei Tritonlarven die operativ entfernte Linse aus dem Epithel des oberen Irisrandes sich regeneriert. Neuerdings hat es dann Wachs wahrscheinlich gemacht, daß diese Linsenregeneration unter dem

Einfluß eines von der Retina ausgeschiedenen Hormons erfolgt. Nur wenn die Retina vorhanden und wenn die Linse entfernt ist, bildet die Iris die Linse. Nerveneinflüsse sind dabei ganz unbeteiligt. Denn auch ein Augapfel, der frei ins Gewebe irgendwo eingepflanzt wird, verhält sich noch ebenso. Man muß sich demnach also vorstellen, daß die Retina ein Sekret liefert, welches zur regenerativen Bildung der neuen Linse notwendig ist, ein Sekret, welches aus irgendwelchen Gründen erst nach Fortfall der normalen Linse in Tätigkeit tritt.

Diese Versuche decken gewiß recht fremdartige und zunächst unerwartete Beziehungen auf. Man muß aber doch zugeben, daß ähnliche Komplikationen sich bei biologischen Studien gewöhnlich nach energischem Einsetzen der experimentellen Analyse ergeben haben. Können wir also in diesem genau studierten Falle die regenerative Funktion von Hormonen als sehr wahrscheinlich ansehen, so sind wir auch berechtigt, ganz allgemein bei der Regeneration damit zu rechnen. Wir verstehen dann schon besser, daß bei der Regeneration wieder an Stelle des Defektes spezifisches Gewebe gebildet wird. Denn wir nehmen an, daß diese Hormonen die Eigenschaft haben, die Gewebsbildung in ganz bestimmte Wege zu leiten.

Neben den Hormonen, die wir als normale, chemische Regenerationsreize auffassen dürfen, werden aber auch nervöse Reize bei der Regeneration mitwirken. Das schließt Bier schon daraus, wie empfindlich das Nervensystem auf das Entstehen eines Defektes an dem von Nerven versorgten Organ reagiert. Sehr häufig kommt es nach Verletzungen mit einer Schnelligkeit zu Atrophien, also zu Rückbildungen des nicht verletzten Gewebes, die keineswegs, wie man sich das früher dachte, durch Inaktivität, also durch Minderung der Funktion zu erklären sind. Man wird also vermuten müssen, daß die Bildung ebenso wie die Rückbildung von Gewebe weitgehend unter Nerveneinflüssen steht.

Ein weiteres Moment, womit der Organismus sich bei der Regeneration hilft, ist der Zytotropismus. Das ist eine Erscheinung, die dem bekannten Phänomen der Chemotaxis zu vergleichen ist. Man bezeichnet damit das eigenartige Verhalten, daß gleichartige Gewebsteile sich über kleine Entfernungen hin einander nähern. Forsmann und später Bethe haben die Beteiligung des Zytotropismus bei der Regeneration der Nerven studiert. Wo ein peripherisches Nervenende vorhanden ist, streben ihm nach Forsmann fast alle neugebildeten Achsenzylinder aus dem zentralen Stück zu, nur wenige verirren sich. Dieses Zustreben ist selbst dann zu beobachten, wenn die neugebildeten Fasern erst weite und komplizierte Wege zum Ziele zurücklegen müssen. Man kann die Nervenfasern sogar zu weit entfernten Nervenstücken hinleiten, wenn man die Stümpfe durch ein Nervenstück oder durch ein Röhrchen verbindet, das mit Gehirnbrei derselben Tierart gefüllt ist. Anderer Gewebsbrei derselben Tierart oder Gehirnbrei einer anderen Tierart ist unwirksam. Ähnlich wie die Nerven streben auch neugebildete Gefäßstücke aufeinander zu und suchen und finden sich. Auch bei der Epidermis ist Zytotropismus beobachtet worden. Reverdin fand, daß eine größere Granulationsfläche sich von den Rändern her besser überhäutet, wenn in der Mitte der Fläche noch Epithelinseln stehengeblieben waren oder man künstlich solche angebracht hatte. Nach solchen Inseln streben dann die Epidermiszellen von den Rändern aus hin.

Alle diese Beobachtungen stellen aber nur den ersten Anfang der Erkenntnis dar. Wir sehen nur, daß die physiologischen Triebkräfte der Regeneration sich analysieren lassen. Das meiste ist noch unerschlossen. Hierhin gehört z. B. die Beobachtung von Driesch, daß die Regeneration immer besser gelingt, wenn man sie mehrfach hintereinander sich wiederholen läßt.

Wir haben schon betont, daß körper- und gewebsfremde Reize für die Regeneration schädlich sein können. Natürlich kommt das ganz auf die Natur der Reize an. So wäre ja die Regeneration überhaupt in Frage gestellt, wenn die Reize, welche durch die Verwundung gesetzt werden, unbedingt schädlich wären. Nach einer Verletzung kommt es zu einer sogenannten Reaktion. Nach Bier gibt es in der Natur streng genommen überhaupt keine reaktionslose Heilungen. Die wichtigsten Verletzungsreize, in denen sich die Reaktion äußert, sind die Hyperämie, das Fieber und die Leukozytose. Es ist das Verdienst Biers, die große Bedeutung der Hyperämie für die Heilung und Regeneration erkannt und immer wieder betont

zu haben. Wodurch die Hyperämie heilungsfördernd wirkt,
ist noch nicht ganz klar. Jedenfalls ist die Förderung der
Ernährung nicht das Wesentliche. Das Fieber ist meistens
der Ausdruck einer Infektion und daher für den Organismus
unerwünscht. Aber neben der Schädigung des Körpers kann
die durch das Fieber bewirkte Wärme für die Regeneration
förderlich sein. Von der Leukozytose ist es bekannt, daß die
weißen Blutzellen Detritus und Mikroorganismen beseitigen,
wohl auch umgekehrt Aufbaumaterial heranschaffen können.

Ebenso wie die körperfremden Reize, welche infolge der
Verletzung einwirken, mehr oder weniger direkt die Regeneration fördern können, so können auch gewisse chemische Substanzen die Regeneration günstig beeinflussen, z. B. Jod die
Callusbildung, Scharlachrot und das ihm nahestehende Amidazo-
toluol die Epithelwucherung.

Wenn diese Darstellung der Bierschen Regenerations-
studien auch nur einen Überblick der therapeutisch wichtigsten
Beobachtungen und Betrachtungen geben konnte, so hat sie
doch insofern Interesse, als sie auf zahlreiche Gebiete hinweist,
welche der experimentellen Forschung noch offen stehen.

Antiparasitäre Therapie.

Die antiparasitäre Therapie ist der Zweig der experimentellen Therapie, der am intensivsten und erfolgreichsten bearbeitet worden ist. Ihre Entwicklung beginnt geschichtlich mit Pasteurs Immunisierungsversuchen, in denen er, geleitet durch die bei den Krankheiten des Menschen beobachteten Immunitätsphänomene, die Immunisierung im systematischen Tierversuch ausbildete. In Behrings Serumtherapie ergab sich dann eine ganz neue Möglichkeit, Infektionskrankheiten zu heilen, da diese Therapie in der Tat, wie Behring sich ausdrückte, kein Analogon in der Geschichte der Medizin hatte. Allmählich erkannte man, daß nicht alle Hoffnungen der Immunotherapie und der Serumtherapie so schnell sich erfüllten, wie man es im ersten Siegesrausch erwartet hatte. Deshalb wandte man wieder der Behandlung der Infektionskrankheiten mit chemischen Substanzen erhöhte Aufmerksamkeit zu. Bei der Bekämpfung der Protozoenkrankheiten wurden hier namentlich durch Ehrlichs grundlegende und großzügig angelegte Studien große Erfolge erzielt. Man bezeichnet dieses Gebiet der Forschung nach Ehrlichs Vorschlag als Chemotherapie. Neuerdings hat man auch (Morgenroth u. a.) mit Hilfe der Chemotherapie ausgezeichnete Resultate gegen bakterielle Infektionen erzielt. Auch gegen Neoplasmen hat man chemotherapeutische Verfahren versucht, die wir bei der Therapie der Neoplasmen besprechen werden.

Wir werden also gesondert betrachten:

1. die Immunotherapie: Die Behandlung mit Stoffwechselprodukten und Zellbestandteilen von pathogenen Parasiten oder mit Parasiten von abgeschwächter Virulenz.

2. die Serumtherapie: Die Behandlung mit den Reaktionsprodukten, die sich im Serum immunisierter Tiere finden.

3. die Chemotherapie: Die Behandlung mit synthetisch hergestellten Substanzen.

Immunotherapie.

Pasteur, dem wir die Grundtatsachen der experimentellen Immunitätslehre verdanken, ist auch der erste gewesen, der die Immunisierung zum Zwecke der Therapie verwertet hat. Zugleich ist seine Immunotherapie der Lyssa[1]) oder Hundswut die erfolgreichste, über die man heute verfügt.

Wir werden hier daher sofort und ziemlich ausführlich auf Pasteurs therapeutische Experimente eingehen. Diese Versuche hat Pasteur in geradezu vorbildlicher Weise ausgeführt, obwohl ihm der Erreger der Lyssa nicht bekannt war. Erst in neuerer Zeit ist ja der betreffende Mikroorganismus von Noguchi entdeckt worden. Vielleicht wird es mit Hilfe der nunmehr zur Verfügung stehenden Reinkultur möglich sein, neuere und bessere Verfahren zur Bekämpfung der Hundswut auszubilden. Jedenfalls hat Pasteur, obwohl er den Erreger nicht kannte, bei der experimentell ausgearbeiteten Bekämpfung der Krankheit mehr erreicht, als die Forschung bei anderen Krankheiten mit gut bekannter Ätiologie zuwege gebracht hat.

Die Hundswut oder Rabies oder Lyssa ist eine Krankheit, deren klinischer Verlauf ziemlich vielgestaltig ist und sich sehr lange hinziehen kann. Ganz dieselben Erscheinungen beobachtet man auch bei künstlich infizierten Versuchstieren. Besonders störend ist es, daß die Erkrankung erst nach einer sehr langen und sehr wechselnden Inkubationszeit einsetzt. Dadurch werden die Versuche sehr langwierig, verlieren an Übersichtlichkeit und sind sehr schwer kritisch zu beurteilen.

Es galt also zunächst, die Inkubationszeit im Tierversuch möglichst kurz und konstant zu gestalten. Wenn ein Tier an Lyssa zugrunde geht, so ist das Zentralnervensystem infektiös. Impft man nun bei Kaninchen oder Meerschweinchen infektiöses Nervengewebe direkt in das Zentralnervensystem eines anderen Individuums, so nimmt mit jeder neuen Tierpassage die Inkubationszeit ab, bis sie schließlich kurz und konstant ist. Freilich

---

[1]) Literatur bei Marx, Lyssaimmunität in Kolle-Wassermann, Handbuch der pathogenen Mikroorganismen. Jena 1904. — Heller und Rothermundt, Wutschutzimpfung und Wutimmunität. 2. Aufl. des Handbuches. Jena 1913. — Pasteurs Arbeiten vgl. in den Compl. rend. de l'académie des sciences 1880 ff.

gilt die Konstanz der Inkubationszeit immer nur für die Spezies, für die sie hergestellt wurde. Diese abgekürzte, konstante Inkubationszeit beträgt z. B. bei Kaninchen 7—8, bei Meerschweinchen 5—6 Tage. Nutzt man nun die Inkubationszeit zweckmäßig aus, so kann man sie zur Immunotherapie verwerten. Man behandelt das Versuchstier in diesem Zeitraum mit abgeschwächtem Virus. Diese Abschwächung wurde so vorgenommen, daß vollvirulentes Rückenmark des Kaninchens unter aseptischen Bedingungen getrocknet wurde. Je länger die Trocknung ausgedehnt wird, desto ungiftigeres Material erhält man. Beginnt man die Behandlung mit den am meisten abgeschwächten Portionen, so wird die subkutane Einspritzung reaktionslos vertragen. Dann geht man in schneller Folge mit immer virulenterem Material vor. Ist man nun so zu genügend hohen Dosen vorgeschritten, so unterbleibt am Ende der Inkubationszeit der Ausbruch der sonst mit Bestimmtheit zu erwartenden tödlichen Krankheit.

Pasteur und seine Nachfolger haben noch andere Methoden ausgebildet, um die Virulenz des Lyssagiftes zu steigern oder abzuschwächen. Das Prinzip der Immunisierung und der Immunotherapie blieb meistens dasselbe. Fast immer wird mit allmählich steigenden Giftdosen die Behandlung durchgeführt. Wir haben gesehen, daß bei der Infektion der Kaninchen oder der Meerschweinchen das Gift so umgewandelt wird, daß seine Virulenz bis zu einem bestimmten Grade immer zunimmt. Überträgt man dagegen das Virus der Lyssa vom Hunde auf Affen, so nimmt bei jeder weiteren Passage von Affe auf Affe die Virulenz des Giftes ab. Auch so erhielt Pasteur eine Serie von Giften verschiedener Virulenz, die sich zur Immunotherapie eigneten. An dem klassischen Beispiel der Lyssa können wir schon die Grundlinien klar erkennen, die heute noch für das Gesamtgebiet der Immunotherapie Geltung haben.

Während bei der Lyssa die Immunotherapie in der Behandlung der Erkrankungen des Menschen festen Fuß gefaßt hat, ist man bei der Tuberkulose noch nicht entfernt so weit, und das, obschon unter Führung von Robert Koch eine große Zahl der erfahrensten Bakteriologen und Ärzte das Problem intensiv bearbeitet haben.

Schon auf experimentellem Gebiete begegnet man hier den allergrößten Schwierigkeiten. So kann es nicht verwundern, daß die praktische Nutzanwendung der Laboratoriums-Tierversuche, die Therapie der Erkrankungen des Menschen, bisher noch so wenig befriedigt. Wenn aber auch vorläufig nur spärliche Resultate aufzuweisen sind, so ist doch der Arbeitsaufwand ein enormer, der Grad der erweckten Hoffnungen ein so hoher, daß man gerade bei der Tuberkulose sich ganz besonders bemühen muß, die feststehenden Grundexperimente klar zu übersehen, wenn man die modernen, therapeutischen Bestrebungen der Praxis verstehen und kritisch würdigen will.

Ebenso wie die Lyssatherapie ganz und gar das Werk Pasteurs ist, so verdanken wir unsere Kenntnis der Heilmechanismen bei der Tuberkulose in der Hauptsache ebenfalls der Arbeit eines einzelnen Bahnbrechers, den Entdeckungen Robert Kochs.

Koch[1]), der Entdecker des Tuberkelbazillus, des Erregers der Tuberkulose, hat in ebenso umfassenden wie schwierigen Versuchsreihen zunächst die giftigen Leibessubstanzen und Stoffwechselprodukte der Tuberkelbazillen studiert. Dann hat Koch geprüft, wie der normale und der bereits tuberkulös infizierte Organismus gegen diese Tuberkulosegifte, die Tuberkuline, reagiert, ob ferner die beiden Gruppen von Versuchstieren Unterschiede in der Reaktion gegenüber den lebenden Bazillen erkennen lassen. Die Ergebnisse dieser Forschungen würde man vollkommen verkehrt beurteilen, wenn man ihre Bedeutung nach den bereits erzielten therapeutischen Erfolgen abschätzen wollte. Man darf überzeugt sein, daß die Auffindung gänzlich neuer und bis daher auch nicht vermuteter Reaktionen infizierter Organismen das Wesentliche war. Es kann keinem Zweifel unterliegen, daß eine derartige Erweiterung unserer

---

[1]) Robert Kochs Tuberkulosearbeiten findet man in den Gesammelten Werken von Robert Koch, Leipzig, Georg Thieme 1912. — Die Entdeckung des Erregers teilte Koch am 24. März 1882 in der Berliner Physiologischen Gesellschaft mit: »Die Ätiologie der Tuberkulose«, Berliner klinische Wochenschr. 1882, Nr. 15. — Über das Tuberkulin und seine Heilwirkung auf die Meerschweinchentuberkulose berichtete Koch zuerst auf dem 10. Internationalen Medizinischen Kongresse, Berlin 1890 in seinem Vortrage »Über bakteriologische Forschung«.

Einsicht in das Geschehen des kranken und behandelten Organismus schließlich auch der Therapie zugute kommen muß.

Bei ihrer großen Bedeutung scheint es nützlich, die Herstellung der zwei Hauptrepräsentanten der Tuberkuline, des alten Kochschen Tuberkulins, des ersten Präparates der ganzen Klasse, das heute noch unveränderte Wichtigkeit besitzt, und daneben das Wesen der ebenfalls von Koch angegebenen sogenannten Bazillenemulsion, die einen anderen Haupttyp darstellt, kennen zu lernen.

Das alte Tuberculinum kochii wird folgendermaßen bereitet: Tuberkelbazillen werden auf einer mit Glyzerin versetzten Fleischwasserbouillon gezüchtet. Nach ca. 6 Wochen langem Wachstum gießt man den Inhalt der Kolben mit den Bazillen in einen Eindampfapparat und dampft bei ca. 95—98° die genannte Flüssigkeit auf $^1/_{10}$—$^1/_{20}$ ihres ursprünglichen Volums ein. Die so gewonnene eingedickte Flüssigkeit wird, um sie von den hohen Bazillenrückständen zu befreien, wiederholt filtriert, dann noch kräftig zentrifugiert. Die klare, bräunliche, syrupöse Flüssigkeit ist mikroskopisch frei von Tuberkelbazillen.

Das alte Tuberculinum kochii ist also eine Lösung von Stoffwechselprodukten oder Zellbestandteilen der Bazillen. Die Lösung ist frei von lebenden oder toten Bazillen. Im Gegensatz hierzu haben wir in der Bazillenemulsion eine Aufschwemmung von pulverisierten, abgetöteten Bakterienleibern vor uns, die chemisch möglichst wenig abgeändert sind.

Die therapeutischen Erwartungen, welche man an das Tuberkulin knüpft, bauten sich auf die Entdeckung Robert Kochs auf, nach welcher der tuberkulös infizierte Organismus ungemein energisch auf die Beibringung schon kleiner Mengen Tuberkulins reagiert, während der tuberkulosegesunde Körper garnicht oder erst durch sehr große Tuberkulindosen beeinflußt wird. Koch hatte zunächst beobachtet, daß die zweite Impfung von lebenden Tuberkelbazillen beim Meerschweinchen einen anderen lokalen Verlauf bedingt wie die erste Impfung: »Wenn man ein gesundes Meerschweinchen mit einer Reinkultur von Tuberkelbazillen impft, dann verklebt in der Regel die Impfwunde und scheint in den ersten Tagen zu verheilen, erst im Laufe von 10—14 Tagen entsteht ein hartes Knötchen, welches bald aufbricht und bis zum Tode des Tieres eine ulzerierende Stelle bildet.

Aber ganz anders verhält es sich, wenn ein bereits tuberkulöses Meerschweinchen geimpft wird. Am besten eignen sich hierzu Tiere, welche 4—6 Wochen vorher erfolgreich geimpft worden sind. Bei einem solchen Tiere verklebt die kleine Impfwunde auch anfangs, aber es bildet sich kein Knötchen, sondern schon am nächsten oder zweitnächsten Tage tritt eine eigentümliche Veränderung an der Impfstelle ein. Dieselbe wird hart und nimmt eine dunkle Färbung an, und zwar beschränkt sich dies nicht auf die Impfstelle selbst, sondern breitet sich auch auf die Umgebung bis zu einem Durchmesser von 1 cm aus.

In den nächsten Tagen stellt sich dann immer deutlicher heraus, daß die so veränderte Haut nekrotisch ist, sie wird schließlich abgestoßen, und es bleibt eine flache Ulzeration zurück, welche gewöhnlich schnell und dauernd heilt, ohne daß die benachbarten Lymphdrüsen infiziert werden.

Die verimpften Tuberkelbazillen wirken also ganz anders auf die Haut eines gesunden als auf diejenigen eines tuberkulösen Meerschweinchens.«

Koch überzeugte sich dann, daß abgetötete Reinkulturen von Tuberkelbazillen bei gesunden Meerschweinchen in großen Mengen unter die Haut gespritzt werden können, ohne daß etwas anderes als eine lokale Eiterung entsteht. »Tuberkulöse Meerschweinchen werden dagegen schon durch die Injektion von sehr geringen Mengen solcher abgetöteter Kulturen getötet, und zwar je nach der angewendeten Dosis innerhalb von 6 bis 48 Stunden.

Eine Dosis, welche nicht mehr hinreicht, das Tier zu töten, kann eine ausgedehnte Nekrose der Haut im Bereiche der Injektionsstelle bewirken. Wird die Aufschwemmung dann noch weiter verdünnt, so daß sie kaum sichtbar getrübt ist, dann bleiben die Tiere am Leben.«

Koch zeigt dann, daß lösliche Bazillenextrakte, also zunächst das alte Tuberkulin, dessen Darstellung wir oben schon geschildert haben, ein ähnliches Vergiftungsbild beim tuberkulösen Meerschweinchen herbeiführen wie die abgetöteten Bazillen. Bei der Sektion eines subkutan mit Tuberkulin am Bauche geimpften Tieres zeigt sich beim Zurückschlagen der Bauchdecke die

Impfstelle durch Gefäßinjektion stark gerötet, auch die der Impfstelle benachbarten Lymphdrüsen sind stark gerötet. Die Kapillaren in der Umgebung der tuberkulösen Herde sind enorm erweitert.

Aus diesen Beobachtungen leitete Koch die Anschauung ab, daß die tuberkulös erkrankten Teile des Organismus, die Krankheitsherde, ganz besonders mit dem Tuberkulin reagieren, daß es also Herdreaktionen auslöst. Sein Schluß ging dahin, daß eine Reaktion, welche ausschließlich oder wenigstens so ganz besonders stark das kranke Gewebe betrifft, sich zu einer Heilreaktion therapeutisch müsse ausbauen lassen.

Koch ermittelte, daß sich die Tuberkulinwirkung dirigieren läßt, wenn man nicht eine einzelne, große Dosis dem tuberkulösen Meerschweinchen beibringt, sondern vorsichtig öfters kleine Dosen in Abständen von einigen Tagen einspritzt.

Was man an den erkrankten Herden bei akuter Tuberkulinwirkung beobachtet, ist als eine akute Entzündung aufzufassen, welche eine Abgrenzung des kranken Gewebes von dem gesunden bewirkt. Hat man bei einem Meerschweinchen längere Zeit eine Tuberkulinbehandlung durchgeführt, so findet man typische Heilungsvorgänge, regressive Veränderungen des tuberkulösen Gewebes und Schrumpfungen der Organe, in denen sich vorher die Tuberkel etabliert hatten. Es kann also keinem Zweifel unterliegen, daß das Tuberkulin Heilungsvorgänge bei der Tuberkulose des Meerschweinchens auslöst, also bei einem Versuchstiere, das so enorm empfindlich gegenüber dem Tuberkelbazillus ist. In dieser Empfindlichkeit findet aber offenbar auch im Meerschweinchenversuche die Tuberkulinwirkung ihre Grenzen. Es ist anscheinend dem Tuberkulin nicht eigentümlich, zu einer Abtötung oder Eliminierung der Bazillen direkt zu führen. Daher kann das Tier immer wieder infiziert werden, und so versteht man, daß im allgemeinen restlose Heilungen der Tuberkulose der Meerschweinchen durch Tuberkulin nicht beobachtet werden.

Die therapeutische Wirkung des Tuberkulins ist also als eine Einwirkung auf das tuberkulöse Gewebe und seine Umgebung aufzufassen. Da das Tuberkulin in gewissem, wenn auch nicht sehr erheblichem Maße die Eigenschaft vieler Bak-

teriengifte besitzt, bei häufiger Zuführung im tierischen Organismus immer weniger Reaktionen auszulösen, so muß man
allmählich die Dosen etwas steigern, um die Wirkung auf die
Krankheitsherde nicht zu vermindern. Es ist nun von großem
Interesse, ob bei einer längeren Tuberkulinkur immer nur die
schon vor der Behandlung vorhandenen Substanzen des Körpers
bei den Reaktionen in Tätigkeit treten oder ob nicht etwa neue
Abwehrstoffe unter dem Einflusse des Tuberkulins entstehen,
welche nun durch Bekämpfung der Tuberkelbazillen und ihre
Produkte sich im Kampfe betätigen.

Zum besseren Verständnis müssen wir etwas weiter aus-
holen. Durch die Untersuchungen der letzten Jahre weiß man,
daß die tierischen Organismen vielfach auf die Zufuhr körperfremder Stoffe, z. B. auf die Beibringung von Bakterien, mit
der Produktion von Antikörpern reagieren, die dann im Blute
der betreffenden Tiere nachweisbar sind.

Zu diesen Antikörpern gehören die Antitoxine, die Agglutinine, Präzipitine usw. Derartige Antikörper treten nun auch
auf, wenn in den Organismus Tuberkelbazillen oder Tuberkulin-
präparate eingeführt werden. Eine ganz andere Frage aber ist
es, ob die Wirkung des Tuberkulins auf den tuberkulösen Organismus irgend etwas mit einer Antikörperwirkung direkt zu tun
hat. Wir haben gesehen, daß die tuberkulösen Herde im Organismus auf die Einführung des Tuberkulins in den Organismus
mit einer Entzündung reagieren, und es wäre daher durchaus
ausreichend, anzunehmen, daß das Hingelangen des im Körper
kreisenden Tuberkulins an die Herde zur Auslösung der Rektion
genügt, während die Annahme von der Reaktion von Antikörpern im kreisenden Blute mit dem Tuberkulin entbehrlich
wäre. Ein interessanter Versuch von Felix Klemperer spricht
in diesem Sinne:

Klemperer[1]) erzeugte bei Kaninchen subkutane, um-
grenzte, tuberkulöse Krankheitsherde. Einem solchen Tiere exstirpierte er dann den umschriebenen Herd, während er bei einem
Kontrolltier den Herd im Körper beließ. Am Schluß der Operation spritzte er dem Versuchstier und dem Kontrolltier
Tuberkulin ein. Aber nur das Kontrolltier reagierte mit den

---

[1]) Berliner klin. Wochenschr. 1912, Nr. 30.

bekannten Krankheitserscheinungen. Mit Recht hält es
Klemperer für unwahrscheinlich, daß die beiden Tiere sich
insofern unterscheiden, daß bei dem Tiere nach der Exstirpation
des Krankheitsherdes sofort die auf das Tuberkulin einwirken-
den Antikörper aus dem Blute verschwinden. Man wird mit
ihm annehmen, daß die Allgemeinerscheinungen die Folgen der
entzündlichen Herdreaktionen sind.

Diese Auffassung, daß die Tuberkulinwirkung ohne Mitwirkung von Blutantikörpern zustande kommt, hat allerdings
eine sehr wesentliche Konsequenz. Bekanntlich kann man bei
einem mit Tuberkulose infizierten Tiere an jeder Stelle der Haut
lokal eine Tuberkulinreaktion hervorrufen. Verzichtet man
auf die Mitwirkung von kreisenden Antikörpern zur Erklärung
des Mechanismus, so muß man folgern, daß jede beliebige Stelle
der Haut bei einem tuberkulösen Tier gegen die Norm verändert ist. Das wäre ohne Schwierigkeit experimentell prüfbar,
ist aber bisher noch nicht untersucht.

Kommt man aber auch zu der Anschauung, daß die Tuberkulinwirkung lediglich durch die Einwirkung des Tuberkulins
auf die krankhaft veränderten Gewebe ohne die Beteiligung
von Blutantikörpern zustande kommt, so ist damit doch nicht
ausgeschlossen, daß nicht in den Herden sich lokal Substanzen
finden, welche in ihrem Wesen den Antikörpern gleichen.
Gerade in den Herden und ihrer Umgebung hatten Wassermann und Bruck mit Hilfe der Komplementbindungsmethode
Antikörper gegen Tuberkelbazillenstoffe aufgefunden.

Man erkennt leider mit Leichtigkeit aus diesen Darlegungen,
daß das Verständnis der Tuberkulinwirkung und speziell die
Klärung der Frage, inwiefern das Tuberkulin heilend den Ver-
heerungen durch die Tuberkuloseinfektion entgegentreten kann,
nur angebahnt ist. Noch wichtiger aber ist es, darauf hinzu-
weisen, daß die Heilwirkung des Tuberkulins überhaupt nur
eine begrenzte ist, indem man zwar bestehende Prozesse zum
Stillstand und zur Rückbildung bringen, aber nicht verhindern
kann, daß sich neue Herde etablieren und schließlich die kranken
Tiere der Tuberkulose erliegen.

Wenn wir schließlich noch auf einige Verfahren einer ab-
geänderten Tuberkulintherapie hinweisen, so tun wir das, obwohl abschließende Resultate auch mit diesen Modifikationen

bisher noch nicht erreicht worden sind. Es ist aber immer von Interesse, Bestrebungen kennen zu lernen, die Neues probieren, auch wenn die Erfolge noch ausstehen.

Ruppel und Rickmann[1]) machten Rinder, Maultiere und Pferde durch Vorbehandlung von Tuberkelbazillen vom Typus humanus tuberkulinempfindlich. Diese Tiere behandelten sie dann mit allmählich gesteigerten Tuberkulindosen. Mit der Steigerung der Tuberkulindosen nahm der Gehalt des Blutserums an Tuberkuloseantikörpern dauernd zu.

Derartiges Serum bringt man nun in großen und an Antikörpern reichen Dosen mit einer Bazillenemulsion zusammen und läßt es tagelang auf die Bazillen einwirken. Dann entfernt man durch Zentrifugieren die noch in Lösung befindlichen Antikörper und hat jetzt im Rückstand die aus unlöslichen Bazillenstoffen befindliche Emulsion, an die nunmehr ein erheblicher Anteil der Serumantikörper gebunden ist.

Nach einer schon bestehenden Nomenklatur nennt man die so präparierten Bazillenstoffe »sensibilisierte Tuberkelbazillen«. Ruppel und Rickmann haben ihre Wirkung bei tuberkulösen Meerschweinchen geprüft.

Die Meerschweinchen wurden mit abgewogenen Mengen von Tuberkelbazillen, die vom Menschen stammten, also bekanntlich für Meerschweinchen sehr virulent sind, subkutan infiziert. Jedes Tier erhielt 0,001 g (Trockengewicht) Tuberkelbazillen eingeimpft.

Ein Teil der Tiere wurde mit der Emulsion sensibilisierter Tuberkelbazillen behandelt, während ein anderer zur Kontrolle unbehandelt blieb. Die Kontrollen erlagen sämtlich 5—6 Wochen nach der Infektion einer allgemeinen hochgradigen Tuberkulose.

Bei den übrigen Tieren setzte die Behandlung teils am 1. (erste Behandlungsgruppe: 3 Tiere), teils am 3. (zweite Behandlungsgruppe: 5 Tiere), am 10. (dritte Behandlungsgruppe: 3 Tiere) und am 17. (vierte Behandlungsgruppe: 3 Tiere) Tage nach der Infektion ein. Die Behandlung bestand in der subkutanen Einverleibung von allmählich gesteigerten Mengen der Emulsion sensibilisierter Tuberkelbazillen.

---

[1]) Über Tuberkuloseserum. Zeitschr. f. Immunitätsforschung und experim. Therapie Bd. 6 (1910).

Alle Einspritzungen, die anfänglich in Intervallen von 2—7 Tagen und später in Abständen von mehreren Wochen appliziert wurden, vertrugen die Tiere anstandslos.

Bis zum Abschluß der Arbeit waren von den 14 behandelten Tieren 4 gestorben. Davon entfallen 3 auf die zweite Gruppe, bei der bei 5 Tieren am 3. Tage die Behandlung begonnen war. Zwei dieser Tiere, die nach 42 resp. 49 Tagen an einer zufälligen Komplikation starben, zeigten bei der Sektion keinerlei makroskopisch erkennbare tuberkulöse Veränderungen; das dritte Tier dieser Gruppe, das gestorben ist, erlag nach $4^1/_2$ Monaten ebenfalls einer zufälligen Infektion und wies nur geringe tuberkulöse Veränderungen auf. Das vierte Tier, das einging, gehörte der dritten Gruppe an, deren Behandlung erst am 10. Tage begann. Dieses Tier ging erst nach 5 Monaten an einer Stallseuche ein, es zeigte nur sehr geringfügige tuberkulöse Veränderungen. Die übrigen 10 Tiere waren noch $5^1/_2$ Monate nach der Infektion am Leben und haben an Gewicht zugenommen.

Es erübrigt sich der Versuch, die Resultate zu erklären, da sie leider bisher durch Nachuntersuchungen nicht bestätigt werden konnten. Bei der Besprechung der neuesten Behringschen Diphtherieforschungen werden wir aber erkennen, daß die Voraussetzungen der Versuchsanordnung durchaus berechtigt sind. Denn auf diesem Gebiete hat man quantitativ prüfbare Ergebnisse mit einem analogen Verfahren erzielt.

Das zweite Verfahren einer Tuberkulintherapie, das in der jüngsten Zeit sehr lebhaft diskutiert worden ist, knüpft an Tatsachen an, die schon längere Zeit bekannt sind. Wir meinen die aufsehenerregenden Behauptungen F. F. Friedmanns[1]) über die Heilung der menschlichen Tuberkulose durch die Impfung mit lebenden Tuberkelbazillen.

Bisher sind allerdings Tierversuche nicht von Friedmann veröffentlicht worden, durch die die Heilwirkung derartiger Impfungen bewiesen wäre. Begreiflicherweise fehlen vorläufig erst recht beweisende Heilerfolge aus der Pathologie des Menschen. Die theoretischen Vorstellungen jedoch, auf die sich die Vorgänger Friedmanns und er selbst sich stützen, sind

---

[1]) Berliner klin. Wochenschr. 1912, Nr. 47.

interessant. Neben dem Tuberkelbazillus vom Typus humanus, dem eigentlichen Erreger der menschlichen Tuberkulose, existieren eine Anzahl verwandter Bazillentypen, z. B. der Erreger der Perlsucht, der Typus bovinus, der Bazillus der Hühnertuberkulose usw. Alle diese Typen sind von verschiedener Virulenz für den Menschen, zum Teil aber auch weniger virulent für das gegen Tuberkelbazillen besonders empfindliche Meerschweinchen. Die Kultur, welche Friedmann aus den Organen einer tuberkulösen Schildkröte herauszüchtete, ist dadurch ausgezeichnet, daß sie für den Menschen und das Meerschweinchen gar nicht gefährlich ist. Nun hat man bei den zahlreichen Tuberkulinstudien bald erkannt, daß auch zwei durchaus in bezug auf Virulenz verschiedene Tuberkelbazillentypen doch dasselbe oder jedenfalls in gleicher Weise wirkendes Tuberkulin liefern können. Auf diese Erwägung basierte z. B. v. Behring die Schutzimpfung der Rinder gegen Perlsucht durch Impfung mit menschlichen Tuberkelbazillen. Bringt man also einem tuberkulösen Menschen oder einem Meerschweinchen ungefährliche Bazillen in großer Menge bei, die Tuberkulin produzieren können, so könnte das ein Weg sein, um den Organismus in verhältnismäßig unschädlicher Weise und allmählich einer sehr intensiven Tuberkulintherapie zu unterziehen.

Das Wesentliche der Friedmannschen Therapie besteht darin, daß die Immunisierung und die Therapie mit lebenden Bakterienkulturen erfolgt, die zwar bei Schildkröten ursprünglich Tuberkulose erzeugten, für das so tuberkuloseempfindliche Meerschweinchen aber vollkommen harmlos sind. Das hat neuerdings Kruse[1]) in Tierversuchen durchaus bestätigt. Auch wenn man Meerschweinchen enorme Dosen der lebenden Bakterien einimpft, so findet man bei Sektionen in 3—6 Monaten keine Spur von Tuberkulose oder sonstigen Veränderungen, die auf die Einimpfung der Bazillen sich zurückführen lassen. Selbst die feinste Probe einer bestehenden Tuberkulose, die intrakutane Tuberkulineinspritzung, ergibt ein negatives Resultat.

Therapeutisch kann man auf jeden Fall die echte Meerschweinchentuberkulose durch die Impfung mit den Friedmannschen Schildkrötenbazillen erheblich in ihrem Verlauf

---

1) Deutsche med. Wochenschr. 1918.

verlängern. Es ist nicht ausgeschlossen, daß Tierversuche, bei denen die Ansprüche an den Ablauf des Experimentes sich mehr den bescheideneren Bedürfnissen der Therapie am Menschen anpassen, eklatantere Ergebnisse zeitigen würden.

Vorläufig ist der Heileffekt dieser Therapie noch nicht sicher erwiesen. Theoretisch brauchte die Heilwirkung, wenn sie sich erweisen läßt, keine Tuberkulinwirkung zu sein. Auch die experimentelle Therapie schreitet nicht immer von der klaren Erkenntnis der einzelnen Faktoren zur Heilmethode voran. Vielmehr geschieht auch hier zuweilen ein glücklicher Griff, der noch durchaus der rationellen Begründung ermangelt. Die Analyse und Erklärung der Wirkung hinkt dann dem Erfolg nach, und wir können zufrieden sein, wenn aus diesem Teil der Laboratoriumsarbeit sich eine Verbesserung der Therapie ergibt.

Endlich müssen wir noch die Tuberkulosetherapie nach Deycke-Much[1]) erwähnen, weil sie bereits in der medizinischen Praxis eine gewisse Rolle spielt. Much hat sich ein festes System von Vorstellungen gebildet, in dem experimentelle Feststellungen und Hypothesen eng verflochten sind.

Wesentlich ist zunächst die Annahme Muchs, daß eine wirksame Tuberkulosetherapie nicht nur die Entstehung von Serumantikörpern immunisatorisch anzustreben hat, sondern zu einer Zellimmunität führen muß. Das ist wahrscheinlich richtig. Bei der Immunisierung mit Bakterienpräparaten, also mit sogenannten Vakzins, hat man sich den Sachverhalt meistens so gedacht, da häufig die Geringfügigkeit und Inkonstanz der auftretenden Antikörper in keinem rechten Verhältnis zu dem oft hohen Grade der erzielten Immunität stand.

Experimentell haben sich Deycke und Much ein Verdienst um die Tuberkuloseforschung dadurch erworben, daß sie sich bemüht haben, den Bazillus in chemisch isolierte Fraktionen zu zerlegen und die immunisierenden Funktionen der so gewonnenen Anteile zu studieren.

Durch Einwirkung von verdünnter Milchsäure wurde die Bazillenmasse in einen wasserlöslichen Anteil und in einen Rückstand zerlegt. Die lösliche Fraktion ist giftig und wird

---

1) **Hans Much**, Die Immunitätswissenschaft. 2. Aufl. Würzburg, Curt Kabitzsch 1914. — **Hans Much**, Tuberkulose, Ergebn. d. Hygiene, Bakteriologie, Immunitätsforschung u. experim. Therapie Bd. 2 (1917).

von Deycke und Much als Tuberkulin bezeichnet. Diesem Tuberkulin im engeren Sinne sprechen Deycke und Much jedwede immunisatorische Fähigkeit ab. Die wasserunlösliche Restfraktion, die sich dann weiter in eine Eiweißgruppe und eine Fettgruppe spalten läßt — die Spaltung läßt sich noch weiter fortsetzen —, ist dagegen dadurch ausgezeichnet, daß nach ihrer Einverleibung in den Tierkörper im Serum der immunisierten Tiere Antikörper auftreten. Diese Gruppen enthalten also nach einer seit längerer Zeit üblichen Nomenklatur Antigene. Denn als Antigene bezeichnet man Substanzen, deren Einverleibung das Auftreten von Antikörpern im Blute der Tiere bewirkt.

Deycke und Much fanden nun die bemerkenswerte Tatsache, daß die Einzelfraktionen sehr spezifische Antigene enthalten, die als Partialantigene bezeichnet werden. Wichtig ist, daß unter Umständen die Antikörperbildung gegen ein Partialantigen dadurch gestört wird, daß gleichzeitig ein anderes Partialantigen dem Tier einverleibt wird.

Wenn in der Natur die Immunisierung durch lebende Bazillen erfolgt, so ist für ein harmonisches Zusammenwirken der Partialantigene gesorgt und entstehen nebeneinander die Reihe der Partialantikörper, deren Existenz Voraussetzung für eine vollkommene Immunität ist. Hat aber die tastende Hand des Experimentators durch Eingriffe die Bazillen verändert, so ist die Harmonie gestört und eine ausreichende Immunisierung erschwert. Diesen Mangel der künstlichen Immunisierung will nun Much dadurch ausschalten, daß er möglichst weitgehend die Partialantigene isoliert und dann an der Hand der Erfahrung die geeigneten Mischungen herstellt, um zu ausreichenden Immunisierungen zu gelangen.

Die Untersuchungen von Deycke und Much bringen also wertvolle Gesichtspunkte, eine experimentell begründete Tuberkulosetherapie ist aber natürlich auch damit noch nicht gegeben.

Hält man sich an das wirklich Feststehende, so muß man gestehen, daß die so vielfach und mit dem Aufwande größten Scharfsinns bearbeitete Immunotherapie der Tuberkulose noch nicht über die ersten Entwicklungsstadien hinausgekommen ist.

In den letzten Jahren hat die praktische Medizin mit großem Eifer auf den verschiedenen Gebieten eine »Vakzinetherapie« ausgearbeitet, deren theoretische Grundlagen wir hier besprechen müssen, obwohl sie noch wenig befriedigend sind.

An dem klassischen Beispiel der Lyssa haben wir gesehen, daß die Vorbehandlung eines Versuchstieres mit künstlich abgeschwächtem oder vorsichtig abgetötetem Virus eine Immunität gegen das lebende und vollgiftige Virus verleiht. Das ist ein sehr allgemein gültiges Gesetz. Wenn man z. B. ein Kaninchen mit abgetöteten Typhusbazillen spritzt, so kann man ihm nach einigen Tagen eine vollvirulente Kultur ohne Schaden beibringen.

In der klinischen Therapie bringt man nun Individuen, in deren Organen lebende Mikroorganismen sich angesiedelt haben, abgetötete Kulturen derselben Bakterien subkutan bei, weil man davon einen günstigen Einfluß auf die Abheilung der bestehenden Infektion gesehen haben will. Ähnliche Bedingungen haben sich bisher im Tierversuch schwer realisieren lassen. Genau studiert hat man lediglich, inwiefern sich das Serum von normalen Tieren ändert. wenn es mit abgetöteten Mikroorganismen vorbehandelt und dadurch gegen die lebenden Bakterien immun geworden ist. Die charakteristische, neue Eigenschaft des Serums nach der immunisierenden Vorbehandlung ist das Auftreten von Antikörpern, und zwar von Antikörpern verschiedenster Art. Da treten Lysine auf, welche die Bakterien in vitro auflösen können, Agglutinine, welche die Bakterien verkleben, Präzipitine, welche mit den bakteriellen Eiweißkörpern Fällungen eingehen usw.

Metschnikoff hat entdeckt, daß die Leukozyten der immunisierten Tiere viel vollkommener die Bakterien aufnehmen, als unbehandelte Tiere. Durch Untersuchungen von Denys, Leishman, Wright und Douglas, Neufeld und Rimpau wurde erkannt, daß auch bei diesen Leukozytenphänomenen Serumstoffe aktiv beteiligt sind. Im normalen Serum sind nämlich schon wirksame Substanzen vorhanden, daneben treten aber im Immunserum neue Stoffe auf, welche Bakterien so verändern, daß sie nach der Einwirkung des Serums von den Leukozyten aufgenommen werden können, während sie vor der Einwirkung des Serums durch die Leukozyten nicht be-

wältigt werden können (Wrights Opsonine, Neufelds Zytotropine). Bekanntlich treten auch während des normalen Verlaufs einer Infektion Antikörper im Serum der infizierten Organismen auf, und ihre Menge oder Wirksamkeit kann während
der Abheilung erheblich zunehmen. Wright hat nun die Anschauung vertreten, daß speziell in den Opsoninen ein Maßstab
vorhanden wäre, ob eine Injektion durch die Vakzinetherapie
günstig beeinflußt wird. Man sollte nach Wright die Vakzi-
nation so durchführen, daß der Gehalt des Blutserums an
Opsoninen eine Steigerung erfährt. Der beste Beweis, daß
diese Hoffnung zu optimistisch war, ist wohl, daß man fast
allgemein von dieser Prüfungsmethode abgekommen ist. Ebensowenig wie wir theoretisch berechtigt sind, ohne weiteres den bei
der Immunisierung manifest werdenden Serumantikörpern
den Effekt der Therapie zuzuschreiben, hat man einen Parallelismus zwischen klinischem Heilwert und dem Gehalt des Blutserums an Antikörpern nachweisen können. Die Vakzinetherapie stammt zwar aus dem Reich des Laboratoriumexperi-
ments, sie ist aber zurzeit noch durchaus nicht eine experimentell begründete Therapie.

Serumtherapie.

Die Serumtherapie ist das bedeutsame Werk v. Behrings[1]),
der vor fast 30 Jahren die Tatsachen auffand, die zur
Grundlage des theoretisch wie praktisch gleich bedeutsamen
Forschungsgebietes wurden. Schon im vorigen Abschnitt
haben wir von den im Serum immunisierter Tiere auftretenden,
vorher nicht vorhandenen Substanzen gesprochen, welche man
als Antikörper zusammenfaßt. Die ersten und praktisch-thera-
peutisch bedeutsamsten Antikörper entdeckte v. Behring im
Serum von Tieren, die gegen die Gifte des Diphtherie- und des
Tetanusbazillus immunisiert waren. Mischte v. Behring das
Serum eines gegen das Diphtherietoxin immunisierten Tieres
mit einer geeigneten Menge des Toxins, so wurde das Toxin
entgiftet, das Gemisch war ungiftig. Den daher im Serum
anzunehmenden, entgiftenden Stoff nannte er das Diphtherie-

---

[1]) Behring uud Kitasato, Deutsche med. Wochenschr. 1890, Nr. 49.

antitoxin. Spritzte nun v. Behring ein antitoxinhaltiges Serum einem anderen nichtimmunisierten Versuchstier ein, so wurde auch dieses Tier bis zu einem gewissen Grade immun gegen das Toxin, und parallel damit konnte man auch im Reagenzglasversuche in seinem Blutserum das Antitoxin nachweisen. Mit Recht folgerte v. Behring aus diesen Versuchen, daß mindestens ein Teil der durch Immunisierung erzielten Immunität durch das Auftreten von Antitoxin im Serum bedingt ist, und daß sich mit diesem Antitoxin die Immunität von Tier auf Tier übertragen läßt.

Es mußte verlockend erscheinen, die Immunotherapie mit Hilfe von immerhin mehr oder weniger differenten Bakterienprodukten durch eine Serumtherapie zu ersetzen. Denn v. Behring fand auch sofort, daß diese Immunsera nicht giftig sind. Man gewann den Eindruck, daß die Antitoxine Reaktionsprodukte des Organismus auf die Zuführung der Toxine sind.

Ehrlich lieferte dann die nötige Vorbedingung für ein exaktes Experimentieren auf dem Gebiete der Serumtherapie, indem er geeignete Meßmethoden ersann. Das Serum der immunisierten Tiere hat nicht in jedem Stadium der Immunität den gleichen Wert. Ehrlich ermöglichte, den Wert des Serums zahlenmäßig zu erfassen, indem er bestimmte, wieviel von einem Serum notwendig ist, um gleiche Mengen eines Toxins vollkommen zu entgiften. Selbstverständlich ist es nicht unbedingt notwendig, daß in der so erhaltenen Zahl nun auch ein Maß für die zweite Eigenschaft des Serums, seine immunisatorische Qualität, gegeben ist. Es hat denn auch in der Tat nicht an zahlreichen Versuchen gefehlt, eine Inkongruenz der beiden Serumeigenschaften zu erweisen. Ehrlich und seine Schule hat diese Bestrebungen immer wieder experimentell kritisiert und an der Brauchbarkeit der Antitoxinmessung als Maß für die immunisatorische Funktion des Serums festgehalten. Unzweifelhaft ist diese Methode die handlichste und zugleich eine ausreichende, um sie als Basis für das Experiment zu verwenden.

Nun ist aber wieder die wichtige Erwägung unumgänglich, inwieweit wir die Berechtigung haben, von Heilwirkungen des Serums zu sprechen. Definiert haben wir ja das Serum bisher nur durch die Hervorhebung seines Antitoxingehaltes und seiner immunisatorischen, also seiner schützenden Funktionen. Kann man aber auch dem infizierten Tiere, das bereits den Bakteriengiften ausgesetzt ist, noch durch Serumbehandlung nützen? Das ist die wichtige Frage, von deren positiver Beantwortung die Berechtigung der Serumtherapie abhängt. Klinisch liegen derartige Probleme viel einfacher als für den experimentellen Therapeuten. Der Kliniker darf zufrieden sein, wenn er bei der Beobachtung des Krankheitsverlaufes in zahlreichen Fällen, unterstützt durch die vielgeschmähte und doch bei richtiger Verwertung so brauchbare Statistik einen unzweifelhaften, günstigen Einfluß eines neuen Heilmittels sieht. Der Experimentator aber, der den Mechanismus der Heilwirkung aufzuklären hat und exakte Beweise für den Heilwert eines Mittels erbringen muß, hat ganz andere Fragestellungen zu beantworten. Nun wäre es sehr einfach, wenn man sich damit begnügen würde, schwer infizierten resp. schwer vergifteten Versuchstieren Serum in großen Quantitäten zuzuführen und festzustellen, daß dadurch der Krankheitsverlauf, soweit er an Versuchstieren studiert werden kann, nicht abgeändert wird. Wer so vorgehen würde, könnte sehr bald zu einer experimentellen Ablehnung des Serums kommen. Aber das wäre eine durchaus verfehlte Richtung der Forschung. Wir würden uns damit vollkommen der Vorteile begeben, die durch eine künstlich vereinfachte Versuchsanordnung dem Experimentator Einblicke in feinere Zusammenhänge gestattet.

Es ist ja richtig, daß man nicht oder nur sehr unvollkommen und schwierig bei Versuchstieren in der ersten Zeit nach der erfolgten Infektion oder Intoxikation Krankheitssymptome nachweisen kann. Darum spricht man ja von einer Inkubationszeit, die der eigentlichen Krankheitszeit vorausgeht. Aber wir dürfen damit rechnen, daß sich schon in diesem Stadium im Organismus pathologische Veränderungen vorbereiten, die bei ihrem Fortschreiten dann zu den schweren Endsymptomen führen. Und es wird von größtem Interesse sein, ob man in diesem Stadium zwischen erfolgter Infektion und dem Ausbruch der schweren manifesten Erkrankung mit dem Serum den Verlauf der Krankheit beeinflussen kann. Erhält man hier Resultate, so kann man daraus auch die wichtige Folgerung ableiten, daß auch bei der ausgebrochenen Erkrankung in der

Therapie des Menschen es wichtig sein wird, so früh als möglich die Serumtherapie zu beginnen. Man kann dann hoffen, wenigstens die Infektions- resp. Intoxikationsnachschübe zu verhindern, die ja immer der Grund der fortschreitenden Verschlimmerung sind.

Als die Serumbehandlung beim Menschen eingeführt wurde, waren kaum wirkliche Beweise für die Wirksamkeit des Serums im Tierversuch vorhanden. Man wußte nur, daß die vorherige subkutane Einspritzung von Serum die nachfolgende Toxinvergiftung verhindert.

Ebenso wird das Diphtheriegift entgiftet durch Mischen mit Heilserum. Nach diesen Befunden war es sehr wahrscheinlich, daß dem Serum auch eine direkte Heilwirkung zukommt. Jedoch nur ganz wenige und unvollkommene Versuche waren damals bereits in einer Anordnung angestellt worden, daß man direkt den Verlauf einer experimentell hervorgerufenen Infektion mit Diphtheriebazillen oder einer Intoxikation mit dem Diphtherietoxin unter dem Einfluß des Heilserums studierte. Derartige therapeutische Versuche wurden dann in Ehrlichs Laboratorium von Doenitz ausgeführt. Aber erst F. Meyer hat die Frage eingehend studiert.

Meyer[1]) vergiftete Versuchstiere mit Diphtheriegift und beobachtete dann, welchen Einfluß auf den Ablauf der Vergiftungserscheinungen therapeutische Eingriffe, insbesondere die Zufuhr von Heilserum, ausüben. Die Toxinlösung, mit der die Versuche ausgeführt wurden, war in der Art hergestellt worden, daß eine Bouillonkultur von Diphtheriebazillen durch Toluol abgetötet wurde. Von dieser Bouillon, die die giftigen Stoffwechselprodukte der Bazillen enthielt, tötete 0,01 g ein Kaninchen in 48 Stunden, wenn man es dem Tier unter die Haut spritzte. Bei intravenöser Injektion starben die Tiere erst nach 3—4 Tagen. Von diesem Gift wurden den Kaninchen 0,01—0,06 g injiziert, und zwar wurden möglichst Tiere von 2 kg Gewicht verwandt. Dadurch war es möglich, Fehler zu vermeiden, die bei der Beurteilung der Resultate durch Gewichtsunterschiede der Versuchstiere hätten entstehen können.

---

[1]) Beiträge zur Diphtherievergiftung und ihrer Behandlung. Archiv f. experim. Pathol. u. Pharmakol. Bd. 60 (1909).

Nach einer derartigen Giftinjektion zeigt ein Kaninchen zunächst keine der Beobachtung zugänglichen Krankheitssymptome. Nach 24 Stunden aber oder auch etwas später beginnt, wie Meyer in Übereinstimmung mit anderen Autoren fand, der Blutdruck der Versuchstiere zu sinken. Der Blutdruck nimmt dann ziemlich kontinuierlich bis zum Tode ab. Diese Tatsache wollen wir uns zunächst durch ein Meyersches Versuchsbeispiel veranschaulichen.

Kaninchen, Gewicht 2050 g, erhält

am 13. III. 0,03 Toxin subkutan, Blutdruck 98,
» 14. » » 80,
» 15. » » 55,
Tod in der Nacht vom 15. III. zum 16. III.

Zunächst sind die Tiere noch munter und haben keinerlei Gewichtsverlust. Erst 20 Stunden vor dem Tode beginnt eine starke Pulsbeschleunigung, die kurz vor dem Tode in Pulsverlangsamung übergeht. Die Haare werden struppig, die Haltung ist eine auffallend ruhige, zusammengeduckte, die Augen bleiben halb geschlossen. Die Respirationszahl fängt an zu steigen und erreicht doppelt so große Werte als normal. 2 Stunden vor dem Ende legen sich die Tiere auf die Seite und beginnen zu taumeln, bis, häufig unter Krämpfen und Schreien, unter stockender Respiration und sinkender Pulsfrequenz, der Tod eintritt.

Es wurde nun geprüft, ob man durch Behandlung mit Heilserum diesen klinischen Symptomenkomplex im Sinne der Heilung beeinflussen kann. Eine Hebung des schon gesunkenen Blutdrucks, also eine Heilung der bereits manifest gewordenen Vergiftung, gelingt nicht. Daran ändert sich auch nichts, wenn man sehr große Dosen des Heilserums anwendet. Dieses Resultat stimmt mit früheren Beobachtungen von Doenitz durchaus überein. Dieser Forscher hat zwar nicht das Verhalten des Kreislaufs bei der Diphtherievergiftung der Versuchstiere untersucht. Aber Doenitz hat sich doch davon überzeugt, daß nur bald nach der Vergiftung, und früher als Krankheitserscheinungen bemerkbar sind, das Heilserum einen günstigen Einfluß zeigt. Wiederum wollen wir den Sachverhalt durch einen Versuch Meyers erläutern:

13. II. Kan., Gew. 2010 g, erhält intravenös 0,02 ccm Toxin.
    Vormittags 11 Uhr Blutdruck 106 mm.
14. II. Nachmittags 5   »   »   80   »

Das Tier erhält 3000 Antitoxineinheiten, das ist eine Dosis, die das zugeführte Toxin im Reagensglas 400mal neutralisieren könnte.

15. II. Morgens Blutdruck 50 mm.
    Abends tritt der Tod ein.

Wird aber mit der Serumbehandlung begonnen, bevor die ohne Behandlung später bestimmt eintretende Blutdrucksenkung begonnen hat, so kann man die Blutdrucksenkung hinausschieben und damit das Leben der Versuchstiere verlängern, bei genügend großen Dosen und frühzeitigem Beginn der Behandlung aber die Senkung und den Tod ganz verhindern.

3 Kaninchen erhalten am 6. III. je 0,03 ccm Toxin intravenös.

Kaninchen A wird nicht mit Serum behandelt, sein Blutdruck beträgt nach 24 Stunden 64, es stirbt nach 40 Stunden.

Kaninchen B erhält nach 1 Stunde 1 Antitoxineinheit Serum, sein Blutdruck beträgt nach 24 Stunden 80, es stirbt nach 71 Stunden.

Kaninchen C erhält nach 1 Stunde 400 Antitoxineinheiten Serum, sein Blutdruck beträgt nach 24 Stunden 110, es bleibt am Leben.

Eine Reihe von Faktoren müssen zusammenwirken, um eine Heilung der Diphtherievergiftung zu ermöglichen. Wie schon vor Jahren Doenitz in Ehrlichs Laboratorium gezeigt hatte, wird die Heilung immer schwieriger, wenn die Größe der Toxindosis steigt. Ferner kommt in Frage, ob man das Gift intravenös verabfolgt oder subkutan. Bei intravenöser Zufuhr muß die Therapie bald einsetzen, wenn sie nicht versagen soll, bei subkutaner kann die Therapie noch ziemlich lange Erfolg haben. Endlich kann man mit derselben Serumdosis bei intravenöser Applikation viel mehr erreichen, als bei subkutaner Darreichung.

Würde man in den geschilderten Versuchen die Senkung des Blutdrucks als Indikator dafür nehmen, daß die Giftzufuhr schon zur Vergiftung geführt hat, so müßte man schließen,

daß das Heilserum bei wirklich eingetretener Vergiftung keinen
Nutzen mehr stiften kann. In der Tat aber werden die Organe
auch schon vor dem Herabsinken des Blutdrucks geschädigt,
und so handelt es sich bei der Serumwirkung nicht nur um
einen Giftschutz, vielmehr bis zu einem gewissen Grade um eine
wirkliche Heilung. Natürlich wäre es aber wünschenswert, auch
noch auf der Höhe der Vergiftung Heilwirkungen erzielen und
den gesunkenen Blutdruck wieder heben zu können. Das gelingt nicht mit Serum, aber — wenn auch unvollkommen —
mit Adrenalin, dem blutdrucksteigernden Agens der Nebenniere.
Nach Beobachtungen von Meyer konnten Tiere wenigstens
vorübergehend wesentlich gebessert werden[1]).

Auch bei der Vergiftung mit dem Toxin der Tetanus-.
bazillen ist eine Heilung durch das Serum immunisierter Tiere,
also durch das Antitoxin, nur möglich, wenn die Serumbehandlung bald nach der Gifteinverleibung beginnt. H. Meyer und
Ransom[2]) haben in sehr interessanten Versuchen die Bedingungen der Heilwirkung des Tetanus-Antitoxins studiert. Aus ihren
Beobachtungen ergaben sich zunächst die beiden wichtigen
Tatsachen, daß das Gift von der Injektionsstelle unter der
Haut zum Zentralnervensystem auf dem Nervenwege wandert
und nicht auf dem Blutwege. Gelangt Tetanusgift ins Blut,
so wird es von hier aus erst an die peripheren Nerven abgegeben,
die es dann zu den Zentren transportieren. Andererseits kann
Antitoxin nicht ins Zentralnervensystem eintreten. Eine Heil-
serumwirkung ist also nur so lange möglich, wie das Antitoxin
das Toxin im Blute oder im peripheren Nerven abfangen kann.
H. Meyer und Ransom haben nun experimentell versucht,
ob man die Wanderung des Giftes von der Injektionsstelle zum
Zentralnervensystem verhindern kann, indem man in den
Nerven Antitoxin einspritzt, so dem Toxin den Zutritt zum
Zentrum versperrt und den Ausbruch des Tetanus verhütet.
Diese Versuche waren insofern begründet, als die Wanderung
des Toxins im Nerven ziemlich langsam erfolgt und der tetanische Krampf erst durch die Affizierung des Zentrums durch
das Gift ausgelöst wird.

---

1) Näheres vgl. im Kapitel »Therapie der Kreislaufstörungen«.
2) Untersuchungen über den Tetanus. Archiv f. experim. Pathol. u.
Pharmakol. Bd. 49 (1903).

Wir geben zunächst ein Beispiel aus der Arbeit von Meyer und Ransom, das zeigt, daß Antitoxininjektion in den Nerven längere Zeit das betreffende Nervengebiet des Tieres vor der Intoxikation schützt:

22. II. Hund von 21,5 kg erhält Tetanusserum in den linken N. ischiadicus; der Nadelstich in der Nervenscheide wird mit Kollodium verklebt und der Nerv etwa 2 cm ober- und unterhalb davon in Paraffin eingeschmolzen und mit Goldschlägerhaut umwickelt, um einen Übertritt von Antitoxin aus dem Nerven in die allgemeine Zirkulation zu verhüten. Gleich darauf am rechten Vorderbein und linken Hinterbein subkutan eine gleiche Menge Toxin.

23. und 24. II. Keine Erscheinungen.

25. II. Rechter Vorderfuß tetanisch, linkes Hinterbein frei.

26., 27., 28. II. Ebenso.

1. III. Das linke Hinterbein zeigt im Tibiotarsalgelenk eine geringe Steifigkeit.

5. III. Rechtes Vorderbein nach wie vor ganz starr. Linkes Hinterbein jetzt auch deutlich, wenn auch nicht maximal tetanisch.

Da das Antitoxin von den Nerven nicht festgehalten wird, so erklärt sich nach Meyer und Ransom die Tatsache, daß auch in dem geschützten Bein nach etwa 10 Tagen noch ein mäßiger Tetanus eintrat, damit, daß von der Peripherie her ein langsamer Nachschub von Giftresten stattfand, die schließlich den Nervenweg wieder frei fanden.

Bei geeigneter Versuchsanordnung gelang es auch, bestimmte Nervengebiete vor der Vergiftung zu bewahren, selbst wenn das Gift durch intravenöse Injektion im Gesamtorganismus verteilt wurde.

19. II. Katze von 1700 g erhält 10 Uhr 30 Minuten vorm. in die Vena jugularis Tetanustoxinlösung in sechsfach tödlicher Dosis. Nachmittags 4 Uhr bis 4 Uhr 30 Minuten werden in Äthernarkose die Nervi femorales und ischiadici freigelegt und Tetanusserum in die Nerven injiziert.

20. II. 11 Uhr: Katze munter, keine Lähmung, kein Tetanus. 8 Uhr abends: Das linke Karpo-Metakarpalgelenk ist steif. Sonst nichts.

21. II. vorm. Das linke Vorderbein ist tetanisch, das rechte beginnt es zu werden. Die Hinterbeine frei.

Mittags: Halsmuskeln, namentlich rechts, tetanisch. Das rechte Vorderbein wie das linke fast ganz steif. Die beiden Hinterbeine ganz frei, so daß die Katze sich mit ihnen vorwärts schieben kann.

Abends 6 Uhr. Kopf nach rechts fixiert. Rücken- und Bauchmuskeln steif. Beide Vorderbeine starr ausgestreckt. Hinterbeine frei. Allgemeine Reflexerregbarkeit nicht wesentlich gesteigert.

Mitternacht: Katze atmet sehr schnell; Hinterbeine frei, die Katze zieht sie an und setzt sich darauf. Vorne ganz steif.

22. II. Morgens 8 Uhr: Tot gefunden, noch warm. Kopf stark zurückgezogen, Vorderbeine steif nach vorne gestreckt, Hinterbeine in halber Flexion. Muskulatur des Halses, Rückens, der Vorderbeine fühlt sich hart und steif an, die der Hinterbeine weicher. Maximale Totenstarre im ganzen Vordertier, im Hintertier durch geringe Gewalt zu überwinden.

In diesem Versuche ist also nach intravenöser tödlicher Vergiftung durch die Antitoxinsperrung der beiden Hauptnerven der Hinterbeine das ihnen entsprechende Muskelgebiet von der Vergiftung freigehalten worden. Es genügt also nicht, daß Antitoxin im Körper ist, um einem Organismus im Kampfe gegen das Toxin zu helfen. Notwendig ist, daß es an geeignetem Posten bereit steht, um das Gift auf seinem Angriffswege abzufangen.

Im allgemeinen gewinnt man immer den Eindruck, daß es sehr schwer ist, eine Zelle vor den schädlichen Wirkungen eines Toxins noch zu retten, wenn das Gift bereits von der Zelle aufgenommen worden ist. Jedoch scheint es, als ob es auch hier auf die quantitativen Bedingungen ankommt. Wenigstens hat Madsen[1]) Experimente gemacht, die für eine Antitoxinwirkung gegenüber Gift, das schon mehr oder weniger fest von der Zelle fixiert ist, zu sprechen scheinen. Madsen behandelte rote Blutkörperchen mit Tetanusgiftbouillon. In

---

1) Über Heilversuche im Reagensglas. Zeitschr. für Hygiene und Infektionskrankh. Bd. 32 (1899).

dieser Giftlösung befindet sich neben dem eigentlichen Toxin, das auf das Nervensystem einwirkt, eine hämolytische Substanz, das Tetanolysin. Dieses Tetanolysin zerstört die roten Blutkörperchen erst nach Ablauf einer Inkubationszeit. Innerhalb dieser Frist behandelte Madsen die mit dem Lysin vergifteten Zellen mit dem durch Immunisierung gewonnenen antilytischen Serum. Es zeigte sich, daß bei genügend großer Antilysindosis die Zellen nicht zerstört wurden, auch wenn bereits eine für die Zellen tödliche Dosis nach dem Ausfall von Kontrollversuchen von den Zellen aufgenommen war.

Man hat zwar den Wirkungen der Immunsera gegenüber den Bakteriengiften zunächst die Aufmerksamkeit zugewandt. Aber allmählich hat man gefunden, daß bei der Immunisierung gegen sehr viele Stoffe der Tier- und Pflanzenwelt Antikörper im Serum auftreten, so auch bei der Immunisierung gegen die so heftig wirkenden Gifte der Schlangen. Auch das so gewonnene Heilserum eignet sich zu therapeutischem Gebrauch, wie insbesonders aus den zahlreichen Versuchen Calmettes[1] hervorgeht. Wieder ein Beispiel: Ein Hund von 12 kg wird mit 0,009 g Kobragift geimpft. Die Kontrolltiere gehen nach 5—7 Stunden ein. Das Versuchstier wird völlig wieder hergestellt, wenn man ihm 2 Stunden nach der Impfung 10 ccm Heilserum einspritzt. Wartet man 3 Stunden, so sind bereits 20 ccm erforderlich. Nach mehr als 3 Stunden ist es nicht mehr möglich, das Tier zu retten.

Calmette gewinnt sein Serum durch Vorbehandlung der Versuchstiere mit Kobragift. Das Serum ist im wesentlichen nur bei der Vergiftung mit Kobragift wirksam. Für praktische Zwecke ist es aber wünschenswert, polyvalente Schlangengiftsera zur Verfügung zu haben, die gegen die Gifte verschiedener Schlangen wirksam sind. Max Krause[2] hat nun Kaninchen und Eseln abwechselnd Viperngift und Natterngift eingespritzt und so ein Serum erhalten, das die Vergiftung mit beiden Toxinen heilt. Krause spritzte z. B. zwei Kaninchen je 3 ccm

---

[1] Über Antitoxine der Schlangengifte. Handbuch der Technik und Methodik der Immunitätsforschung, Jena 1908.

[2] Verfahren zur Gewinnung eines polyvalenten Schlangengiftserums. Zeitschr. f. Immunitätsforschung u. experimentelle Therapie. Referatenteil Bd. II (1910), S. 451.

Serum ein, von denen das eine vorher die dreifach tödliche
Dosis Viperngift, das andere die dreifach tödliche Dosis Natterngift erhalten hatte. Bei beiden hatten sich schon vor dem
Einspritzen des Serums starke Krankheitserscheinungen bemerkbar gemacht. Etwa 1 Stunde nach dem Einspritzen des
Serums waren beide Tiere wieder munter, während zwei Kontrolltiere, die die gleichen Dosen Gift in derselben Weise erhalten hatten, in etwa 60 Minuten starben.

Wir haben uns bisher fast vollkommen darauf beschränkt,
den Heilerfolg des Serums zu prüfen. Für die experimentelle
Therapie besteht aber noch die besondere Aufgabe, Untersuchungen darüber anzustellen, auf welche Weise das Serum
am besten dem Organismus zugeführt wird. Wenn man nun
auch noch so voraussetzungslos die Serumwirkung studiert, so
muß es doch von Interesse sein, bei welcher Methode der Serumbehandlung es am schnellsten und sichersten gelingt, möglichst viel Antitoxin im Serum des Tieres anzureichern. Denn
wenn es auch möglich ist, daß die Antikörper einen Teil ihrer
Leistung und vielleicht den wichtigsten in den Organen zu erfüllen haben, wenn auch Meyer und Ransom besonders für
das Antitoxin des Tetanusgiftes seine Hauptfunktion im peripheren Nerven suchten, so wird doch der Übergang der Antikörper ins Blutserum der zu heilenden Tiere von ausschlag-
gebender Bedeutung sein. Denn das Blutserum ist das Vehikel, das die wirksamen Stoffe an den Ort, z. B. an den peripheren Nerven bringt, an welchem sie Reaktionen ausführen
sollen.

Levin[1]) hat im Laboratorium von Madsen über diese
Frage sehr instruktive Versuche angestellt. Man kann einem
Individuum das Heilserum sehr verschieden beibringen. Der
Weg durch den Magendarmkanal scheint fast nur bei Säuglingen
der ersten Lebenstage rationell zu sein. Die Einführung in
den Zerebrospinalkanal scheint kaum Vorzüge zu besitzen,
zumal nach Untersuchungen von Ransom die Antikörper von
hier auch nicht direkt in das Zentralnervensystem eindringen,
sondern ins Serum übertreten. Praktisch bleibt also übrig die

---

1) Über passive Immunität. Zeitschr. f. Immunitätsforschung und
experimentelle Therapie Bd. 1 (1908).

intravenöse Seruminjektion, die subkutane und die intramuskuläre Zuführung des Serums. Kommt es darauf an, möglichst schnell dem Serum einen hohen Antikörpergehalt zu verschaffen, so gelingt das am ehesten bei der intravenösen Injektion. Mit einer einmaligen intravenösen Injektion kann man sehr rasch hohe Antikörperwerte im Serum erzielen. Aber das Antitoxin verschwindet sehr rasch aus der Blutbahn. Die nebenstehende Kurve aus Levins Arbeit zeigt das sehr anschaulich an einem Kaninchenversuch. Dem Tier wurden 40 ccm eines Ziegenserums intravenös injiziert, welches einen agglutinierenden Antikörper gegen das Bakterium coli enthielt.

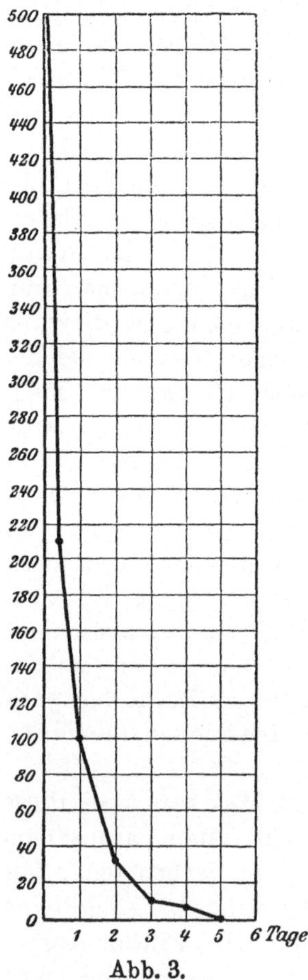

Abb. 3.

Die Kurve zeigt deutlich, daß schon am ersten Tage nach der Einspritzung von den zugeführten 500 Antikörpereinheiten kaum etwas mehr als 200 noch im Blute nachweisbar waren, am 5. Tage waren auch die letzten Reste des Antikörpers aus dem Blute verschwunden.

Aber selbst im Beginn, nachdem eben der Antikörper intravenös eingespritzt worden ist, zu einer Zeit also, in der noch die Antitoxinkonzentration im Serum am höchsten ist, findet man doch nur einen Bruchteil der Antikörper im Serum wieder. Offenbar wird also ein Teil entweder gleich ausgeschieden oder in Organen deponiert. Wenn Levin Kaninchen eine Anzahl Kubikzentimeter des Antikörper enthaltenden Ziegenserums intravenös einspritzte, so war der höchste Antikörpergehalt wechselnd, aber immer kleiner, als er hätte sein müssen, wenn die Antikörper in nachweisbarer Form im Serum quantitativ bleiben würden.

Kaninchen 1 erhielt 10 ccm, sollte 444 Einheiten pro ccm erreichen,
erreichte aber nur 220 = 50 %.

» 2 » 20 » » 888 Einheiten erreichen, erreichte nur 60 = 7 %.

» 3 » 20 » » 888 Einheiten erreichen, erreichte nur 120 = 14 %.

» 4 » 40 » » 1776 Einheiten erreichen, erreichte nur 290 = 16 %.

» 5 » 40 » » 1776 Einheiten erreichen, erreichte nur 500 = 28 %.

Es scheint, daß Antikörper, die in homologem Serum
(also z. B. einer Ziege in Ziegenserum) beigebracht werden,
länger im Serum des Tieres verweilen, als heterolog einge-
spritzte Antikörper (z. B. Ziegenserum bei Kaninchen).

Bei der subkutanen und intramuskulären Serumapplika-
tion, die in der Praxis oft die intravenöse ersetzen müssen,
werden die Antikörper viel langsamer resorbiert als bei der
intravenösen. Das Maximum wird erst ungefähr am 3. Tage
erreicht und ist bedeutend geringer als was man erreichen
würde, wenn man das Serum direkt in den Kreislauf eingeführt
hätte. Von Bedeutung ist nun, daß das Maximum bei der
intramuskulären Therapie viel rascher erreicht wird als bei der
subkutanen Zufuhr. Wenn man bedenkt, wie oft bei der Serumtherapie alles auf schnelle Hilfe ankommt, wird man aus den
Kurven entnehmen, wie experimentell gut begründet Morgenroths Vorschlag ist, bei der Diphtheriebehandlung die subkutane Diphtherieserumbehandlung durch die intramuskuläre
zu ersetzen.

Eine sehr wichtige Tatsache, die wir aus Levins Versuchen für die Praxis lernen können, ist in den großen indivi-
duellen Schwankungen des Übertritts der Antikörper ins Blutserum zu sehen. Wenn Levin dieselbe Menge ein und desselben Serums möglichst gleichartigen Tieren auf die gleiche
Art und Weise applizierte, so gelang es keineswegs, immer
übereinstimmende Antitoxinwerte im Serum zu erhalten. Und
das bei ganz gesundem, also doch verhältnismäßig gleichartigem
Tiermaterial. Wieviel mehr muß man bei der Behandlung
Kranker darauf gefaßt sein, individuelle Unterschiede in der
Reaktion anzutreffen, da hier noch die Variationsbreite des

augenblicklichen Krankheitszustandes hinzukommt, da ferner
der Heilerfolg ein bei weitem komplizierteres Reaktionskrite-
rium als die Antikörperquantität im Serum bedeutet.

Die Serumeinführung genügt den Indikationen, bei denen

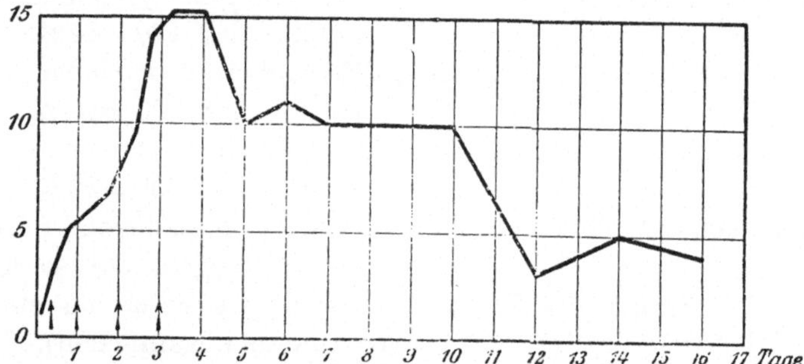

Abb. 4. 10 ccm Coliagglutininserum 4 mal subkutan injiziert.

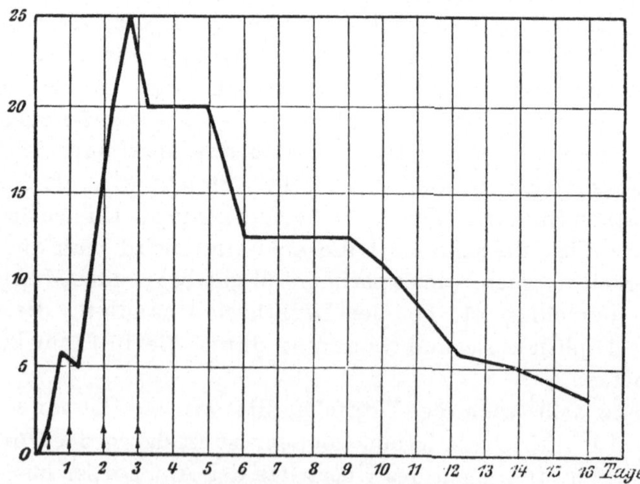

Abb. 5. 10 ccm Coliagglutininserum 4 mal intramuskulär injiziert.

es darauf ankommt, im Blutserum des zu behandelnden Organismus einen möglichst hohen Antitoxinwert herzustellen, sie
versagt aber dann, wenn das Antitoxin lange im Blut bleiben
soll. Nach den Untersuchungen v. Behrings[1]) liegt das in

---

[1]) Über ein neues Diphtherieschutzmittel. Deutsche med. Wochenschr.
1913, Nr. 19.

der Hauptsache daran, daß man genötigt ist, heterogenes Serum
anzuwenden. Könnte man Menschen mit antitoxinhaltigem
Menschenserum behandeln, so würde auch das Antitoxin länger
im Blute festgehalten werden. Diese Möglichkeit läßt sich aber
naturgemäß nur ganz selten verwirklichen. Man kann sich
auch nicht damit helfen, daß man häufiger die Seruminjektion
wiederholt. Denn das kann die Gefahr der Anaphylaxie herauf-
beschwören und dann ist auch durchaus nicht gewährleistet,
daß die späteren Injektionen ebenso wirksam wie die erste sind.
Nun ist es lange bekannt, daß die Zuführung kleinster Toxinmengen den Organismus reizt, selbst sein Serum — aktiv, wie
man sich ausdrückt — mit Antitoxin zu versorgen. Dieses
aktiv produzierte Antitoxin wird entsprechend seiner Heimats-
berechtigung viel länger im Serum geduldet. Aber diese aktive
Immunisierung hat immerhin, da sie eine Giftzuführung ist,
ihre Bedenken und zum mindesten ihre erheblichen Unan-
nehmlichkeiten. v. Behring plante nun, einen längere Zeit
garantierten Antitoxingehalt des Serums, wenn auch einen
quantitativ nur mäßigen, sicherzustellen, weil er so hoffte,
zu einer prophylaktischen Schutzmethode gegen die An-
steckung mit Diphtherie zu gelangen. Diese Ansteckungs-
gefahr ist ja so sehr groß, weil bei jeder Epidemie neben den
Erkrankten sich zahlreiche Bazillenträger finden, also Individuen, die in ihren Rachenorganen Bazillen beherbergen, ohne
selbst sichtlich zu erkranken. Auch können die Bazillen noch
einige Zeit weiter vegetieren, wenn der Kranke bereits gesund
ist. Weil nun nach den klinischen Beobachtungen begründete
Hoffnung besteht, daß ein gewisser, nicht sehr großer Antitoxingehalt des Blutserums gegen Erkrankung mit Diphtherie
schützt, so nahm Behring alte Versuche wieder auf, in denen
er nachgewiesen hatte, daß man mit neutralen Toxin-Anti-
toxingemischen Menschen und Tiere so behandeln kann, daß ihr
Serum für Wochen und Monate einen zwar nicht sehr erheblichen, dafür aber sehr dauerhaften Antitoxinwert beibehält.
Man kann die Gemische subkutan oder intrakutan einverleiben.
Die intrakutane Methode hat sich in der Praxis am besten
bewährt, dabei wird die Einspritzung nicht unter die Haut,
sondern in die Haut selbst gemacht. Nach der Einspritzung
kommt es zu einer lokalen Reaktion mit mäßigen Allgemein-

erscheinungen und ganz allmählich tritt dann im Serum
Antitoxin auf. Gewöhnlich vergehen etwa 3 Wochen, bis man
es deutlich nachweisen kann.

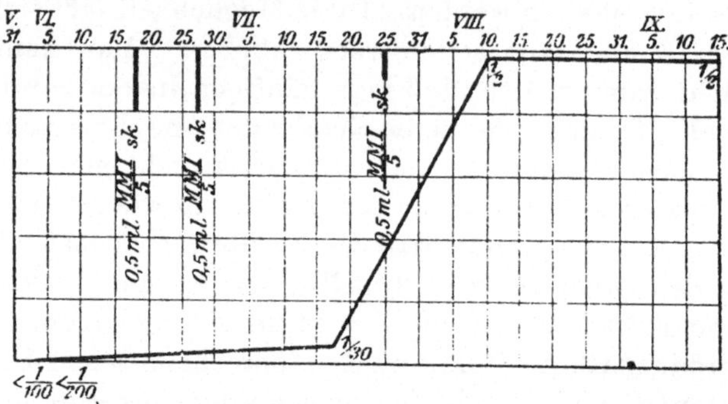

Abb. 6. Die Kurve ist der Deutschen medizinischen Wochenschrift 1914
Nr. 10, S. 583 entnommen.

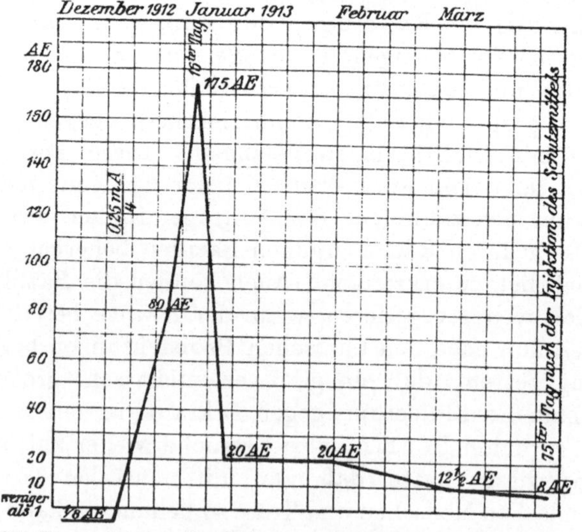

Abb. 7. Die Kurve ist der Deutschen medizinischen Wochenschrift 1913,
Nr. 19, S. 874 entnommen.

Zwei Kurven aus den Arbeiten von v. Behring und
Bauer[1]) mögen die erreichbaren Effekte demonstrieren.

---

[1]) Über die Prophylaxe der Diphtherie nach v. Behring. Deutsche
med. Wochenschr. 1914, Nr. 10.

Wie ist nun der so erzielte Effekt zu verstehen? Die Gemische werden so hergestellt, daß man einem Quantum Diphtheriegift eine solche Quantität Antitoxin enthaltendes Pferdeserum hinzufügt, daß das Gemisch beim Meerschweinchen nicht die geringste Reaktion mehr auslöst. Nach eingehenden Tierversuchen von v. Behring ist damit aber noch nicht gesagt, daß auch bei anderen Tierarten und beim Menschen darum die Gemische ungiftig sind. Einmal ist die Empfindlichkeit der Spezies verschieden, indem geringere Mengen bei der einen als bei der anderen Reaktionen auslösen; außerdem können vielleicht auch Giftderivate bei der einen Spezies noch wirken, die bei der anderen keine Symptome auslösen. Besonders wichtig für die Deutung ist aber die von Morgenroth entdeckte Erscheinung, daß auch völlig neutrale Toxin-Antitoxingemische nicht irreversibel ungiftig sind, vielmehr durch schwache Säuren wieder das Gift daraus in Freiheit gesetzt werden kann. Wir haben um so mehr Grund anzunehmen, daß auch im Organismus vielleicht ganz allmählich diese Spaltung vor sich gehen kann, als Sachs gezeigt hat, daß auch Alkalien diese Spaltung zuwege bringen. Man wird zu der Annahme berechtigt sein, daß Enzyme hier tätig sind, unter deren Einfluß ganz allmählich Toxin freigemacht wird. Die kleinen Toxinmengen gelangen dann in die Zirkulation oder regen an Ort und Stelle die Antitoxinproduktion an. Daß das Antitoxin viel länger im Kreislauf verbleibt, erklärt v. Behring auf der Grundlage besonderer Versuche durch die Artgleichheit des Serums. Injizierte er nämlich Tieren antitoxinhaltiges Serum der gleichen Spezies, so war auch bei der passiven Immunisierung ein schneller Schwund nicht nachweisbar. Die spaltenden Fermente, welche in den Organismen körperfremdes Material abbauen, verschonen die artgleichen Substanzen.

So scheint es also nach den Experimenten v. Behrings zu gelingen, das Serum für längere Zeit künstlich mit Antitoxin anzureichern. Hochwertig wird das Serum so allerdings nicht, aber der Grad, der erreicht wird, könnte vielleicht für die Prophylaxe ausreichen[1]). Dagegen begegnet man vorläufig noch

---

[1]) Eine Kritik der Anschauungen v. Behrings findet man bei Seligmann, Über Diphtherieimmunität. Zeitschr. f. Hygiene und Infektionskrankh. Bd. 87 (1918).

unüberwindlichen Schwierigkeiten, wenn man den Wunsch hat, chronische Krankheiten längere Zeit hindurch mit größeren Antitoxindosen zu behandeln. Die größte Schwierigkeit, die man zurzeit schon klar erkennen kann, liegt in der Notwendigkeit, im praktischen Falle artfremdes Serum als Antitoxin anzuwenden. Wir haben schon erfahren, daß das Antitoxin, das in dem artfremden Vehikel dem Organismus zugeführt wird, hier schnell eliminiert wird, Dazu kommt dann aber noch die Schädigung des Organismus durch das artfremde Serum.

Die Untersuchungen der letzten Jahrzehnte haben gelehrt, daß zwar eine einmalige Zufuhr körperfremder Proteine direkt ins Blut, also unter Umgehung des Magendarmkanals, vom Organismus leidlich bewältigt werden kann. Aber der Organismus geht aus diesem Kampfe mit dem ungewohnten Eindringling doch labiler hervor. Wird ihm zum zweitenmal das körperfremde Material zugeführt, so reagiert er mit stürmischen Erscheinungen, er befindet sich im Stadium der Anaphylaxie, wie man diese Überempfindlichkeit jetzt bezeichnet.

Am eingehendsten ist die Anaphylaxie bei Meerschweinchen studiert, weil sie hier am stärksten in die Erscheinung tritt. Aber wir wissen aus den bedeutenden Entdeckungen von v. Pirquet, daß auch beim Menschen Anaphylaxie beobachtet werden kann und daß die Erscheinungen der »Serumkrankheit« als Anaphylaxiesymptome aufzufassen sind.

Die umfangreichen Laboratoriumsstudien über Anaphylaxie haben allmählich einige Handhaben geliefert, wie man die Gefahren der Anaphylaxie vermeiden kann. Da man erfahren hat, daß die normalen Bestandteile des Serums die Gefahren verursachen, so hat man dort, wo Anaphylaxie zu befürchten ist, ein Serum empfohlen, dessen Antitoxinkonzentration eine möglichst hohe ist. Man sagte sich, daß man so mit weniger Serum den gleichen Antitoxineffekt erzielen könnte. Die weitere Verfolgung dieses Weges hat aber nicht zu praktisch brauchbaren Resultaten geführt. Es ist nicht oder wenigstens bisher nicht gelungen, aus dem Serum eine Fraktion zu gewinnen, welche das Antitoxin, aber nicht das Anaphylaktogen enthält. Brauchbarer erwies sich die Verwertung des Phänomens der »Antianaphylaxie«. Mit diesem Namen bezeichnet

man die Erscheinung, daß nach dem Überstehen eines ana-
phylaktischen Schocks eine gewisse Zeit eine Immunität gegen
das betreffende Eiweiß besteht, so daß man eine Anzahl Tage
dasselbe Eiweiß ohne Schädigung des Organismus, ja ohne
irgendwelche Symptome zuführen kann. Diese Antianaphylaxie scheint sehr schnell einzutreten. Besredka und Friedberger haben daher empfohlen, einer therapeutischen Serumeinspritzung, falls Anaphylaxie zu befürchten ist, eine kleine
Dosis Serum vorauszuschicken. Eine derartige Quantität macht
dann infolge ihrer Geringfügigkeit noch keine Symptome,
reicht aber aus, um die Antianaphylaxie herzustellen. Friedberger hat auch empfohlen, den Einlauf des Antitoxinserums
in das Blut recht langsam zu gestalten. Auf diese Weise wird
auch gefährliches Serum gut vertragen, weil schon während
der Injektion die Anaphylaxie durch die Äthernarkose verhütet werden kann. Auch hier ist vielleicht verlangsamte
Resorption der anaphylaktogenen Eiweißkörper die Ursache,
daß sich die Antianaphylaxie rechtzeitig ausbilden kann.

Die wichtigste Methode zur Vermeidung der Anaphylaxie
ist zuerst systematisch von Ascoli erprobt worden.

Aus den Experimenten über die Anaphylaxie geht hervor,
daß ein Meerschweinchen nicht deswegen stirbt, weil man ihm
zum zweitenmal Diphtherieantitoxin injiziert, sondern deswegen, weil man bei ihm die Pferdeseruminjektion wiederholt.
Die Überempfindlichkeit richtet sich gegen die normalen Bestandteile des eingespritzten Serums. Und sie ist, wie aus zahlreichen Beobachtungen klar hervorgeht, sehr spezifisch. Wenn
also ein Meerschweinchen mit Pferdeserum vorbehandelt war,
so ist es nur überempfindlich gegen Pferdeserum, aber nicht
gegen Hammelserum. Da man nun z. B. gegen das Diphtherietoxin die verschiedensten Tiere immunisieren kann, so schlägt
Ascoli[1]) mit guten Gründen vor, zur Vermeidung der Anaphylaxie eine notwendige Reinjektion mit dem Serum von
anderen Tierarten vorzunehmen, die gegen das Diphtherietoxin
immunisiert waren. Einige Tabellen aus Ascolis Arbeit
werden das beweisen.

---

[1]) Anallergische Sera, Zeitschrift für Immunitätsforschung und experimentelle Therapie, Bd. VI (1910).

Tabelle.

Retrookuläre und intrazerebrale Einspritzung von aus Pferden gewonnenem Diphtherieserum bei gegen Pferdeserum anaphylaktisch gemachten Meerschweinchen.

Erklärung der Zeichen: +++ äußerst schwere anaphylaktische Erscheinungen, die Tiere ringen mit dem Tode; ++ ausgesprochene Anaphylaxie (starkes Jucken, Unruhe, Sträuben der Haare); + leicht anaphylaktische Erscheinungen; 0 keine Anzeichen von Anaphylaxie.

Zeitabstand zwischen der Einspritzung des Pferdeserums und der Reinjektion Tage	Bei der Reinjektion verwendete Serummenge in ccm	Anaphylaktische Erscheinungen	Bemerkungen
14	0,2	+++	stirbt
15	0,2	++	lebt
15	0,2	+++	stirbt
16	0,2	+++	lebt
14	0,2	+++	»
15	0,2	++	»
17	0,2	+++	»
21	0,2	+++	stirbt
15	0,2	+++	lebt
20	0,2	++	»
20	0,2	+++	»
14	0,2	++	»
14	0,2	+++	stirbt
75	0,2	+++	»
75	0,2	+++	»
70	0,2	+++	lebt
70	0,2	+++	stirbt
70	0,2	+++	lebt
70	0,2	+++	stirbt
20	0,2	+++	»
20	0,2	+++	lebt
20	0,2	+++	»
20	0,2	+++	stirbt
21	0,2	+++	lebt
21	0,2	+++	tirbt
21	0,2	+++	»
21	0,2	+++	»

Tabelle

Retrookuläre und intrazerebrale Einspritzung von aus Schafen gewonnenem Diphtherieserum bei gegen Pferdeserum anaphylaktisch gemachten Meerschweinchen.

Zeitabstand zwischen der Einspritzung des Pferdeserums u. der Reinjektion Tage	Bei der Reinjektion verwendete Serummenge in ccm	Anaphylaktische Erscheinungen	Zeitabstand zwischen der Einspritzung des Pferdeserums u. der Reinjektion Tage	Bei der Reinjektion verwendete Serummenge in ccm	Anaphylaktische Erscheinungen
16	0,4	0	14	0,25	0
16	0,4	0	37	0,25	0
15	0,2	0	70	0,20	0
15	0,2	0	70	0,20	0
14	0,2	0	70	0,20	0
15	0,2	0	28	0,25	0
14	0,2	0	20	0,25	0
21	0,4	0	20	0,25	0
16	0,5	0	20	0,25	0
17	0,5	0	21	0,25	0
16	0,25	0	21	0,25	0
17	0,25	0	21	0,25	0
16	0,15	0	21	0,25	0
75	0,25	0	23	0,25	0
75	0,25	0	19	0,25	0

Wie aus den früheren Versuchen zu erwarten war, genügt es also, eine andere Tierspezies als Serumspender heranzuziehen, um alle Gefahren der Anaphylaxie zu vermeiden.

Da es eine der Aufgaben der experimentellen Therapie ist, durch den Versuch zu prüfen, ob klinische Heilmethoden sich wissenschaftlich stützen lassen, so müssen wir auch die neuerdings vielfach probierte Behandlung von Infektionen mit dem Serum normaler Tiere hier erwähnen. Manche Kliniker haben den Eindruck, daß die Heilwirkung von spezifisch hergestellten Heilseren gar nicht immer mit dem Gehalt des Serums an Antikörpern zusammenhängt. Diese Vermutung wird dadurch gestützt, daß in den betreffenden Fällen sehr große Serummengen notwendig sind, um einen therapeutischen Effekt zu erzielen.

Auch sieht man oft keinen Parallelismus zwischen der behaupteten Wirkung und dem Antikörpergehalt.

Sogar bei dem klassischen Heilserum, dem Diphtherieserum, will Bingel[1]) die Heilwirkung lediglich als Ergebnis der Serumeinspritzung erklären, weil er sich bei seinen klinischen Studien von keinem Vorzug des spezifischen Serums gegenüber Normalserum überzeugen konnte. Es macht nicht den Eindruck, daß sich die Kliniker dieser Ansicht anschließen werden. Kolle[2]) und Schloßberger, sowie Friedberger[3]) haben im exakten Tierversuch direkt nachgewiesen, daß das Heilserum unvergleichlich besser die Diphtherie-Infektion bekämpft als das Normalserum. Vom Standpunkt des Experimentators aus muß jedenfalls gesagt werden, daß eine exakte Begründung für die Normalserumtherapie bisher nicht vorliegt. Allerdings ist es bekannt, daß sehr häufig im normalen Serum etwas Diphtherieantitoxin sich findet, wie Wassermann zuerst beobachtet hat. Aber diese geringe und schwankende Menge von Antikörpern kann therapeutisch kaum in Betracht kommen. Dann muß bemerkt werden, daß jedes Normalserum Alexine und Opsonine besitzt also Substanzen, welche Bakterien auflösen und Leukozyten beeinflussen in ihrem Kampf mit den Bakterien. Aber es ist eben noch durchaus zweifelhaft, ob diese Substanzen eine ausreichende Waffe im Kampfe gegen Infektion sind.

Sollte wirklich Normalserum ausgesprochene und gut definierbare Heilwirkungen entfalten, so müßten diese Leistungen des Serums auf seinen normalen Bestandteilen beruhen. Es wäre müßig, hier die naheliegenden Vermutungen aufzuzählen. Das Serum ist sehr eiweißhaltig, und die Injektion von Eiweißsubstanzen ist kein gleichgültiger Eingriff[4]). Aber hier können

---

1) Deutsches Archiv f. klinische Medizin 1918 u. Deutsche med. Wochenschr. 1919, Nr. 27.

2) Med. Klinik 1919, Nr. 4.

3) Berliner klin. Wochenschr. 1919, Nr. 19.

4) Nicht unerhebliche Wirkungen hat man in den letzten Jahren bei Einspritzung unspezifischer Stoffe wie z. B. Milch beobachtet. Zur Theorie dieser Wirkungen vgl. Weichardt, Über Proteinkörpertherapie. Münch. med. Wochenschr. 1918, Nr. 22 u. Starkenstein, Proteinkörpertherapie und Entzündungshemmung. Münch. med. Wochenschr. 1919, Nr. 8 und v. d. Velden, Proteinkörpertherapie. Berliner klin. Wochenschr. 1919, Nr. 21.

nicht Hypothesen weiterbringen, sondern nur experimentell-
klinische Forschung. Man muß von einer jederzeit reproduzierbaren Heilwirkung von Normalserum ausgehen und dann durch
Fraktionierung aus dem Serum Stoffe gewinnen, die man therapeutisch prüft.

Nach Versuchen von Kolle, Sachs und Georgi[1]) muß
man auch damit rechnen, daß bei der Wirkung eines Heilserums
nebeneinander die spezifischen, immunisatorisch erworbenen
Antikörper und die normalen Substanzen des Serums in Aktion
treten. Die betreffenden Versuche sind auch sonst besonders
interessant, weil das Heilserum erst in einem Zeitpunkte den
Versuchstieren einverleibt wurde, in dem schon deutliche Krankheitserscheinungen zu beobachten waren . Als Infektionsmate-
rial wurden Bakterien verwandt, welche die Gasödeme des
Menschen hervorrufen, als Heilserum das Serum von Pferden,
welche mit Kulturen dieser Bakterien vorbehandelt waren.
Infiziert man Meerschweinchen mit derartigen Kulturen, so
kann man schon nach wenigen Stunden am Orte der Infektion
deutliche Veränderungen beobachten, bei der Einimpfung hoch-
virulenter Kulturen gehen die Versuchstiere nach 24 Stunden
zugrunde. Spritzt man nun einige Stunden nach der Infektion,
und zwar zu einer Zeit, in der die lokalen Erscheinungen bereits
sichtbar, das Heilserum, so bleiben die Tiere am Leben. Unter
Umständen kann man 6 Stunden nach der Infektion verstreichen
lassen und selbst die mehrfach tödliche Dosis der Bakterien
verwenden. Wir haben hier also besonders beweisende, therapeutische Versuche, die in ihrer Anordnung sich erheblich mehr,
als es sonst bei Tierversuchen möglich ist, den Verhältnissen der
Praxis nähern. Die Autoren haben nun mit den Erfolgen des Heilserums genau die Wirkung von Normalserum verglichen. Dabei
stellte sich zwar unverkennbar die Überlegenheit des Heilserums
heraus, aber auch eine Normalserumwirkung war unverkennbar.
Vielleicht werden vergleichende Studien zwischen Heilserum-
wirkung und Normalserumwirkung in Zukunft noch eine Rolle
spielen. Es ist nicht ausgeschlossen, daß besonders günstige
Wirkungen durch eine geeignete Kombination der spezifischen

---

[2]) Serologische und serotherapeutische Studien bei Gasödem. —
Deutsche medizin. Wochenschr. Nr. 10 (1918).

und der normalen Substanzen erzielt werden. Wir dürfen ja
nicht vergessen, daß wir nie isolierte Antikörper verwerten,
sondern daß die Antikörper immer im Vehikel der Serumsubstanzen benutzt werden[1]).

Chemotherapie.

Die Bezeichnung »Chemotherapie« ist in der modernen,
wissenschaftlichen Medizin reserviert als Bezeichnung für die
Heilung von Infektionskrankheiten durch chemische Mittel,
für die Desinfektion des Blutes und der Organe durch Substanzen, die entweder bereits heute im Laboratorium synthetisch hergestellt werden oder deren synthetische Herstellung
in absehbarer Zeit angestrebt werden muß. Die Definition
wird am besten dadurch scharf umrissen, daß man sich klar
macht, was nicht Chemotherapie ist. Chemotherapie nennen
wir nicht die Heilung von Krankheiten durch Vakzine oder
Heilsera, obgleich es auch hier sehr wahrscheinlich ist, daß
ihre Effekte zustande kommen, indem ihre chemische Konstitution auf eine passende Konstitution der pathogenen Mikroorganismen einwirkt. Aber als exakte Naturwissenschaft, die
in konsequenter Durchführung das Wissen und Können der
Menschheit möglichst schnell und gradlinig mehren will, kann
die experimentelle Therapie auf dieses Zukunftsideal keinen
besonderen Wert legen. An Überlegungen über die chemische
Konstitution der Heilsera knüpfen sich zurzeit noch keine
prüfbaren Fragestellungen, man kommt in der Immunotherapie
und Serumtherapie heute noch nicht mit dem Rüstzeug der chemischen Forschung vorwärts, sondern nur mit dem biologischen
Experiment. Darum ist es also zweckmäßig, die zwei For-
schungsgebiete auch in der Nomenklatur auseinander zu
halten.

Auf der anderen Seite ist es aber auch unumgänglich, die
Grenzen der Chemotherapie zur Pharmakotherapie nicht zu

---

[1]) Über unspezifische Serumwirkungen vgl. auch v. Gröer, Zur Frage
der Bedeutung aspezifischer eryotroper Wirkungen des Serums bei der
Heilserumtherapie der Diphtherie. Zeitschr. f. d. ges. experim. Medizin
Bd. 7 (1919).

verwischen. Man kann allenfalls mit den Pharmakologen die Chemotherapie als eine Tochter und nicht als eine Schwester der Pharmakotherapie betrachten, sie in die Familie der pharmakotherapeutischen Gruppen als eine Unterabteilung einordnen. Aber man muß jedenfalls die Bezeichnung »Chemotherapie« für die Bekämpfung der Krankheitserreger im infizierten Organismus reservieren zum Unterschiede von den Methoden der Pharmakotherapie, welche die Veränderungen der durch Infektion erkrankten Organe zur Norm zurückführen oder die Symptome der Infektionskrankheiten beseitigen wollen.

Entscheidend für die Abgrenzung des Sinnes, welchen man mit der Bezeichnung »Chemotherapie« heute zu verbinden hat, ist aber nicht die logisch abgeleitete Berechtigung. Vielmehr muß man klar darüber sein, daß eine Bezeichnung, welche von dem erfolgreichen Begründer einer neuen Arbeitsrichtung eingeführt worden und von den übrigen auf dem Gebiete tätigen Arbeitern akzeptiert worden ist, wissenschaftliches Bürgerrecht genießt, das auch anerkannt werden müßte, wenn historische oder philologische Bedenken dagegen sprächen. Ausschlaggebend für die Nomenklatur sind didaktische und praktische Gesichtspunkte. Chemotherapie ist ein methodisch scharf präzisierter Zweig der Wissenschaft, dessen Entwicklung bei klarer Abgrenzung nur gewinnen kann.

Ich habe diese Betrachtungen an die Spitze dieses Abschnittes gestellt, weil der Leser vielleicht so am eindringlichsten in das Milieu eingeführt wird, in welchem die großartigen und ergebnisreichen Bestrebungen tätig sind, deren Darlegung uns jetzt beschäftigen wird.

Das Endziel der chemotherapeutischen Forschung besteht darin, Substanzen ausfindig zu machen, welche für den erkrankten Organismus möglichst ungiftig sind, bei der Zuführung an die Stellen des Körpers gelangen, an denen sich die infizierenden Mikroorganismen aufhalten und sie vollkommen abtöten. Man sieht leicht ein, daß also eigentlich der speziellen chemotherapeutischen Prüfung die pharmakologische Analyse der Substanzen vorausgehen müßte oder wenigstens, was aus praktischen Gründen meistens zweckmäßiger ist, dem chemotherapeutischen Experiment unbedingt folgen muß. Die pharmakologische Untersuchung führt man gern aus dem

Grunde erst an zweiter Stelle aus, weil sich immer erst aus einer großen Fülle von Stoffen eine oder einige wenige chemotherapeutisch als wirksam herausstellen. Es ist daher rationeller, nur die therapeutisch wirksam befundenen Gruppen genau pharmakologisch zu untersuchen, um so aus wenigen Konkurrenten dann die beste Substanz heraussuchen zu können.

Ursprünglich hatte man erwartet, Fingerzeige für eine rationelle Therapie aus Versuchen zu gewinnen, bei denen die Heilmittel im Reagenzglase direkt mit den Mikroorganismen zusammengebracht werden. Bekanntlich werden die Bakterien von vielen Stoffen schon bei sehr geringer Konzentration der Substanzen in ihrer Entwicklung gehemmt oder abgetötet. Wenn man aber die gewonnenen Erfahrungen auf die Verhältnisse im Tierkörper übertragen will, so begegnet man sofort großen Schwierigkeiten. In Betracht kann natürlich nur ein Mittel kommen, das für den tierischen Organismus relativ ungiftig ist. Denn wenn auch zum Beispiel Quecksilbersublimat oder Phenol in starker Verdünnung Staphylokokken oder Diphtheriebazillen abtötet, so würde doch bei der Einführung in den Organismus die notwendige Giftmenge zu groß sein. Wir werden aber sehen, daß auch die hochwirksamen Desinfizientien, die schon in minimalen Konzentrationen die Bakterien abtöten, doch bei der inneren Desinfektion versagen. Allmählich hat man die Gründe dafür kennen gelernt. Wichtiger aber ist, daß man in den letzten Jahren auch wertvolle, innere Desinfizientien aufgefunden hat. Das hat über den großen, bereits jetzt feststehenden Wert hinaus noch insofern Bedeutung, als nun einmal mit dem lange bestehenden Vorurteil endgültig aufgeräumt wurde, daß eine innere Desinfektion nicht möglich wäre. Noch vor gar nicht langer Zeit setzten angesehene Pharmakologen auseinander, daß man niemals würde die in den tierischen Geweben angesiedelten Mikroorganismen erfolgreich mit chemischen Stoffen bekämpfen können, da das tierische und das bakterielle Protoplasma in wesentlichen Eigenschaften zu ähnlich wäre. Ein Stoff, der das Bakterienprotoplasma vernichtet, müßte auch das Protoplasma der Organe schädigen. Es ist sehr lehrreich, den Gründen dieser irrigen Anschauung nachzugehen, weil man so zu einer präzisen Auffassung von dem Bau der Gewebs- und Bakteriensubstanzen gelangt. Wohl hatte man immer damit gerechnet, daß das Protoplasma sehr komplizierte chemische Strukturen besitzen müsse und auch physikalisch die eigenartigen Beziehungen der Kristalloide zu den Kolloiden der Zellen, die Verknüpfungen der Lösungsmittel zu den festen Bestandteilen der Zellen sehr verwickelt sein dürften. Aber verleitet durch die verhältnismäßige Monotonie der direkt sichtbaren, histologischen Gestaltung der Zellen haben die meisten Biologen doch nicht die unbegrenzte Vielgestaltigkeit chemischer und physikalischer Beziehungen konsequent auf die belebten Substanzen angewandt. Und doch ist nicht einzusehen, warum nicht eine Substanz auf die Substanzen eines Bakteriums vernichtend einwirken soll, welche die Strukturen der tierischen Zellen unbeeinflußt läßt, da doch vielfach die Zellen von zwei stereoisomeren Stoffen nur mit dem einen reagieren, während sie mit dem anderen gar nichts anzufangen wissen.

Aus den Studien über die Desinfektion im Reagenzglase haben die chemotherapeutischen Arbeiten nur geringen Nutzen gezogen. Das hängt auch mit den praktischen Aufgaben der Desinfektionsforschung zusammen. Wenn eine Substanz auf ihre Brauchbarkeit als Desinfektionsmittel erprobt werden soll, dann muß festgestellt werden, ob sie Keime verschiedenster Art abzutöten vermag, insbesondere muß beachtet werden, ob sie auch sehr widerstandsfähige Formen vernichten kann. Wenn man aber einen infizierten Organismus desinfizieren will, so hat man es nur mit einer besonderen Bakterienart zu tun. Die Aufgabe vereinfacht sich daher wesentlich, wenn man Substanzen heraussucht, die nur einen bestimmten Mikroorganismus abtöten.

Um ein Tier von einer Infektion zu heilen, ist es nicht unbedingt notwendig, daß die Mikroorganismen durch das Heilmittel getötet oder auch nur aus dem Organismus entfernt werden. Wir können uns noch zwei andere Möglichkeiten theoretisch konstruieren und auch durch Beispiele einigermaßen belegen. Eine Therapie kann nämlich auf der einen Seite dahin führen, daß die Erreger in ihren Funktionen so abgeändert werden, daß sie dem Wirtsorganismus nichts mehr anhaben. Man nennt das Mitigierung. Bildlich kann man sich das am besten so vorstellen, als ob die Parasiten ein giftiges Sekret nicht mehr ausspritzen. Dabei kann ihre Lebensfähigkeit und ihre Fortpflanzungsfunktion völlig ungeschädigt bleiben.

Andere Mittel schädigen wieder die Parasiten nur insofern, als ihre Fortpflanzungsfähigkeit aufgehoben wird, also nur die Vermehrung leidet. Da nun die so kleinen Lebewesen wie z. B. die Trypanosomen nur dadurch gefährlich werden, daß ihnen eine enorme Vermehrungspotenz innewohnt, so werden sie schon harmlos, wenn man sie zur Sterilität verurteilt. Wer-bitzki[1]), ein Mitarbeiter Ehrlichs, hat einen direkten Beweis für diese Art der chemotherapeutischen Parasitenbeeinflussung erbracht, indem er fand, daß so veränderten Parasiten der Blepharoblast, also der für die Fortpflanzung notwendige Kern mangelt.

Umgekehrt kann aber das Heilmittel auch den Körper des Wirtes so beeinflussen, daß die Parasiten ihm nichts mehr anhaben, daß sie also nutzlos seine Festungsmauern bestürmen.

Man sagt dann, der Wirtsorganismus ist immun gegen die unveränderten Parasiten geworden und nimmt eventuell in chemischen Gedankengängen an, daß der Organismus reaktionsfähige Gruppen für die Reaktionen mit den Parasiten verloren habe.

Ein Zwischending zwischen diesen beiden Extremen besteht etwa darin, daß ein Pharmakon nicht ohne weiteres die Mikroorganismen abtötet, sondern nur auf die Körperzellen in der Richtung einwirkt, daß der Organismus selber parasitizide Substanzen bildet.

Sehr leicht ist es, im Reagenzglas die Mikroorganismen, die für den Menschen und die Tiere pathogen sind, durch chemische Substanzen zu vernichten. Sobald man aber die Erfahrungen des Reagenzglasversuches auf den Versuch am lebenden Körper übertragen will, begegnet man den allergrößten Schwierigkeiten. Derartige Beobachtungen hat man zuerst bei dem Studium der Desinfektionsmittel gemacht. Eine Reinkultur von Staphylokokken oder Diphtheriebazillen kann man mit Leichtigkeit im Reagenzglas durch Quecksilbersublimat oder

---

[1]) Vgl. Ehrlich, Chemotherapie von Infektionskrankheiten. Zeitschr. f. ärztliche Fortbildung 1909.

Phenol vernichten, viel schwieriger schon ist es, einen Magendarmkanal von unerwünschten Bakterien zu befreien, kaum
möglich war es aber bisher in den allermeisten Fällen, die Organe durch chemische Substanzen zu desinfizieren. Die »innere
Desinfektion« ganz im allgemeinen war ein noch ungelöstes
Problem. Das hat sich in der jüngsten Zeit wesentlich geändert. Es sind bereits Erfolge erzielt worden, die den früheren
Skeptizismus gründlich widerlegt haben und große Fortschritte
für die nächste Zukunft erwarten lassen.

Robert Koch hat mit Sublimat umfangreiche Versuche
angestellt, weil diese Substanz allen Mikroorganismen gegenüber
eine sehr starke antiseptische Kraft entfaltet. Die Versuche
waren aber von keinem Erfolg begleitet. Denn in den Dosen,
die nicht das Tier schwer schädigten oder töteten, wurden die
tierischen Organe und das Blut nicht desinfiziert. Dieser Mißerfolg ist begreiflich, da das Sublimat ebenso wie für die pathogenen Einzelligen auch für die Zellen der tierischen Organe ein
starkes Gift darstellt. Ein Erfolg ist nur mit einer antiseptischen
Substanz zu erwarten, die viel stärker auf die Mikroorganismen
als auf die Zellen der höheren Tiere einwirkt.

Ehrlich und Bechhold[1]) haben daher, weil sie Desinfek-
tionsversuche mit chemotherapeutischen Zielen anstellten,
darauf verzichtet, ein Antiseptikum für alle Krankheitserreger
zu suchen und sich bemüht, für die einzelnen Mikroorganismen
besondere Antiseptika aufzufinden. Sie sagten sich mit Recht,
daß bei den wunderbar fein abgestimmten Reaktionsbeziehun-
gen, die zwischen den chemischen Affinitäten aller Organismen
und den chemischen Substanzen der Außenwelt bestehen, es
möglich sein muß, Substanzen aufzufinden, die mit den Zell-
substanzen eines bestimmten Mikroorganismus in spezifischer
Weise reagieren, während sie eine geringe Affinität zu den
Körperzellen haben. Es gilt gewissermaßen, die Besonder-
heiten der einzelnen Mikroorganismen zu erkennen, ihre schwa-
chen Stellen zu bekämpfen. Die spezifischen Serumsubstanzen,
die besonders intensiv auf einzelne Bakterien wirken, weisen

---

1) Bechhold und Ehrlich, Beziehungen zwischen chemischer
Konstitution und Desinfektionswirkung. Zeitschr. f. physiol. Chemie
Bd. 47 (1906). — Bechhold, Halbspezifische chemische Desinfektions-
mittel. Zeitschr. f. Hygiene u. Infektionskrankh. Bd. 64 (1909).

ja auch darauf hin, daß die Mikroorganismenzellen spezifischer Reaktionen fähig sind.

Bechhold und Ehrlich haben drei Forderungen formuliert, die man an ein chemisches Mittel stellen muß, wenn es zur Desinfektion des Tierkörpers brauchbar sein soll.

1. Es muß die Entwicklung der betreffenden Mikroorganismen stark hemmen oder sie direkt in kleinen Dosen abtöten.

2. Die in Frage kommenden Dosen müssen für den Tierkörper unschädlich sein.

3. Das Mittel muß nicht nur im Reagenzglas abtöten, die Desinfektionskraft muß auch im lebenden Organismus bestehen bleiben.

Auf Grund der neuesten Ergebnisse der Chemotherapie können wir diese Thesen noch dahin erweitern, daß die Reagenzglaswirkung kein ganz zuverlässiger Maßstab ist; ein Mittel kann im Reagenzglas ganz versagen und erst im Tierkörper in eine Substanz umgewandelt werden, die die Mikroorganismen abtötet. Alle diese Behauptungen werden wir mit Tatsachen belegen.

Bechhold und Ehrlich haben eine große Anzahl von Phenolderivaten auf ihre spezifische antiseptische Wirkung gegenüber verschiedenen pathogenen Mikroorganismen untersucht, um durch den Vergleich der Konstitution der untersuchten Substanzen und der pharmakologischen Wirkung zu erfahren, welche Gruppierung die Trägerin der Wirksamkeit darstellt.

Die meisten Versuche wurden darüber angestellt, inwiefern durch die chemischen Mittel Diphtheriebazillen in ihrer Entwicklung gehemmt oder abgetötet werden. Zunächst zeigte sich, daß die Einführung von Halogen in den Benzolkern von Phenolen die Desinfektionskraft erhöht. Diese Steigerung der Desinfektionskraft geht der Zahl der Halogenatome parallel, so daß z. B. 1 Molekel Pentabromphenol die gleiche Wirkung auf Diphtheriebazillen hat wie 500 Molekel Phenol. Mit der Zunahme der antiseptischen Wirkung sinkt zunächst die Giftigkeit für den Tierkörper, indem Monobromphenol weniger giftig ist als Phenol selbst. Führt man aber mehr Halogen in das Phenolmolekül ein, so steigt die Giftigkeit für den Tierkörper wieder, um beim Tribrom- und Trichlorphenol etwa die gleiche Höhe

wie beim Phenol zu erreichen und bei Tetra- und Pentahalogen-
phenolen das Phenol erheblich zu übertreffen. Die Einführung
von Äthylgruppen in den Benzolkern erhöht den Desinfektionswert[1]). Nachstehende Tabelle veranschaulicht eine Reihe der
eben erwähnten Tatsachen.

| | Diphtheriehemmung | | |
| | absolute Wirkung (Mittel) | verglichen mit Phenol $= 1000$ | |
		Gewichts-prozent	Molekeln
Phenol C_6H_5OH.	1: 800	1000	1000
Tetrachlorphenol C_6HCl_4OH	1: 20 000	40	16
Tetrabrom-o-Kresol $C_6Br_4.CH_3.OH$ . .	1: 180 000	4	0,3
Tetrabrom-m-Kresol $C_6Br_4.CH_3.OH$. .	1: 80 000	10	2,2
Tetrabrom-p-Kresol $C_6Br_4.CH_3.OH$ . .	1: 160 000	5	1,1
Tribromphenol $C_6H_2Br_3OH$	1: $>$ 10 000	$>$ 80	$>$ 22
Dibrom-p-Xylenol $C_6H(CH_3)_2Br_2OH$ . .	1: 40 000	15	3,9
Tribrom-m-Xylenol $C_6(CH_3)_2Br_3OH$ . .	1: $<$ 160 000	$<$ 5	$<$ 1,3
Dibrompseudokumenol $C_6(CH_3)_3Br_2OH$.	1: 40 000	20	6,5

Die Tabelle zeigt, daß die Einführung von Alkylgruppen
in den Benzolkern die Desinfektionskraft stark erhöht. Auch
die Anordnung der wirksamen Gruppen im Gesamtmolekül
ist nach jeder Richtung von Bedeutung für die antiseptische
Wirksamkeit. So sind Biphenole resp. Halogenbiphenole gut
wirksam, ebenso Moleküle, in denen die Phenole durch CH_2-,
CHOH-, $CHOCH_3$- oder $CHOC_2H_5$-Gruppen verbunden sind,
während die Einführung einer COOH-Gruppe in ein wirksames
Molekül die antiseptische Kraft mindert, wie überhaupt die
meisten pharmakologischen Agenzien durch Einführung einer
Karboxylgruppe eine Abschwächung erfahren.

Ein sehr bemerkenswertes Beispiel dafür, daß die Stellung
der Gruppen für die Wirkung entscheidend ist, bietet die Salizylsäure und ihre Homologen. Während die Salizylsäure, also
die Orthooxybenzoesäure, einen deutlichen Desinfektionswert
hat, sind die Meta- und Paraoxybenzoesäure völlig wirkungslos.

Aus einer Tabelle, welche Untersuchungen von Bechhold
wiedergibt, kann man entnehmen, daß in geradezu spezifischer

---

[1]) Man vergleiche auch die Resultate von Kurt Laubenheimer,
Phenol und seine Derivate als Desinfektionsmittel. Habilitationsschrift,
Gießen 1909.

Weise die einzelnen Bakterienarten durchaus verschieden durch
die Phenolderivate geschädigt werden.

Entwicklungshemmung durch Halogennaphthole von:

	Staphylo-kokken	Strepto-kokken	Diphtherie-bazillen	Para-typhus-bazillen	Bac-terium coli
Lysol	1: 3 000	1:10 000	1: 20 000	1: 400	1: 800
B-Naphthol	1: 6 000	1: 8 000	1: 10 000	1:4 000	1: 8 000
Chlor-B-Naphthol. .	1: 20 000	1: 20 000	1: 10 000	1:4 000	1:12 000
Brom-B-Naphthol. .	1: 20 000	etwa 1: 20 000	1: 10 000	1:4 000	1: 8 000
Dichlor-B-Naphthol .	1: 40 000	1:30 000	etwa 1: 20 000	1:4 000	1:16 000
Dibrom-B-Naphthol .	1: 80 000	etwa 1:20 000	etwa 1: 40 000	1:4 000	1:32 000
Trichlor-B-Naphthol	1: 50 000	etwa 1:20 000	1: 20 000	1: 400	1:20 000
Tribrom-B-Naphthol	1:250 000	1:60 000	1:400 000	1:1 600	1: 1 300
Tetrabrom-B-Naph-thol	1:250 000	1:60 000	1:200 000	1: 800	1: 800
Pentabrom-B-Naph-thol	1: 50 000	etwa 1:40 000	1:150 000	1: 800	1: 400

Der praktisch-therapeutische Zweck, die Organe des lebenden Tieres zu desinfizieren, wurde von Bechhold und Ehrlich
auch mit den allerwirksamsten Antisepticis nicht erreicht. So
hemmt zwar Tetrabrom-o-Kresol die Entwicklung der Diphtheriebazillen in einer Verdünnung von 1 : 180000 und tötet
die Bazillen in 10proz. Lösung in weniger als 2 Minuten ab. Die
Substanz ist viel antiseptischer als Phenol und nur etwa halb
so giftig, aber sie versagt im Tierkörper. Anscheinend stört die
Gegenwart der tierischen Eiweißkörper die Wirksamkeit. Denn
auch im Reagenzglas leidet die Wirkung erheblich, wenn man
Blutserum hinzufügt. Bechhold und Ehrlich nahmen an, daß
die Antiseptika sich irgendwie mit dem Eiweiß verbinden, wenn
sie auch nicht direkt wie Sublimat Eiweiß grob ausfällen.
Bechhold[1]) hat mit Hilfe der Ultrafiltration den direkten
Beweis geführt, daß das Antiseptikum durch die Kolloide des
Serums gebunden wird. Aus eigenen Erfahrungen kann ich
die Ansicht der Autoren nach verschiedenen Richtungen stützen.
So konnte ich zum Teil in Gemeinschaft mit Bondi[2]) den Nach-

---

[1]) Zur »inneren Antisepsis«. Zeitschr. f. physiol. Chemie Bd. 52 (1907).

[2]) Bondi und Jacoby, Über die Verteilung der Salizylsäure bei
normalen und infizierten Tieren. Hofmeisters Beitr. Bd. 7 (1906). —
Jacoby, Über das Verhalten der resorbierten Salizylsäure im Blutserum. Biochem. Zeitschr. Bd. 9 (1908).

weis führen, daß Salizylsäure, die vom Magendarmkanal aus
dem Körper zugeführt wird, im Blut sich an die Serumeiweiß-
körper kuppelt. Hata[1]) zeigte in meinem Laboratorium, daß
Sublimat an die Fermente des Körpers herantritt, ohne daß
damit eine Ausfällung notwendigerweise verbunden ist.

Busck[2]) fand, daß die photodynamische Wirkung fluores-
zierender Substanzen auf Mikroorganismen ganz ebenso wie
die der Antiseptika im Tierkörper versagt, weil das Serumeiweiß
die Wirkung beeinträchtigt.

Wir sehen also, daß eine antiseptische Substanz erst dann
den Organismus desinfizieren kann, wenn ihre Affinität zu den
Substanzen der Mikroorganismen größer ist als die zu den Eiweißkörpern des infizierten Organismus. Wir werden später
erfahren, daß erfreulicherweise die letzten Jahre uns innere
Antiseptika gebracht haben, welche pathogene Protozoen und
schließlich auch Bakterien in Gegenwart von Blutserum und
im lebenden Körper vernichten.

Wenn ein Antiseptikum noch so zerstörend auf einen
Krankheitserreger wirkt, so ist doch die selbstverständliche
Voraussetzung für eine erfolgreiche Behandlung, daß die Substanz nach ihrer Einführung in den Tierkörper auch an die
Stelle gelangt, an der die Mikroorganismen sich angesiedelt
haben. Da nun keineswegs eine Infektion immer alle Teile des
Organismus gleichmäßig überfällt, so ist das Zusammentreffen
zwischen Bakterien und Antiseptikum nicht immer ohne weiteres zu erwarten. Man kann sich aber in dieser Hinsicht
Klarheit verschaffen, wenn man die Verteilung der Substanzen
im Tierkörper studiert. Ehrlich ist es wieder gewesen, der
auf dieses Grundproblem die Aufmerksamkeit gelenkt hat.
Soll eine Substanz in einem bestimmten Organ wirken,
soll sie z. B. Schädlichkeiten überwinden, die in der Leber
lokalisiert sind, so muß man prüfen, ob die Substanz überhaupt
nach der Einführung in den Körper zu der Leber gelangt.
Aus Versuchen von Bondi und Jacoby[3]), Loeb und

---

[1]) Über die Sublimathemmung und die Reaktivierung der Ferment-
wirkung. Biochem. Zeitschr. Bd. 17 (1909).

[2]) Die photobiologischen Sensibilisatoren und ihre Eiweißverbin-
dungen. Biochem. Zeitschr. Bd. 1 (1906).

[3]) Vgl. Jacoby, Über ein neues pharmakologisches Grundgesetz.
Deutsche Zeitschr. f. Chirurgie Bd. 95 (1908).

Michaud[1]) und v. d. Velden[2]) geht nun aber mit Sicherheit
hervor, daß die chemischen Substanzen im kranken Organismus
sich anders verteilen wie im gesunden Organismus.

Bondi und Jacoby untersuchten die Verteilung der Salizylsäure im Organismus des Kaninchens. Salizylsäure oder
salizylsaures Natron wurde mit der Schlundsonde Kaninchen
in den Magen gebracht. Bekanntlich verläßt ein großer Anteil
davon sehr bald den Körper durch die Nieren. Jedoch weiß
man, daß eine immerhin nicht ganz zu unterschätzende Menge
nur ganz allmählich den Körper verläßt. Es war also zu prüfen,
in welchen Geweben die Säure sich bis zu ihrer Ausscheidung
ablagert. Bei einem antiseptisch wirksamen Mittel — und bei
der Rolle der Salizylsäure in der Therapie des akuten Gelenk-
rheumatismus ist doch wohl an eine antiseptische Wirkung der
Säure zu denken — darf man es für erwünscht ansehen, wenn
die Substanz sich im Blut anreichert, damit eine Desinfektion
des Blutes die Krankheitserreger von den Geweben fernhält.
Während viele pharmakologisch wirksame Substanzen anscheinend sehr schnell fast vollständig aus dem Säftestrom in die
Organe übertreten, wird nun in der Tat eine deutlich nachweisbare Quantität Salizylsäure im Blute zurückgehalten. In
den Organen finden sich nur geringe Säuremengen, unter ande-
rem auch in den Gelenken. Bei Kaninchen, die mit Staphylokokken infiziert wurden, fand sich mehr Salizylsäure in den
Gelenken als bei normalen Kaninchen.

Eine derartige Ablenkung eines chemotherapeutischen
Mittels in Organe, in denen die Entfaltung einer Wirkung erwünscht ist, erscheint sehr bedeutsam. Als Ursache des veränderten Verhaltens muß man annehmen, daß eine Substanz
in den Gelenken sich anhäuft, die sonst nur in geringer Menge
dort vorhanden ist und eine starke Affinität zur Salizylsäure
besitzt. Ob diese Substanz mit der Serumsubstanz identisch
ist, muß vorläufig dahingestellt bleiben. Später hat Oswald[3])

---

[1]) Über die Verteilung des Jods bei tuberkulösen Tieren. Biochem.
Zeitschr. Bd. 3 (1907).

[2]) Zur Jodverteilung unter pathologischen Verhältnissen. Biochem.
Zeitschr. Bd. 9 (1908).

[3]) Über den Chemismus der Entzündung. Zeitschr. f. experim.
Pathol. u. Therapie Bd. 8 (1910).

eine physikalisch-chemische Deutung dieser Erscheinungen versucht. Oswald weist darauf hin, daß die Salizylsäure die Diffusion von Elektrolyten durch Kolloide verändert. Umgekehrt könnten beim infizierten Tier am Erkrankungsherd sich Substanzen ansammeln, die die Diffusion der Salizylsäure beeinflussen.

Sehr schöne Beobachtungen zur Stütze der These, daß pathologisch verändertes Gewebe eine gegen die Norm abgeänderte Affinität besitzen kann, haben Loeb und Michaud, sowie v. d. Velden angestellt. Loeb und Michaud studierten die Verteilung, die Jod im Organismus erfährt. Dabei ergab sich, daß nur sehr wenig Jod in das normale Auge gelangt. Machte man nun das eine Auge des Versuchstieres tuberkulös, so verhielt sich das gesunde und das kranke Auge durchaus verschieden, indem das infizierte Auge viel mehr Jod aufnahm. Auch Eiter nimmt verhältnismäßig reichlich Jod auf. v. d. Velden konstatierte eine ausgesprochene Affinität von karzinomatös veränderten Geweben für Jod, Hamburger[1]) sah mehr Fluoreszin in das kranke als in das gesunde Auge gelangen.

Die Verteilung, das distributive Moment, wie Ehrlich sich ausdrückt, beherrscht nach allen Richtungen die experimentelle Chemotherapie. Man kann selbstverständlich nicht nur den Organismus so verändern, daß eine bestimmte Stelle im Körper eine gesteigerte Affinität besitzt. Man hat es ebenso gut in der Hand, das Arzneimittel chemisch so zu modifizieren, daß seine Verteilung im Tierkörper sich ändert. Wir wollen das an einem besonders klaren Beispiel erläutern. Schon im Jahre 1887 erkannte P. Ehrlich[2]), daß ein ausgesprochener Parallelismus zwischen Neurotropie und Lipotropie besteht. Ehrlich hatte nämlich beobachtet, daß chemische Substanzen, insbesondere Farbstoffe, in ganz paralleler Weise sich im Zentralnervensystem und im Fett anhäufen. Hofmeister und Spiro hatten dann Untersuchungen angestellt, die die auch von ihnen erkannten Gesetzmäßigkeiten physikalisch-chemisch näher definieren sollten. Endlich hatten Hans Meyer und Overton ihre bekannten Theorien entwickelt, die das Eindringen von Substanzen in Zellen, und insbesondere die durch chemische Körper zustande kommende Narkose durch den Fettgehalt der Zellen

---

[1]) Berliner Klin. Wochenschr. 1909, Nr. 30.
[2]) Therapeutische Monatshefte 1887.

erklären. Nach H. Meyer ist eine Substanz besonders geeignet
dazu, auf eine tierische Zelle narkotische Wirkungen zu entfalten, wenn sie durch ihre Löslichkeit in Fetten oder fettähn-
lichen Stoffen, den sogenannten Lipoiden, besonders gut in die
Fettsubstanz der Zentralapparate aufgenommen wird. Es
kann hier nicht unsere Aufgabe sein, in eine kritische Besprechung dieser Protoplasma- und Narkosetheorie einzutreten.
Wohl ist bei einer großen Anzahl von pharmakologisch aktiven
Stoffen ein ausgesprochener Parallelismus zwischen Wirkung
auf das Zentralnervensystem und Fettlöslichkeit nachweisbar,
aber der Zusammenhang zwischen Konstitution und Wirkung
ist ziemlich verwickelt.

Loeb und v. d. Velden[1]) haben nun nach dem Vorschlag
von Ehrlich Substanzen in das Nervensystem dirigiert, deren
allgemeine pharmakologische Wirkung sie diesem Organkomplex
wollten zugute kommen lassen.

Sie fanden den Dijodbrassidinsäureäthylester, den sie als
Lipojodin in die Therapie einführten, lipotrop und neurotrop.
Ähnlich verhält sich auch das von Emil Fischer dargestellte
monojodbehensaure Kalzium, das als Sajodin bekannt geworden
ist. Aus eigenen Versuchen[2]) geht die besonders starke Lipotropie der Salze und die fehlende Lipotropie der freien Säuren
organischer Jodverbindungen hervor. Nach Bondi und Katz[3])
wirkt die Azetylsalizylsäure (Aspirin) stärker antipyretisch als
die Salizylsäure, weil sie sich anders im Organismus verteilt. So
wird denn auch die Salizylsäure unter Umständen an Stellen
des Organismus abgespalten, an die sie bei direkter Zuführung
vielleicht nie in gleich hoher Konzentration gelangen würde.

Bei antiparasitären Mitteln kommt das Moment der Organotropie in etwas anderer Richtung als bei anderen Heilsubstanzen in Betracht. Wenn ein Mittel die Kontraktionen des
Herzmuskels beeinflussen soll, dann muß es selbstverständlich
zu den Muskeln oder Nerven gelangen, von denen die Kontraktionen ausgelöst werden. Um aber den Organismus zu
desinfizieren, muß ein Heilmittel den Parasiten in alle Schlupf-

---

[1]) Therapeutische Monatshefte 1911.
[2]) Jacoby, Über die Verteilung von Jodverbindungen im Organismus
in Beziehung zu ihrer Konstitution. — Biochem. Zeitschr. Bd. 74 (1916).
[3]) Zeitschr. f. klin. Medizin Bd. 72 (1910).

winkel innerhalb des Organismus folgen. Wenn die Substanz
mit den tierischen Geweben nicht zu heftig reagiert, ist es an
sich sehr wertvoll, wenn sie möglichst überall hin gelangen kann,
wenn sie also polytrop ist. Denn Bakterien und andere pathogene Parasiten können sich ja überall ansiedeln. Die entscheidende Funktion der inneren Desinfizientien ist eine möglichst
ausgeprägte Parasitotropie, d. h. die viel größere Affinität zu
den Parasiten als zu den tierischen Geweben. Ideal ist ein
Mittel, welches überall im Organismus die Parasiten erreicht,
für den Körper möglichst ungiftig ist und die Parasiten innerhalb der Körpersäfte schon in geringen Konzentrationen abtötet. Den ersten Beweis, daß die Chemotherapie imstande ist,
diesem Ziel sich zu nähern, lieferten die Erfolge, die bei der
Behandlung der Trypanosomenkrankheiten durch Arsen und
seine Derivate erzielt wurden.

I. Die Behandlung der Trypanosomeninfektionen mit Arsenikalien.

Die Schlafkrankheit des Menschen und eine Reihe von
Tierseuchen werden durch Trypanosomen verursacht, welche
sich im menschlichen und tierischen Organismus ansiedeln.
Die Trypanosomen gehören zu den Protozoen. Man findet
sie bei infizierten Tieren massenhaft im Blute. Da sie ziemlich
groß sind und sich im Blute lebhaft bewegen, so kann man sie
sehr leicht beobachten.

Laveran und Mesnil[1]) entdeckten 1902, daß arsenige
Säure imstande ist, das Blut der Mäuse von Trypanosomen
zu befreien. Da die arsenige Säure ein sehr stark wirkendes
Gift ist, so ist man natürlich in der Höhe der Dosis sehr begrenzt. Nur Bruchteile von Milligrammen kann man den
Mäusen ohne Schaden zuführen. In diesen allein möglichen
Dosen aber ist die arsenige Säure unfähig, eine wirkliche Heilung zu bewirken. Die Trypanosomen verschwinden zwar aus
dem Blut, die Tiere, die nach der Infektion in 3—4 Tagen
sterben würden, bleiben zunächst am Leben. Nach einiger Zeit
aber, etwa nach einer Woche, findet man im kreisenden Blut
von neuem Parasiten und die Tiere sterben. Freilich kann man

---

[1]) Recherches sur le traitement et la prévention du Nagana. Annal.
de l'Institut Pasteur 1902.

die Behandlung auch bei den Rezidiven wiederholen und so die infizierten Tiere noch einige Zeit am Leben erhalten. Aber allmählich schädigt die wiederholte Gifteinverleibung die Tiere immer mehr, und sie erliegen dem Heilmittel, wenn sie nicht durch die Trypanosomen umgebracht werden.

Laveran und Mesnil haben diese Resultate auf Grund sehr sorgfältiger Untersuchungen erzielt, so daß zahlreiche Nachuntersuchungen ihre Ergebnisse bestätigt haben. An der Bedeutung dieser Befunde ändert auch nichts der Umstand, daß Löffler und Rühs von besseren Erfolgen berichten, indem sie in mehreren Versuchsreihen wirkliche Heilungen mit arseniger Säure erreichten. Für eine ausgedehnte Anwendung ist die arsenige Säure sicherlich ein zu giftiges Heilmittel.

Einen wesentlichen Fortschritt bedeutete es, als man organische Arsenverbindungen zu chemotherapeutischen Versuchen heranzog.

Zur Behandlung der Krankheiten des Menschen hatte man schon vor länger Zeit organische Arsenverbindungen versucht, nachdem Bunsen 1837—1843 zuerst in den Kakodylverbindungen organische Arsenverbindungen dargestellt hatte. Für exakte chemotherapeutische Studien wurde aber erst ein Präparat bedeutsam, das 1902 als Atoxyl in den Handel kam. Diese Substanz hatte Béchamp bereits 1863 durch Erhitzen von arsensaurem Anilin erhalten und als Arsensäure-Anilid aufgefaßt. F. Blumenthal[1]) stellte fest, daß das Präparat bei Versuchstieren etwa 40mal weniger giftig ist als eine Lösung von arseniger Säure mit dem gleichen Arsengehalt und betonte, daß man im Gegensatz zu der angenommenen Konstitution auch bei großen Dosen keine Anzeichen einer Anilinvergiftung bemerke. Blumenthal selbst und Schild haben das Präparat zur Behandlung von inneren und Hautkrankheiten empfohlen. Thomas und Breinl[2]) in Liverpool haben dann

---

[1]) Über Metaarsensäureanilid (Atoxyl). — Die medizinische Woche 14. April 1902.

[2]) H. D. Thomas, The experimental treatment of trypanosomiasis in animals. Proceeding of the Royal Society 1905. — Some Experiments in the Treatment of Trypanosomiasis. — British Med. Journ. 1905. — Thomas und Breinl, Trypanosomes, Trypanosomiasis and Sleeping Sickness. Memoir XVI, Liverpool School of Tropical Medicine 1905.

zuerst die gute Wirkung des Atoxyls gegenüber experimentellen Trypanosomeninfektionen erkannt. An die Versuche schloß sich dann die Anwendung bei der Schlafkrankheit durch verschiedene Forscher, insbesondere auch durch Robert Koch.

In der Tat war das Atoxyl wegen seiner interessanten Eigenschaften ein sehr geeignetes Objekt für chemotherapeutische Versuche. Denn das Atoxyl ist für ein organisches Arsenpräparat ziemlich ungiftig und im Tierversuch gegenüber Infektionen recht wirksam. Um aber vom Atoxyl zu einem idealen Heilmittel von optimaler Wirksamkeit zu gelangen, war es notwendig, das Atoxyl ausgiebig chemisch zu variieren. Nur so konnte man hoffen, die Konstitution herauszufinden, der die größte Wirksamkeit bei kleinster Giftigkeit zukommt. Solchen Bestrebungen schien aber die seit der Entdeckung des Atoxyls angenommene Zusammensetzung der Substanz keine Stütze zu bieten. Das Atoxyl wurde als ein Derivat des Anilins aufgefaßt. Man nahm an, daß das Arsenatom nicht direkt mit dem Benzolkern verknüpft sei, sondern nur durch Vermittlung des Stickstoffs, wie folgendes Schema ausdrückt:

$$\langle\!\bigcirc\!\rangle - NH - As$$

Ehrlich und Bertheim[1]) haben aber bewiesen, daß das Atoxyl das Mononatriumsalz der p-Aminophenylarsinsäure und durch folgende Formel auszudrücken ist:

$$NH_2 - \langle\!\bigcirc\!\rangle - AsO\!<\!\begin{array}{l}OH\\ONa\end{array}$$

Ehrlich und Bertheim nennen kurz die Säure Arsanilsäure, deren Natriumsalz also das Atoxyl ist. Die Erkenntnis der Konstitution der Arsanilsäure war der Schlüssel für sehr ergiebige Möglichkeiten zur chemischen Arbeit. Während die Verkuppelung der Aminogruppe mit dem Arsen die Substituierbarkeit beider Gruppen auszuschließen schien, konnte man nunmehr an zwei Punkten neue Gruppen in das Molekül einführen.

Ehe wir uns aber mit diesen Arsanilderivaten beschäftigen

---

1) Über Paraaminophenylarsinsäure. Berl. Ber. 1907, S. 3292.

können, müssen wir die biologischen Eigenschaften der Arsanilsäure genau kennen lernen, da man die Abkömmlinge nur im
Vergleich mit der Muttersubstanz würdigen kann. Mischt man
im Reagenzglas Trypanosomen mit arseniger Säure, so kann
man unter dem Mikroskop beobachten, daß die Mikroorganismen
schon durch sehr kleine Dosen des Giftes abgetötet werden.
Im Gegensatz dazu findet durch die Arsanilsäure eine derartige
direkte Abtötung nicht oder jedenfalls weniger leicht statt.
Dosen, von denen ein Bruchteil bereits imstande ist, das Blut
eines infizierten Tieres in vivo von den Trypanosomen zu befreien, versagen gegenüber sehr geringen Quantitäten von
Trypanosomen außerhalb des Körpers.

Spritzt man nun aber einem Versuchstier, in dessen Blut
sich Trypanosomen finden, Arsanilsäure ein, so gelingt es unter
Umständen, das Tier von dem in kurzer Zeit zu erwartenden
Tod zu retten. Die Tiere bleiben am Leben, die mikroskopische
Untersuchung lehrt, daß die Trypanosomen aus dem strömenden Blut verschwunden sind. Aber dieser Zustand bedeutet
keine wirkliche Heilung. Nach etwa 1—2 Wochen findet man
wieder Parasiten im Blut, deren Vernichtung unter Umständen
wiederum durch neue Zufuhr der Arsanilsäure gelingt. Nur
in ganz seltenen Fällen ist es auf diese Weise möglich, infizierte
Versuchstiere dauernd zu heilen. Zumeist erliegen die kranken
Tiere einem früheren oder späteren Rezidiv. Ehrlich ist es
nun gelungen, in die Ursachen dieser Erscheinungen einen erheblichen Einblick zu gewinnen. Wenn eine Maus nach der
Arsanilsäurebehandlung an einem Trypanosomiasisrezidiv erkrankt, so kann man die während des Rezidivs im Blute auftretenden Trypanosomen ebenso gut auf andere Mäuse übertragen, wie von einer Maus, deren Trypanosomen noch gänzlich
unbehandelt sind, also noch nicht mit Arsanilsäure irgendwie
in Berührung gekommen sind. Diese Abimpfungen von Rezidivparasiten kann man nun beliebig oft wiederholen. Es ist so
möglich, Stämme von Trypanosomen zu gewinnen, deren einzelne Glieder immer wieder von neuem mit Arsanilsäure in Berührung gekommen sind.

Durch diese dauernde Berührung mit Arsanil ändern die
Trypanosomen ihre Eigenschaften, und zwar gerade die spezielle
Art ihrer Reaktion mit diesem ihrem Gegner. Versucht man

nämlich Mäuse durch Arsanilsäure von solchen »Arsaniltrypanosomen« zu befreien, so wird das im Laufe der Monate immer
schwieriger, je länger der Stamm mit Arsanilsäure vorbehandelt
war. Schließlich sind die größten Dosen, die überhaupt das
Versuchstier vertragen kann, nicht mehr imstande, irgendeinen
Einfluß auf die im Blute kreisenden Trypanosomen auszuüben.
Der Trypanosomenstamm wird dann als arsanilfest bezeichnet. Hat ein Stamm erst einmal ausgesprochene Festigkeit
erlangt, so bewahrt er sie sehr zähe. Es ist dann nicht einmal
mehr nötig, die Trypanosomen weiterhin mit Arsanil in Berührung zu bringen. Auch ohne das behalten sie unverändert ihre
Festigkeit. Das stellte Ehrlich durch einen sehr lehrreichen
Versuch fest. Ehrlich gabelte einen arsanilfesten Stamm in
der Art, daß er in einer Serie von Mäusen durch sehr zahlreiche
Generationen die Trypanosomen weiterimpfte, ohne sie mit
Arsanil in Berührung zu bringen. In der Parallelserie wurden
die Trypanosomen immer von neuem mit Arsanil behandelt.
Als nun nach langer Zeit beide Zweigstämme auf ihr Verhalten
gegenüber Arsanil geprüft wurden, ergab sich, daß der unbehan-
delte Stamm vollkommen dem behandelten sich gleich verhielt.
Keiner von beiden hatte in der langen Zeit sich geändert, die
Festigkeit hatte nicht ab- und nicht zugenommen. Aus diesen
Versuchen kann man den sicheren Schluß ableiten, daß die
einmal arsanilfest gewordenen Trypanosomenstämme ihren
Charakter lange Zeit bewahren, ganz unabhängig davon, ob
auch in Zukunft Arsanil auf sie einwirkt oder nicht. Therapeutisch lernen wir aus diesen Erfahrungen, daß man bei der
Arsanilbehandlung durch mehrfache und verzettelte Dosen
häufig nicht wird nachholen können, was man etwa durch
Unterlassung einer einzelnen, hinreichend großen Dosis ver-
säumt hat. Denn offenbar steht bei den Rezidiven der Erkrankung dem Arsanil ein immer widerstandsfähigeres Trypano-
somengeschlecht gegenüber, und die vergifteten Arsanilpfeile
treffen dann nur noch das Wirtstier und nicht mehr die Trypanosomen. Nach den bisherigen Darlegungen ist aber überhaupt
garnicht bewiesen, daß das Arsanil als solches direkt auf die
Trypanosomen einwirkt und sie abtötet, unsere Schilderung ist
nur ganz allgemein aufzufassen. Man wird von verschiedenen
Gesichtspunkten aus veranlaßt, den Mechanismus der Atoxyl-

wirkung sich klar zu machen. Da die mikroskopische Betrachtung lehrt, daß die Trypanosomen in 1—2proz. Arsanillösungen, also in Konzentrationen, die im Tierkörper niemals auch nur annähernd erreicht werden, lange Zeit gut beweglich bleiben, so muß man annehmen, daß im Tierkörper noch etwas Besonderes hinzukommt, was bei der Abtötung der Trypanosomen ausschlaggebend wird. Zwei Möglichkeiten sind gegeben: Einmal kann die Arsanilsäure im Organismus chemische Umwandlungen in der Art erfahren, daß trypanozidere Produkte entstehen; außerdem könnte aber die Arsanilsäure auf Zellen oder im Organismus gebildete Zellprodukte so einwirken, daß sie aktiv die Trypanosomen angreifen und abtöten. In der Hauptsache käme für die zweite Möglichkeit die sogenannte Phagozytose und die zytotropen oder opsonischen Funktionen in Frage. Zusammen mit Schütze[1]) habe ich aber diesen Mechanismus mit vollkommener Sicherheit ausschließen können. Es ist zwar wahrscheinlich, daß wie so viele andere Substanzen auch die Arsanilsäure auf die Verteilung und die Freßfähigkeit der Leukozyten von einem gewissen Einfluß ist. Aber für die Vernichtung der Trypanosomen ist jedenfalls Phagozytose und Opsoninwirkung ohne Belang. Es ist also schon per exclusionem wahrscheinlich, daß die Arsanilsäure im Organismus in eine wirksamere Substanz umgewandelt wird. Zunächst könnte man glauben, daß diese wirksame Substanz abgespaltene arsenige Säure ist. Dem ist aber nicht so. Denn nur ein kleiner Teil der eingeführten Arsanilsäure verläßt den Körper in anorganischer Form. Aber Veränderungen erfährt die Arsanilsäure doch im Körper. Auf Grund von zahlreichen Versuchen ist Ehrlich zu der Anschauung gelangt, daß die Arsanilsäure im Tierkörper reduziert wird und erst die Reduktionsprodukte die eigentlichen Feinde der Trypanosomen sind. Wir werden das große Material, das Ehrlich und seine Mitarbeiter für diese Hypothese beigebracht haben, gleich kennen lernen und sehen, daß es sich zwar nicht um direkte Beweise handelt, wohl aber sehr starke Stützen für Ehrlichs Vermutung geliefert worden sind.

---

[1]) Über den Wirkungsmechanismus von Arsenpräparaten auf Trypanosomen im tierischen Organismus. Biochem. Zeitschr. Bd. 12 (1908).

Für Ehrlichs Ansicht sprechen in erster Linie die Versuche mit Reduktionsprodukten der Arsanilsäure. Die Reduktionsprodukte (z. B. Arsenophenylglyzin) wirken kräftiger als die Arsanilsäure, sie töten bereits im Reagenzglas in sehr kleinen Dosen Trypanosomen ab, so daß halbfeste Arsanilstämme arsanilfest, aber nicht fest gegen Arsenophenylglyzin sind. Die Entstehung von Reduktionsprodukten aus der Arsanilsäure im Organismus ist nicht ausgeschlossen, da auch im Tierkörper Reduktionen stattfinden. In der Tat haben auch Levaditi und Yamanouchi beobachtet, daß die Arsanilsäure durch Lebergewebe in eine etwas trypanozidere Substanz umgewandelt wird. Diese unmittelbar im Reagenzglase zu beobachtende Reduktionswirkung ist allerdings unerheblich, nach Analogie mit anderen Phänomenen ist das aber kein Grund, in Zweifel zu ziehen, daß die Arsanilsäure vor oder bei ihrer Wirkung intensiv im tierischen Organismus reduziert wird.

Wir betonen also, daß das Arsanil, in dem das Arsen fünfwertig ist, im Reagenzglase gegenüber den Trypanosomen versagt, im Tierversuche nur unvollkommene Wirkungen entfaltet, während die Reduktionsprodukte, in denen das Arsen dreiwertig ist, sowohl im Reagenzglase wie im Tierversuche sehr intensiv die Trypanosomen abtöten[1]).

So ist z. B. die Paraoxyphenylarsinsäure

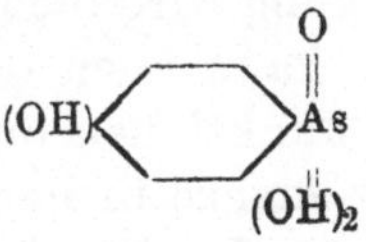

$$(OH)\!\!-\!\!\langle\bigcirc\rangle\!\!-\!\!As\!\!\begin{array}{c}O\\\|\\\end{array}(OH)_2$$

auch in sehr konzentrierten Lösungen gänzlich ohne Wirkung auf die Trypanosomen, während das Reduktionsprodukt, das

Paraoxyphenylarsenoxyd

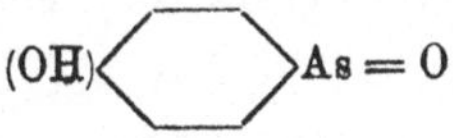

$$(OH)\!\!-\!\!\langle\bigcirc\rangle\!\!-\!\!As = O$$

schon in hohen Verdünnungen stark trypozid ist.

Ehrlich und seine Mitarbeiter haben systematisch die

---

[1]) Roehl, Über den Wirkungsmechanismus des Atoxyls, Berliner klin. Wochenschr. 1909, Nr. 11. Vgl. auch Friedberger, Über die Behandlung der experimentellen Nagana mit Mischungen von Atoxyl und Thioglykolsäure, Berliner klin. Wochenschr. 1908, Nr. 38.

Derivate der Arsanilsäure chemisch und biologisch verglichen
und auf diesem Wege Typen gefunden, die sich in ihrer trypoziden Wirkung und in ihrer Giftigkeit für den Tierkörper scharf
unterscheiden:

$$O = As = (OH) \qquad O = As \qquad As{=}{=}{=}As$$
$$\text{I} \qquad\qquad \text{II} \qquad\qquad\qquad \text{III}$$

Typus II bedeutet, wie wir gesehen haben, gegenüber der Ars-
anilsäure (I)[1] schon einen entschiedenen Fortschritt, da die
Substanzen dieser Gruppe viel energischer die Trypanosomen
abtöten. Aber dieser Vorteil ist praktisch nicht ausnutzbar,
da mit der trypoziden Wirksamkeit auch die Giftigkeit für den
Organismus des Wirtstieres zunimmt. Geht man aber zum
Typus III weiter, so macht sich ein gewaltiger Fortschritt bemerkbar. Hier findet sich nämlich die augenscheinlich an die
Dreiwertigkeit des Arsens geknüpfte Stärke der trypoziden
Wirkung wieder, aber die Verbindungen dieses Typus sind für
den Tierkörper viel weniger giftig als die vom Typus II.

Die Herabsetzung der Giftigkeit und gleichzeitige Steigerung der trypoziden Wirkung wird nicht nur durch Änderungen
am Arsen bewirkt, man kann auch durch Modifikationen an
der Amidogruppe beide Funktionen im erwünschten Sinne beeinflussen. So hat das Arsazetin neben Nachteilen, die ihm
eine dauernde Stellung in der Therapie versagten, im Tierversuche deutliche Vorteile gegenüber der Arsanilsäure, dessen
Azetylprodukt es darstellt. Ein ganz ausgezeichnet wirksamer
Stoff ist das Arsenophenylglyzin, bei dem die entgiftende Sub-

---

[1] Zum Typus I, also der Arsanilsäuregruppe, dem Typus des
Atoxyls, gehört auch die Benzolsulfonyl-aminophenylarsinsäure, deren
Natriumsalz in Frankreich unter dem Namen Hectin empfohlen
worden ist.

$$NH\,(SO_2C_6H_5)$$
$$O = As = (OH)_2$$

stituierung an der Amidogruppe zu den schon erwähnten Vorteilen der Substanzen dieses Typus hinzukommt.

Die Konstitution dieser Substanzen ist folgende:

$$NH(COCH_3) \quad\quad O=As<^{OH}_{ONa}$$

Arsazetin.

$$COONa \quad COONa$$
$$CH_2 \quad CH_2$$
$$NH \quad NH$$
$$As\!=\!\!=\!\!=\!As$$

Arsenophenylglyzin.

Einige Beispiele werden uns nun zeigen, welche Dosen der Arsenpräparate für Heilversuche in Frage kommen und wie sich die Experimente mit normalen und mit arsanilfesten Stämmen gestalten.

Injiziert man Mäusen eine Spur Blut eines Tieres, in dem sich die Erreger der Tsetsekrankheit oder der Nagana (Trypanosoma Brucei) in wenigen Exemplaren finden, so kann man nach einem oder mehreren Tagen — je nach der Dosis und der Virulenz der Parasiten — im Blut der Versuchstiere Trypanosomen finden. Injiziert man nunmehr wiederum subkutan ca. 0,1 mg arseniger Säure, so verschwinden in den nächsten Stunden die Parasiten. Nach kürzerer oder längerer Zeit treten die Trypanosomen aber wieder im Blut aus. Wenn man nun die Einspritzungen der arsenigen Säure wiederholt, so gelingt es nicht selten mehrfach, das Tier parasitenfrei zu machen. Während eine unbehandelte Maus in 3—4 Tagen der Infektion mit absoluter Sicherheit erliegt, kann man so den Tod unter Umständen für Monate hinausschieben. Nur hat man damit zu rechnen, daß die arsenige Säure selbst ein sehr starkes Gift für die Mäuse ist, und so muß man die Maus dauernd durch die beiden Gefahren (Parasiten und Gift) hindurchsteuern.

Die Behandlung mit der arsenigen Säure findet nur in ihrer Giftigkeit eine Grenze. Arsenfest scheinen die Trypanosomen nach den bisherigen Erfahrungen bei diesem Vorgehen nicht zu werden. Man kann viele Monate immer wieder eine Maus mit arseniger Säure von den Trypanosomen befreien, ohne daß die Parasiten widerstandsfähiger werden. Absolut unmöglich

ist es allerdings nicht, arsenfeste Trypanosomen zu züchten,
da es in jahrelangen Bemühungen Gonder[1]) auf Umwegen
gelungen ist. Die nähere Untersuchung lehrte Ehrlich, daß
bei der Arsanilfestigkeit verschiedene Grade zu unterscheiden
sind. Man kann Parasitenstämme erzielen, die gegen die
Arsanilsäure und gegen solche Derivate der Arsanilsäure, die
wie sie selbst nicht maximal wirksam sind, gefestigt sind,
aber auch Stämme herstellen, denen selbst das hochwirksame
Arsenophenylglyzin nichts mehr anzuhaben vermag.

Die folgenden Tabellen zeigen, wie sich Trypanosomen
verhalten, wenn man sie durch Behandlung mit organischen
Arsenpräparaten allmählich arsanilfest gemacht hat. Die erste
Tabelle zeigt die Einwirkung des azetylparaamidophenylarsin-
sauren Natrons (Arsazetin), die zweite des Arsenophenylglyzins.

Azetylparaamidophenylarsinsaures Natron (Arsazetin).

**Wirkung auf die Trypanosomeninfektion bei Mäusen bei Verwendung
normaler und fester Stämme**

Tag nach der Injektion	Ausgangsstamm					Fester Stamm I	
	1	2	3	4	Kontr.	5	Kontr.
	Infiziert	Infiziert	Infiziert	Infiziert	Infiziert	Infiz. 1:25	Infiz.
1	+ 1:200	+ 1:100	+ 1:75	+	+	— 1:25	+
2	—	—	—	+++ 1:25	+++	+	++
3	+	—	—	—	tot	+++ 1:25	+++
4	—	—	—	—		tot	tot
5	—	—	—	—			
6	—	—	—	—			
7	+	—	—	—			
8	+++	—	—	—			
9	+++	—	—	—			
10	tot	—	—	—			
11		—	—	—			
12		—	—	—			
13		—	—	—			
14		—	—	—			
15		—	—	—			
180		—	—	—			
		geheilt	geheilt	geheilt			

Erklärung: Trypanosomenzahl im Blut: — keine, + wenige, ++ viele,
+++ sehr viele. Dosierung: 1 ccm der angewandten Lösung pro 20 g
Maus subkutan.

[1]) Zeitschr. für Immunitätsforschung Bd. 15 (1912).

Arsenophenylglyzin.

Wirkung auf die Trypanosomeninfektion bei Mäusen bei Verwendung normaler und fester Stämme

Tag nach der Infektion	Ausgangsstamm							Fester Stamm I				Fester Stamm II	
	1	2	3	4	5	6	Kontr.	7	8	9	Kontr.	10	Kontr.
	Infiz.	Infiz.	Infiz.	Infiz.	Infiz.	Infiz.	Infiz.	Infiz.	Infiz.	Infiz.	Infiz.	Infiz.	Infiz.
1	+ 1:1300	+ 1:1000	+ 1:750	+ 1:650	+	+	+	+ 1:750	+ 1:550	+ 1:400	+	+ 1:150	+
2	+	−	−	−	+++ 1:300	+++ 1:150	+++	−	−	−	+++	+++	+++
3	++	−	−	−	−	−	tot	−	−	−	tot	tot	tot
4	+++	−	−	−	−	−		−	−	−			
5	tot	−	−	−	−	−		−	−	−			
6		−	−	−	−	−		−	−	−			
7		+	−	−	−	−		−	−	−			
8		+++	−	−	−	−		+	−	−			
9		+++	−	−	−	−		+++	−	−			
10		tot	−	−	−	−		tot	−	−			
11			+	−	−	−			−	−			
12			++	−	−	−			−	−			
13			+++	−	−	−			−	−			
14			tot	−	−	−			−	−			
150				− geheilt	− geheilt	− geheilt			− geheilt	− geheilt			

Erklärung: Trypanosomenzahl im Blut: — keine, + wenige, ++ viele, +++ sehr viele. Dosierung: 1 ccm der angewandten Lösung pro Maus subkutan.

Man beachte besonders die zweite Tabelle, die lehrt, daß Trypanosomen schließlich so arsanilfest werden können, daß sie sogar durch das Arsenophenylglyzin, dieses stärkste trypanozide Mittel, nicht abgetötet werden können.

Auch Antimon und weniger Wismut, die ja dem Arsen chemisch nahestehen, haben trypanozide Eigenschaften. Die Wirkung der Antimonpräparate, die Plimmer zuerst beschrieben hat, kommt nach Kolle, Hartoch, Rothermundt und Schürmann[1] nur den dreiwertigen Antimonverbindungen zu. Die Autoren hatten sehr gute Erfolge mit der intramuskulären Injektion von Ölemulsionen metallischen Antimons. Es gelang mit absoluter Sicherheit, durch Injektion von 1 mg metallischen Antimons die Infektion mit Naganatrypanosomen bei Mäusen zu heilen. Schon nach wenigen Stunden nimmt die Zahl der Trypanosomen im Blute ab, auch wenn das Blut schon zahlreiche Parasiten enthält. 24 Stunden nach der Injektion des Antimons sind die Trypanosomen aus dem Kreislauf vollkommen verschwunden und erscheinen nicht wieder. Jedoch steht dieser Heilwirkung als Nachteil die Giftigkeit des Antimons gegenüber. Denn die geheilten Mäuse erliegen allmählich der chronischen Antimonvergiftung. Wesentlich besser liegen die Verhältnisse beim Antimontrioxyd (Sb_2O_6), von den Autoren kurz Trixidin genannt. Auch vom Trixidin genügt die intramuskuläre Injektion von 1 mg in öliger Emulsion, um Mäuse mit Sicherheit von der Trypanosomeninfektion zu heilen. Erst die 100fache Dosis tötet Mäuse. Nach Ehrlich drückt man sich kurz dahin aus, daß man sagt, für das Trixidin beträgt der therapeutische Koeffizient 1 : 100. Es ist selbstverständlich eine der wichtigsten Spezialaufgaben des chemotherapeutischen Experiments, den therapeutischen Koeffizienten der wirksamen Mittel einer Gruppe von Heilstoffen möglichst weit herabzudrücken. Mit dem metallischen Antimon hatten Kolle und seine Mitarbeiter bessere Resultate, als sie es als Salbe wie bei der Luesbehandlung in Form einer Schmierkur in die Haut einrieben. So konnten sie Heilerfolge erzielen, ohne daß es zu einer Antimonvergiftung kam. Wir sehen also, daß auch die

---

[1] Deutsche med. Wochenschr. 1913, Nr. 18.

Art der Einverleibung Gegenstand der experimentellen Erforschung sein kann.

Der Mechanismus der Einwirkung des Antimons auf die Trypanosomen geht durchaus dem der Wirkung der Arsenikalien parallel. In sehr interessanter Weise hat das Ehrlich durch das Studium der Arzneifestigkeit der Trypanosomen sichergestellt. Wir haben schon gesehen, daß auch innerhalb der Arsenderivate verschiedene Grade der Festigkeit bestehen, so daß z. B. die Festigkeit gegen die Arsanilsäure noch nicht die gegen das Arsenophenylglyzin einschließt. Im allgemeinen zeigte sich, daß die erworbene Arzneifestigkeit eine sehr spezifische Eigenschaft ist. Wir werden noch mehrere Gruppen von Chemikalien kennen lernen und bemerken, daß die gegen die eine Gruppe erworbene Arzneifestigkeit die Parasiten nicht gegen die anderen Gruppen stützt. Um so interessanter sind die komplizierten Beziehungen, welche Ehrlich in bezug auf Arzneifestigkeit zwischen den Arsenikalien und den Antimonpräparaten aufdeckte. Den ersten Trypanosomenstamm, den er antimonfest machte, hatte er zunächst arsazetinfest gemacht, dann gegen Arsenophenylglyzin gefestigt. Als dieser Stamm nun weiter mit arseniger Säure behandelt wurde, wurde er zwar nicht gegen diese Substanz, wohl aber gegen Antimonverbindungen fest. Unter Umständen kann ein Stamm auch schon antimonfest werden, wenn er nur arsazetinfest ist, während eine direkte Antimonfestigung durch ausschließliche Antimoneinwirkung bisher nicht gelungen ist.

Wir erkennen also, daß in bezug auf Arzneifestigung sehr nahestehende Stoffe, wie z. B. einzelne Arsenikalien, sich sehr verschieden verhalten können. Umgekehrt stellte sich heraus, daß ein naher Zusammenhang zwischen Arsanilverbindungen und ganz entfernt stehenden chemischen Stoffen auf dem Felde der Arzneifestigkeit vorkommen. Ehrlich und Roehl hatten gefunden, daß ein aus Metaimidokresol und Formaldehyd erhältliches Pyronin, dessen Leukoverbindung die Formel

$$\text{H}_2\text{N} \quad \text{O} \quad \text{NH}_2$$
$$\text{H}_3\text{C} \qquad \qquad \text{CH}_3$$
$$\text{CH}_2$$

besitzt, imstande ist, Trypanosomen abzutöten. Auch gegen dieses Pyronin ließ sich ohne Schwierigkeiten ein fester Stamm herstellen. Dieser Stamm war aber auch gegen die Arsanilderivate sehr fest. Dem Pyronin nahestehende Substanzen wie das Akridingelb gaben ganz entsprechende Resultate. Umgekehrt besaßen auch die arsanilfesten Stämme eine hohe Widerstandsfähigkeit gegen Pyronin. Durch eingehende chemische Erwägungen gelangt Ehrlich zu der Anschauung, daß ganz allgemein die Arsanilfestigkeit mit einer Festigkeit gegen die Gruppe der Orthochinone verknüpft ist. Für den Experimentator haben diese Erfahrungen noch das besondere Interesse, daß man auf dem Umwege der Pyroninfestigung sehr schnell zu einer sehr erheblichen Arzneifestigkeit gelangen kann.

II. Behandlung von Trypanosomeninfektionen mit Azofarbstoffen.

Unter vielen Stoffen der organischen Chemie, die Ehrlich in Gemeinschaft mit Shiga[1]) auf ihre trypanoziden Funktionen geprüft hatte, fand sich eine Substanz von guter Wirksamkeit. Es handelt sich um einen roten Farbstoff aus der Benzopurpurinreihe von der Konstitution

$$\text{SO}_3\text{Na} \cdot \text{C}_{10}\text{H}_4(\text{NH}_2)(\text{SO}_3\text{Na}) - \text{N}=\text{N} - \text{C}_6\text{H}_4 - \text{C}_6\text{H}_3(\text{SO}_3\text{H}) - \text{N}=\text{N} - \text{C}_{10}\text{H}_4(\text{NH}_2)(\text{SO}_3\text{Na}) \cdot \text{SO}_3\text{Na}$$

Der Körper entsteht aus der Kombination von einem Molekül tetrazotierter Benzidinmonosulfosäure und zwei Molekülen naphthylamindisulfosauren Natriums. Der Farbstoff ist also ein Natronsalz, er ist leicht in Wasser löslich, unlöslich in Azeton und Alkohol. Ehrlich hat dem Stoff wegen seiner Eigenschaften den kurzen Namen Trypanrot gegeben. Trypanrot eignet sich vorzüglich zu chemotherapeutischen Ver-

---

[1]) Farbentherapeutische Versuche bei Trypanosomenerkrankung. Berl. klin. Wochenschr. 1904, Nr. 13 u. 14.

suchen bei Mäusen, da diese Tiere gegen den Farbstoff ziemlich unempfindlich sind. Etwa $\frac{1}{2}$ g pro Kilo Maus ist erst die letale Dosis. Man kann einer Maus 5 mg, also 0,5 ccm einer 1proz. Lösung ohne Schaden injizieren. Der beste Heilerfolg wurde gegen die Trypanosomen erzielt, die eine südamerikanische Pferdekrankheit, das sog. Mal de Caderas, bewirken. Drei Tabellen aus der Arbeit von Ehrlich und Shiga mögen die guten Erfolge der Behandlung erläutern.

Tabelle I.

Lfd. Nr.	Maus g			Tag														
				1	2	3	4	5	6	7	8	9	10	11	12	13	14	
1	13,0	Parasiten	T.-I.	+	0	0	0	0	0	0	0	0	0	0	0	0	0	Rezidivfrei; am 56. Tag neu infiziert, am 60. Tag †
		Farbstoff		0,3														
2	13,0	Parasiten	T.-I.	+	++	+	0	0	0	0	0	0	0	0	0	0	0	Rezidivfrei; am 47. Tag an Pseudodiphtherie†
		Farbstoff			0,3													
3	14,0	Parasiten	T.-I.	+	++	++	0	0	0	0	0	0	0	0	0	0	0	Rezidivfrei; am 45. Tag neu infiziert, am 49. Tag †
		Farbstoff			0,3													
4	13,0	Parasiten	T.-I.	+	++	+++	++	0	0	0	0	0	0	0	0	0	0	Rezidivfrei; am 44. Tag neu infiziert, am 54. Tag †
		Farbstoff				0,3												
5	14,0	Parasiten	T.-I.	+	++	+++	++	+	0	0	0	0	0	0	0	0		Am 27. Tag Rezidiv, am 30. Tag †
		Farbstoff				0,3												
6	13,0	Parasiten	T.-I.	+	++	+++	†											Kontrolle 1.
7	12,0	Parasiten	T.-I.	+	++	+++	†											Kontrolle 2.

T.-I. = Trypanosomen-Infektion. Parasiten = Trypanosomen im Blut, und zwar: + wenig, ++ viel, +++ reichlich, 0 negativ und — nicht untersucht. Farbstoff = Trypanrot (1 proz. Lösung). † = Tod.

Was den Mechanismus der Trypanrotwirkung angeht, so ist zunächst bemerkenswert, daß es sich nicht um eine einfache, antiseptische Abtötung der Parasiten handeln kann. Denn im Reagenzglase ist das Trypanrot ziemlich unwirksam. Aus den Arsanilbefunden wissen wir schon, daß vielleicht erst eine chemische Umwandlung des Heilmittels im Tierkörper erfolgen muß, ehe es wirksam wird. Daneben besteht aber noch eine zweite Möglichkeit, welche auch in weitem Umfange praktisch in Frage kommt. Wenn ein Mittel, wie das Trypanrot, nämlich auch im Tierkörper zunächst nur schwache Wirkungen entfaltet, so genügt das, um erst einmal eine Anzahl

Tabelle II.

Lfd. Nr.	Maus g		1	2	3	4	5	6	7	8	9	10	11	12	13	14	15	16	17	18	19	20	21	22	23	24	25	
1	13,0	Parasiten	T.-I.	0	0	0	0	0	0	0	0	0	0	0	0	0	0	0	—	—	0	—	0	—	0	—	—	Rezidivfrei, am 172. Tag †
		Farbstoff		0,5																								
2	11,0	Parasiten	T.-I.	+	0	0	0	0	0	0	0	0	0	0	0	0	0	0	—	—	0	—	0	—	0	—	—	Rezidivfrei; am 47. Tag neu infiziert, am 54. Tag †
		Farbstoff		0,3																								
3	13,0	Parasiten	T.-I.	+	0	0	0	0	0	0	0	0	0	0	0	0	0	0	—	—	0	—	0	—	0	—	—	Am 65. Tag Rezidiv; am 77. Tag durch neue Infektion †
		Farbstoff		0,3																								
4	13,0	Parasiten	T.-I.	+	+	0	0	0	0	0	0	0	0	0	—	0	—	0	—	0	—	—	0	—	0	—	—	Am 35. Tag tot gefunden
		Farbstoff		0,2																								
5	15,5	Parasiten	T.-I.	+	+	0	0	0	0	0	0	0	0	—	+	++	+	0	0	0	—	—	0	—	0	—	—	Rezidivfrei; am 57. Tag neu infiziert, am 60. Tag †
		Farbstoff		0,2												0,2												
6	13,0	Parasiten	T.-I.	+	+	+	0	0	0	0	0	0	0	—	0	0	0	0	—	0	—	0	—	†				Tod nicht durch Trypanosomen
		Farbstoff		0,1																								
7	11,5	Parasiten	T.-I.	+	++	++	+	+	++	+++	+++	†																	
		Farbstoff		0,1																								
8	12,5	Parasiten	T.-I.	+	+	+	+	0	0	0	0	0	0	0	0	—	0	—	—	0	0	+	++	++	†			
		Farbstoff		0,075																								
9	12,0	Parasiten	T.-I.	+	+	++	++	—	++	+++	†																		
		Farbstoff		0,076																								
10	11,0	Parasiten	T.-I.	+	++	++	+++	†																					
		Farbstoff		0,05																								
11	12,0	Parasiten	T.-I.	+	++	+++	+++	†																					
		Farbstoff		0,05																								

Tabelle III.

Lfd. Nr.	Maus g		Tag																											
			1	2	3	4	5	6	7	8	9	10	11	12	13	14	15	16	17	18	19	20	21	22	23	24	25	26	27	28	
1	14,0	Parasiten	T.-I.	0	0	0	0	0	—	0	—	0	—	—	0	—	—	0	0	0	0	—	0	—	0	—	—	0	—	—	Rezidivfrei; am 172. Tag †
		Farbstoff		0,5																											
2	13,5	Parasiten	T.-I.	—	—	++	+	0	—	0	—	—	0	—	0	—	—	0	—	—	0	—	—	0	—	—	—	0	—	—	Rezidivfrei; am 136. Tag †
		Farbstoff				0,6															0,2										
3	15,0	Parasiten	T.-I.	0	+	++	++	0	—	—	0	—	—	0	—	—	—	0	0	—	0	—	—	0	—	—	0	—	—	0	Rezidivfrei; am 94. Tag †
		Farbstoff				0,5					0,2																					
4	14,0	Parasiten	T.-I.	+	+	0	—	0	—	0	—	0	—	0	—	0	—	—	0	—	0	—	—	0	—	—	0	—	—	0	Rezidivfrei; am 59. Tag an Pneumonie †
		Farbstoff		0,4																											
5	13,0	Parasiten	T.-I.	—	++	+	+	0	0	—	—	0	—	—	0	—	—	0	—	—	0	—	0	—	—	0	—	—	—	0	Rezidivfrei; am 51. Tag †
		Farbstoff			0,3		0,3																								
6	13,0	Parasiten	T.-I.	0	+	+	0	0	—	—	0	—	0	0	0	0	0	0	0	0	—	—	0	—	—	0	—	—	—	0	Rezidivfrei; am 47. Tag an Pseudodiph. †
		Farbstoff			0,3											0,2									0,2					
7	18,5	Parasiten	T.-I.	+	+	0	—	0	—	0	—	0	—	0	—	0	—	—	0	—	0	—	—	0	—	—	0	—	0	0	Rezidivfrei; am 36. Tag †
		Farbstoff		0,4												0,2														0,2	
8	13,0	Parasiten	T.-I.	+	+	0	0	0	0	0	0	0	0	—	0	—	—	0	—	0	—	—	0	—	0	—	—	0	—	—	Rezidivfrei; am 35. Tag †
		Farbstoff		0,2																											
9	14,0	Parasiten	T.-I.	—	—	++	0	—	0	—	0	—	0	—	0	—	—	0	—	—	0	—	—	0	—	—	—	0	—	—	Rezidivfrei; am 31. Tag †
		Farbstoff				0,6															0,2										

Parasiten zu schädigen oder abzutöten. Die dabei frei werdenden Parasitenstoffe können dann zur Bildung und Ausschwemmung von Antikörpern den Anstoß geben, durch welche erst
eine Abtötung der Parasiten erfolgt. Auch eine direkte Antikörperproduktion unter dem Einfluß des Trypanrotes, ohne daß
erst eine Abtötung von Parasiten sich als Zwischenglied ein-
schiebt, ist nicht als unmöglich auszuschließen. Beim Trypanrot beobachtet man eine Eigentümlichkeit der trypanoziden
Substanzen, die zunächst etwas paradox erscheint. Trypanrot
ist ebenso wirksam, wenn schon viel Parasiten im Blut kreisen,
wie wenn erst wenige vorhanden sind. Bei manchen Mitteln,
z. B. bei der Wirkung des menschlichen Serums, gewinnt man
sogar den Eindruck, als ob erst bei einer gewissen Ansammlung von Trypanosomen das Optimum der Wirkung erreicht
wird. Abgesehen von der Bedeutung der Antikörper muß man
dabei auch daran denken, daß von der gleichen Dosis eines
Mittels bei wenigen Parasiten mehr sich den Körperzellen zu-
wendet und diese schädigt. Auf diese Weise wirkt dem Heileffekt ein schädlicher Einfluß auf den Tierkörper entgegen.

Nicolle und Mesnil[1]) fanden aus zahlreichen Substanzen
einen Körper der Azofarbstoffgruppe heraus, der dadurch ausgezeichnet ist, daß er bei verschiedenen Trypanosomeninfektionen Heilwirkungen entfaltet. Dieser blaue Farbstoff, den man
Trypanblau genannt hat, entsteht, wenn man zwei Moleküle
Amidonaphtholdisulfosäure mit einem Molekül Dichlorbenzidin
zusammenkuppelt.

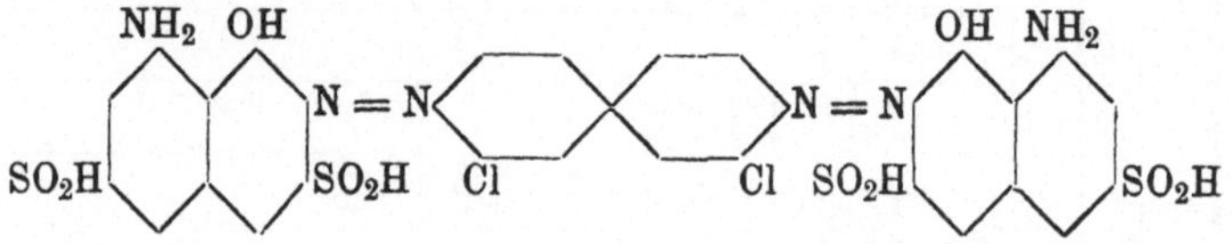

Trypanblau heilt mindestens drei verschiedene Trypan-
somenkrankheiten: außer dem von Trypanrot beeinflußten Mal
de Caderas auch die schwer zu beeinflussende Nagana und die
Surra. Ganz wie beim Trypanrot gelingt es auch hier nicht

---

1) Trypanosomiases et les couleurs de benzidine. Annal. de l'Institut Pasteur. 1906.

selten, durch eine einzige Dosis die Infektion zu heilen, während
bei nur vorübergehender Heilung die Rezidive wiederholten
Heilversuchen hartnäckig widerstehen. — Eine Tabelle demonstriert den Einfluß der Therapie bei der Surra.

Tabelle.

Behandlung der experimentellen Surra der Mäuse mit Trypanblau.

Gewicht der Mäuse g	Zeitpunkt der Behandlung mit Trypanblau	Resultate
21	24 Stunden vor der Infektion	Tier bleibt frei von Parasiten
21	Gleichzeitig mit der Infektion	Tier bleibt frei von Parasiten. Tod nach 32 Tagen, ohne daß die Trypanosomen aufgetreten sind.
18		Tier bleibt frei von Parasiten
22	24 Stunden nach der Infektion	Tier bleibt frei von Parasiten
17	48 Stunden nach der Infektion	Tier bleibt frei von Parasiten. Tod nach 18 Tagen, ohne daß die Trypanosomen aufgetreten sind.
19	72 Stunden nach der Infektion	Rezidiv nach 8 Tagen

III. Behandlung von Trypanosomeninfektionen mit basischen Triphenylmethanfarbstoffen.

Die basischen Triphenylmethanfarbstoffe hat Wendelstadt[1]) zuerst als trypanozid erkannt, indem er die Wirksamkeit des Malachitgrüns und des Brillantgrüns, also des Tetra-
methyl- resp. Tetraäthyldiamidodiphenylkarbinols studierte.
Diese Substanzen waren zwar noch wenig wirksam und ziemlich

---

[1]) Wendelstadt u. Fellmer, Über die Einwirkung von Brillantgrün auf Naganatrypanosomen. Zeitschr. f. Hygiene u. Infektionskrankh.
Bd. 52 (1906).

giftig, aber der eingeschlagene Weg erwies sich als der richtige.
Ehrlich hat die zahllosen Derivate des Rosanilins

$$C \underset{\diagdown}{\overset{\diagup}{\longleftarrow}} \begin{matrix} C_6H_4 = NHHCl \\ C_6H_4NH_2 \\ C_6H_3(CH_3)NH_2 \end{matrix}$$

einer genauen Prüfung unterzogen, von denen sich das einfache Parafuchsin am wertvollsten erwies. Das Parafuchsin
wirkt auch bei stomachaler Darreichung. Wir geben hier ein
lehrreiches Rezept wieder, nach dem Ehrlich die Parafuchsin-
medikation für Mäuse vorbereitet. »Man stellt sich zunächst
eine durchaus haltbare Stammlösung dar, indem man 1 g Parafuchsinbasis in 90 g Alkohol und 10 g Weinsäure I. Kahlbaum
heiß löst. Mit dieser Lösung werden Albert-Cakes getränkt
(1 ccm = 0,01 g Parafuchsinbasis), diese sodann getrocknet,
zerrieben und mit Hilfe von Wasser oder Milch nach Zusatz
von 0,6 g Glidin pro Cake zu möglichst konsistentem Teig an-
gerührt, der auf Glasplatten ausgerollt und nach Zerschneiden
in kleine Plättchen getrocknet wird.«

Diese Nahrung wird nach kurzer Angewöhnung von ausgewachsenen Mäusen viele Monate ohne jede Schädigung der
Gesundheit vertragen. Noch wertvoller erwies sich aber ein
Derivat des Parafuchsins, das Roehl[1]) genau studiert und unter
dem Namen Tryparosan auch für die menschliche Therapie
empfohlen hat. Dieses Tryparosan verdankt seine therapeutische Verwendung dem in erster Linie von Ehrlich gepflegten
Bestreben, nach dem Prinzip von Konstitution und Wirkung
die von ihm aufgefundenen Heilmittel so lange chemisch zu
variieren, bis der Heileffekt sich als der optimale herausstellt.

Das Tryparosan wird gewonnen, indem man in das Para-
fuchsinmolekül Chlor einführt. Der neue Farbstoff ist für
Mäuse noch nicht halb so giftig wie das Parafuchsin. Vom
Parafuchsin vertragen Mäuse höchstens Lösungen von 1 : 1000
bis 1 : 1200, wenn man pro 20 g Körpergewicht 1 ccm subkutan
injiziert, dagegen wird von Tryparosan nach Roehl fast stets
die Verdünnung 1 : 500 gut ertragen, erst 1 : 350 ist in der

---

[1]) Über Tryparosan. Zeitschr. f. Immunitätsforschung u. experim.
Therapie Bd. 1 (1908).

Regel tödlich. Bei subkutaner Injektion beobachtet man beim Tryparosan nicht sehr erhebliche Störungen, während das Parafuchsin sehr leicht die Haut schädigt. Wir geben hier eine Tabelle aus der Arbeit von Roehl wieder, die die Wirksamkeit des Tryparosans gut veranschaulicht. Wir lernen aus ihr, daß die Chance, Heilung zu erzielen, mit der Vergrößerung der therapeutischen Dosis ohne weiteres wächst. Die Infektion erfolgte mit einem sehr virulenten Nagana-Trypanosomenstamm, der die Mäuse meist nach 60—70 Stunden tötete. Nach 24 Stunden findet man stets Trypanosomen im Blute der Versuchstiere, und erst jetzt wurden die Mäuse behandelt. Die Tabelle veranschaulicht die Wirkung einer einzigen subkutanen Dosis.

Tabelle.

Subkutane Injektion von Tryparosan bei Mäusen.

Verdünnungen	Heilungen	Rezidive	% geheilt
$^1/_{500}$—$^1/_{650}$	5	0	100
$^1/_{750}$—$^1/_{1000}$	15	5	75
$^1/_{1250}$—$^1/_{1500}$	4	5	45
$^1/_{1600}$	1	4	20

Auch bei Fütterung des Tryparosans mit der schon früher geschilderten Ehrlichschen Cakesmethode erzielte Roehl ausgezeichnete Resultate, wie wir sie aus folgender Tabelle erkennen können.

Tabelle.

Tryparosanbehandlung von Mäusen nach der Cakesmethode.

Dosis der Farbbase pro Cake g	Heilungen	Rezidive
0,03	12	0
0,02	5	0
0,015	5	0
0,01	6	0

Sogar mit der Schlundsonde kann man Mäusen Tryparosan ohne Schwierigkeit beibringen und damit gute Erfolge erzielen.

Das gelang Lewis Hart Marks[1]) mit einer von ihm angegebenen Methode. So kann man also selbst bei so kleinen
Versuchstieren, wie es die Mäuse sind, die für die Praxis so
wichtige stomachale Therapie benutzen.

Die Überlegenheit des Tryparosans über das Parafuchsin
folgt auch aus Beobachtungen an parafuchsinfesten Trypanosomenstämmen. Gegen Parafuchsin ganz feste Stämme, bei
denen also auch die größtmöglichen Farbstoffdosen ohne jede
Wirkung bleiben, unterliegen nämlich noch der Einwirkung des
Tryparosans. Behandelt man solche Stämme nun weiter mit
Tryparosan, so werden sie schließlich auch vollkommen trypa-
rosanfest. Die Tryparosanfestigkeit ist gleichsam als der höchste
Grad der Fuchsinfestigkeit aufzufassen.

Parafuchsin und Tryparosan sind Mittel, die bei geeigneter
Anwendung noch eine sehr merkwürdige und in gewisser Be-
ziehung auch therapeutische Einwirkung entfalten können.
Wenn eine Trypanosomeninfektion mit Parafuchsin oder mit
Tryparosan nur unvollkommen behandelt wird, so braucht das
nach einiger Zeit auftretende Rezidiv nicht unmittelbar den
Tod der Versuchstiere zu bewirken.

Unter diesen Umständen kann die Infektion sieh lange
hinziehen. Man findet dann durch viele Tage immer nur
spärliche Parasiten im Blute. Dann kommt es allmählich zu
stärkerer Vermehrung, mehrere Tage ist die Zahl der Trypanosomen im Blut ungemein groß, aber plötzlich kann wieder
kritisch ein spontanes Verschwinden der Parasiten aus dem
Blute erfolgen und die Maus relativ lange noch am Leben
bleiben. So lebte in den Versuchen von Roehl eine Maus, die
nach einer ungenügenden einmaligen Tryparosaninjektion ein
Rezidiv bekam, über ein halbes Jahr mit äußerst wechselndem
Parasitenbefund. Durch besondere Versuche konnte festgestellt
werden, daß die Trypanosomen dureh die Fuchsinbehandlung
eine biologische Veränderung erfahren. Überträgt man solche
Trypanosomen auf normale Mäuse, so erkranken die Tiere
meistens auch chronisch. Bei weiteren Passagen werden die
Trypanosomen allmählich wieder wild, sie verlieren die Miti-

---

[1] Über intrastomachale Behandlung trypanosomeninfizierter Mäuse.
Zeitschr. f. Immunitätsforschung u. experim. Therapie Bd. 2 (1909).

gation, wie diese Abartung bezeichnet worden ist. Um die Trypanosomen zu mitigieren, bedarf es vielleicht gar nicht der Beihilfe des Tierkörpers. Wenigstens hat Browning gefunden, daß man auch durch Behandlung mit Parafuchsin in vitro Mitigation der Trypanosomen bei weiteren Passagen in Mäusen herstellen kann.

Die Chemotherapie bei Spirochätenerkrankungen, insbesondere bei der Lues.

Die Lues ist bekanntlich eine der Krankheiten, die der Therapie seit jeher besonders zugänglich waren. Um aber die bestehenden schweren Lücken der klinischen Luestherapie auszufüllen, mußte die Syphilis für die experimentelle Therapie erobert werden. Denn es hatte sich klar herausgestellt, daß die Empirie über das erreichte Stadium nicht herauskam. Nur systematische Tierversuche konnten eine neue Epoche der Syphilistherapie herbeiführen. Entscheidend wurde in dieser Richtung die Entdeckung von Metschnikoff und Roux, daß die Syphilis auf Affen übertragbar ist, und in ungeahnter Weise wurde das Experimentieren erleichtert, als durch Bertarelli, Parodi u. a. das Kaninchen als äußerst brauchbares Versuchstier für Experimente mit der Lues erkannt wurde.

Die Auffindung der Spirochaeta pallida als Erreger der Krankheit (Schaudinn und Hoffmann) war für die Chemotherapie sehr förderlich. Besonders der Umstand, daß der Lueserreger als Spirochäte erkannt wurde, war für das Experiment sehr bedeutsam. Wie wir gesehen haben, war die Grundlage der Chemotherapie bei Trypanosomenkrankheiten gewonnen worden. Als man nun fand, daß die Lues eine durch Protozoen verursachte, von Tier auf Tier übertragbare Krankheit ist, ging man mit großen Hoffnungen an die experimentelle Luesbekämpfung heran. Da es eine Reihe von Tierseuchen gibt, die durch Spirochäteninfektion zustande kommen, war auch die Basis für ein rationelles Experimentieren in genügender Breite gegeben. In manchen Beziehungen konnte auch die für die Klinik so bedeutsame Wassermannsche Serodiagnostik der Lues in den Dienst des therapeutischen Experimentes gestellt werden.

Wir übergehen die erste experimentelle Heilperiode, in der Metschnikoff sowie Neißer und seine Mitarbeiter syphilitische Affen mit einigem Erfolg mit Quecksilber behandelten und wollen gleich eine Schilderung der Kaninchensyphilis geben, da sie die Grundlage für die neuesten Experimente darstellt. Es ist das Verdienst Bertarellis, gezeigt zu haben, daß man Luesspirochäten in der Kaninchenkornea ansiedeln und von Kornea auf Kornea der lebenden Tiere weiter übertragen kann. Jedoch war es früher trotz mannigfacher Bemühungen wegen Mängel der Technik nicht gelungen, eine unzweifelhafte Syphilis an der Haut und den inneren Organen des Kaninchens zu erzeugen. Allmählich hat man es immer besser gelernt, ausgeprägte Erscheinungen der Syphilis beim Kaninchen hervorzurufen, wie es wohl zuerst Parodi[1]) gelungen war. Bei der Bedeutung der Kaninchenlues für die experimentelle Syphilisforschung wollen wir im Anschluß an eine von Uhlenhuth und Mulzer[2]) gegebene Schilderung ein Bild von der Klinik und pathologischen Anatomie der Kaninchenlues entwerfen.

Aus möglichst frischen und unbehandelten Primäraffekten oder nässenden Papeln wird mittels eines Saugers spirochätenhaltiges Serum gewonnen und mit feinen Glaskapillaren direkt in die Hodensubstanz oder unter die Skrotalhaut von Kaninchen eingeblasen. Will man infiziertes Gewebe eines Kaninchens auf ein anderes Kaninchen übertragen, so zerschneidet man es in kleine Stückchen und führt es mittels eines Troikarts in die zu impfenden Organe ein. Im Laufe der Kaninchenpassagen nimmt die Virulenz des Virus zu: Die Impfung wird bei einer größeren Zahl der Versuchstiere positiv, die Inkubationszeit wird kürzer.

Das klinische Bild, unter dem diese experimentell erzeugten Hodenerkrankungen verlaufen, tritt in drei Krankheitsformen in Erscheinung:

1. In Form eines Geschwürs auf der Skrotalhaut, das durchaus nicht immer an der Einstichstelle lokalisiert ist. Der Hoden und Nebenhoden sind hier meist vollkommen intakt. Das

---

[1]) Über die Übertragung der Syphilis auf den Hoden des Kaninchens. Zentralbl. f. Bakteriol. Bd. 44 (1907).

[2]) Zur experimentellen Kaninchen- und Affensyphilis. Berl. klin. Wochenschr. 1910, Nr. 25.

Geschwür selbst erscheint entweder als flache, uncharakteristische, meist mit einer trockenen Borke bedeckte Ulzeration oder Erosion und kann dann nur durch den Nachweis der Spirochaeta pallida als syphilitische Erkrankung sichergestellt werden, oder es entspricht mehr oder weniger dem menschlichen Primäraffekt, insbesondere dem an der Vorhaut lokalisierten. Dann zeichnet es sich aus durch rundliche oder ovale Form mit steilen Rändern und wallartig verdickter derber Umgebung. In dieser derben Indurationszone findet man dann besonders zahlreich die Spirochaeta pallida. Diese Veränderungen pflegen in 2—3 Wochen, meist mit Hinterlassung einer weißen Narbe, abzuheilen, während die Erosionen in der Regel schon nach 5—8 Tagen ohne weiteres spontan verschwinden.

2. In Form einer chronischen Hodenentzündung bei intakter Skrotalhaut. Auch hier lassen sich wieder zwei Arten der Erkrankung feststellen. Entweder vergrößert sich nach einer mehr oder weniger langen Inkubationszeit der Hoden und auch in geringerem Grade der Nebenhoden langsam und gleichmäßig, oft auf das Doppelte seiner ursprünglichen Größe, wird mehr rundlich oval, von derber, prall-elastischer Konsistenz und ist nicht mehr durch den Leistenkanal zurückzuschieben — Orchitis diffusa oder interstitialis syphilitica — oder es erkrankt nur ein Teil des Hodens in derselben Weise, der aber dann deutlich gegen das übrige Hodengewebe abgrenzbar ist — Orchitis circumscripta syphilitica. — In dem zähen, fadenziehenden, aber klaren Punktionssaft des so erkrankten Hodenparenchyms finden sich stets massenhaft typische Pallidae. Meist sind die entsprechenden Lymphdrüsen charakteristisch vergrößert.

3. In Form einer schwieligen Verdickung der Hodenhüllen, und zwar insbesondere der Tunica vaginalis. Auch hier erkrankt entweder ein größerer Teil der Tunica, der meist hüllen- oder mantelartig den oft verkleinerten, scheinbar atrophischen Hoden umgibt — Periorchitis diffusa syphilitica —, oder die Tunica ist nur stellenweise in Form mehr oder weniger breiter derber Platten verdickt — Periorchitis circumscripta syphilitica. Dieses derbe schwielenartige Gewebe enthält ebenfalls zahlreiche Pallidae. Die Leistendrüsen sind nur bei ausgedehnteren Erkrankungen wahrnehmbar vergrößert. Meist ist dann auch der darunter liegende Hoden in zirkumskripter Weise be-

teiligt. Der Periorchitis circumscripta stehen auch isolierte, erbsen- oder linsengroße knötchenartige Verdickungen nahe, die oft unmittelbar unter der Skrotalhaut fühlbar sind und massenhaft typische Spirochäten enthalten.

Diese lokale Lues kann durch Allgemeininfektion, Generalisierung der Syphilis, kompliziert sein.

Uhlenhuth[1]) und seine Mitarbeiter haben zuerst im Tierversuch die Arsanilsäure (Atoxyl) gegen die Lues angewandt und deutliche Erfolge erzielt. Besonders wirksam erwies sich das Quecksilbersalz der Arsanilsäure. Bei der aus der menschlichen Therapie bekannten Heilwirkung des Quecksilbers war es für Uhlenhuth naheliegend, zu vermuten, daß die Quecksilberzufuhr die Arsanilwirkung verstärken könnte. Mit einer einmaligen Einspritzung von 0,06 g des atoxylsauren Quecksilbers konnte eine maximal entwickelte Keratitis in 5—6 Tagen vollständig zum Schwinden gebracht werden. Unbehandelte Kontrolltiere ließen einen entsprechenden Rückgang der Erscheinungen niemals erkennen.

Bei den Erkrankungen des Hodens und des Skrotums verschwinden ebenfalls sehr schnell die Spirochäten, die wallartigen Randverdickungen der Primäreffekte werden resorbiert, ebenso bei ausgeprägter Orchitis und Periorchitis das gallertige und fibröse Gewebe.

Bemerkenswert ist, daß diese Quecksilberverbindung, ebenso wie sie spirillozide Eigenschaften gewinnt, an trypanozider Kraft verliert. Ganz entsprechende Beobachtungen haben Ehrlich und seine Mitarbeiter gemacht, als sie jodierte Arsenophenole prüften. Diese Substanzen haben keinerlei trypanozide Funktionen, während die Jodverbindung deutlich bei Mäusen Spirillen abtötet, und zwar nach Versuchen von Roehl das Spirillum murium und von Hata das Spirillum obermeyeri, den Erreger des Rekurrensfiebers.

Wenn auch schon mit dem Atoxyl und den anderen eben erwähnten Verbindungen im Tierversuche manches zu erzielen ist, so konnte sich die Chemotherapie mit den erreichten Er-

---

1) Uhlenhuth und Manteufel, Chemotherapeutische Versuche mit einigen neueren Atoxylpräparaten bei Spirochätenerkrankungen mit besonderer Berücksichtigung der Syphilis. Zeitschr. f. Immunitätsforschung u. experim. Therapie Bd. 1 (1908)

folgen doch nicht zufrieden geben. Denn das Atoxyl hatte beim Menschen einmal keine hinreichend ausgeprägten Wirkungen, außerdem aber war es zu giftig, seine Nebenwirkungen zu unberechenbar.

Es bedurfte noch einer großen, experimentellen Arbeit, bis Ehrlich und seine Mitarbeiter zu einem wirklich befriedigenden Heilmittel gelangten. Die Zusammenstellung einiger Formelbilder spiegelt am besten die Fortschritte wider:

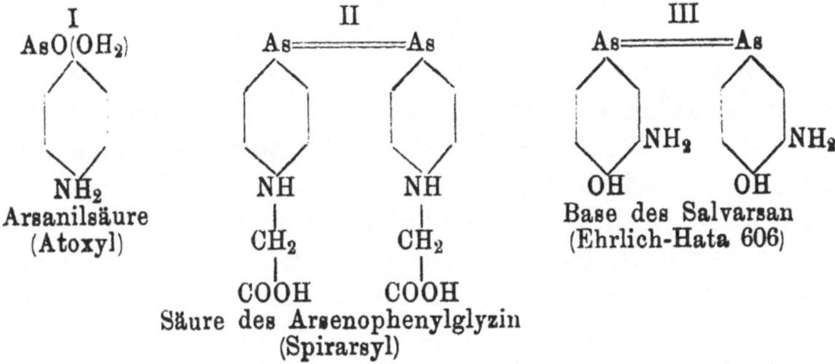

Den Weg von I zu II haben wir schon bei den Trypanosomen kennen gelernt. Hier liegt der Fortschritt namentlich im Übergang zum dreiwertigen Arsen. Das Arsenophenylglyzin, das im Tierversuch so glänzend sich gegen Trypanosomen bewährt hatte, leistete aber gegen Spirillosen weniger. So stellte denn Ehrlich zusammen mit Bertheim immer neue Substanzen dar, die unter seiner Leitung von Hata auf ihre Wirksamkeit gegen Spirillosen im Tierversuch erprobt wurden. Einen Fingerzeig gab, daß das p-Arsenophenol

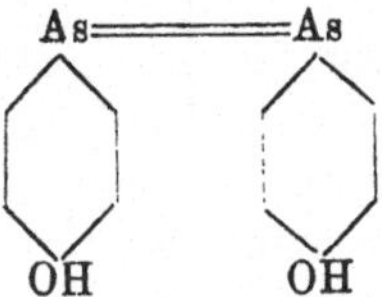

bei Mäusespirillen eine gewisse Wirkung erkennen ließ. Ehrlich schien es nach Erfahrungen, die er bei Farbstoffen gemacht hatte, aussichtsreich, Substituentien einzuführen, die zur Hydroxylgruppe (OH) in Orthostellung stehen. So kam man durch die systematische Arbeit Ehrlichs und seines chemischen und experimentellen Mitarbeiters schließlich zum Dioxydiamidoarsenobenzol, dessen salzsaures Salz als Salvarsan ein so gewaltiger Markstein der experimentellen Medizin werden sollte.

Wir geben im folgenden Hatas[1]) Resultate wieder: Wenn man Ratten oder Mäusen virulente Rekurrensspirillen enthaltendes Blut einimpft, so entsteht eine Krankheit, die genau so verläuft wie das Rückfallfieber des Menschen. Nach der Infektion treten im Blute der Tiere Spirillen auf, die sich so stark vermehren, daß nach 3—4 Tagen das Blut mit unzähligen Parasiten überschwemmt ist. Dann verschwinden sie plötzlich aus dem zirkulierenden Blute, um nach etwa 3 Tagen wieder zu erscheinen. Die Rezidive wiederholen sich. Hata spritzte nun Mäusen und Ratten 24 Stunden nach der Infektion zu einer Zeit, zu der die Spirillen schon im Blut nachweisbar waren, die zu prüfende Heilsubstanz ein. War das Mittel unwirksam, so kam es zu Rezidiven nach der dem ersten Anfall folgendeu Frist. Mit dem Salvarsan und den ihm nahe verwandten Substanzen erzielte Hata vollständige Heilung, so daß es überhaupt nicht zu Rezidiven kam. Dabei war die Giftigkeit hinreichend gering, um den notwendigen Abstand zwischen der Dosis curativa oder Heildosis (C) und der noch vertragbaren Dosis oder Dosis tolerata (T) zu wahren.

	Dosis tolerata (T)	Dosis curativa (C)	$\dfrac{C}{T}$
Maus	1/300 g pro 20 g	1/800 g pro 20 g	$\dfrac{1}{2,7}$
Ratte	0,2 » » kg	0,6 » » kg	$\dfrac{1}{3}$

Die nächste Tabelle zeigt ebenfalls den guten Erfolg des Salvarsans gegenüber der Rekurrensinfektion und lehrt die Abhängigkeit der Schnelligkeit und Sicherheit der Wirkung von der Dosis.

---

[1]) Ehrlich u. Hata, Die experimentelle Chemotherapie der Spirillosen. Berlin, Julius Springer 1910.

Dosis	Dauernde Heilung erzielt nach		
	1 maliger Anwendung %	2 maliger Anwendung %	3 maliger Anwendung %
1:600	100	—	—
1:700	100	—	—
1:800	100	—	—
1:1000	75	100	100
1:1500	18	75	100
1:2000	16	66	100
1:3000	0	0	33

Die Spirillose der Hühner ist leichter heilbar als die Rekurrens der Mäuse und Ratten. Wir haben bereits erwähnt, daß zuerst Uhlenhuth mit Atoxyl und arsanilsaurem Quecksilber hier gute Resultate erzielte. Hier wirkt auch Arsazetin und Arsenophenylglyzin. Aber auch hier fand Hata das Salvarsan allen anderen Arsenikalien weit überlegen, in dem der

Quotient $\dfrac{C}{T}$ besonders günstig sich gestaltete.

Resultate der Heilversuche bei Hühnerspirillose

Infektion intramuskulär	Behandlung zwei Tage nach der Infektion ebenfalls intramuskulär		
Mittel	(T) Dosis tolerata pro kg	C Dosis curativa pro kg	$\dfrac{C}{T}$
Atoxyl	0,06	0,03	1/2
Arsazetin	0,1	0,03	1/3
Arsenophenylglyzin	0,4	0,12	1/3,3
Arsanilsaures Quecksilber .	0,1	0,04	1/2,5
Dioxydiamidoarsenobenzol .	0,2	0,0035	1/57

Heilversuche bei der Syphilis stellte Hata an Kaninchen an, indem er als Indikator für den Erfolg der Behandlung das Verhalten der syphilitischen Schanker des Skrotums benutzte.

Die Schanker am Skrotum werden hervorgerufen, indem man an einer Stelle des Skrotums eines gut ausgewachsenen Kaninchens einen kleinen Hautschnitt ausführt und einen flachen Hautsack anlegt, in den man einige Stückchen Impfmaterial möglichst tief hineinschiebt. »Nach etwa 10—14 Tagen tritt an der Impfstelle eine kleine weiße oder etwas rötliche

Infiltration auf, die langsam wächst, bis sie etwa Bohnengröße erreicht. Nach 4—5 Wochen nekrotisiert die Haut an dieser Stelle allmählich und bildet eine Kruste. Der Rand des auf diese Weise entstandenen Geschwürs ist knorpelhaft und überragt hoch die gesunde umgebende Haut. Hebt man die feuchte Kruste ab, so tritt leicht Blutung ein aus dem schmutzig-nekrotischen Grunde, der manchmal so tief ist, daß die Randinfiltration sich steif vom Grunde abhebt. Das Bild ist also dem primären Schanker des Menschen sehr ähnlich. Die ganze Induration nimmt mit der Zeit an Größe und Dicke zu und erreicht bei 2 cm Dicke zuweilen die Größe eines Zweimarkstückes. Dieser Zustand dauert mehrere Monate. Für den Heilversuch wurden nur diejenigen Tiere verwandt, die ein ganz ausgesprochenes Krankheitsbild zeigten, das dauernd bestand.«

Wenn der Schanker auf dem Skrotum gut entwickelt ist und von Spirochäten wimmelt, spritzt man das Dioxydiamidoarsenobenzol dem Kaninchen intravenös ein. Die Tiere vertragen 0,1 g pro Kilo ihres Körpergewichtes sehr gut bei dieser Form der Zufuhr. Ist die Dosis hinreichend groß gewählt, so sind schon am nächsten Tage die Spirillen vollkommen aus dem Schanker verschwunden. Nach einigen Tagen ist die Kruste trocken und die Induration ganz weich. Nach etwa 7—10 Tagen ist die Induration ganz verschwunden, die Kruste fällt ab. In etwa 2—3 Wochen ist von dem großen Schanker nur noch eine kleine Narbe zurückgeblieben. Eine Tabelle zeige die schönen Resultate Hatas. Es wurde immer nur eine einzige, intravenöse Injektion angewandt:

Dosis pro kg	Verhältnis zur Dosis tolerata	Spirochäten verschwinden binnen	Vollständige Heilung (falls ohne Komplikation)
0,04	1/2,5	24 Stunden	2—3 Wochen
0,03	1/3	24 »	2—3 »
0,02	1/5	24 »	2—3 »
0,015	1/7	24 »	2—3 »
0,01	1/10	48 »	2—3 »
0,0075	1/14	2—3 Tagen	2—3 »
0,005	1/20	2—3 »	3—4 »
			mit einer Ausnahme
0,004	1/25	Nach 30 Tagen noch nicht verschwunden	} nicht geheilt

Castelli[1]) hat in Ehrlichs Laboratorium die Wirkung des Salvarsans auf die Framboesie studiert. Diese Tropenkrankheit, welche ähnliche Ulzerationen wie die syphilitischen Schanker erzeugt, scheint ebenfalls durch eine Infektion mit Spirochäten zu entstehen. Sie ist auch auf Tiere übertragbar und erzeugt insbesondere beim Kaninchen der Syphilis durchaus ähnliche Erscheinungen. Für die praktische Medizin wichtig ist nun die experimentelle Erfahrung, daß die Framboesie mit geringeren Dosen des Salvarsans als die Lues geheilt werden kann. Diese Beobachtung geht nämlich den klinischen Feststellungen parallel, nach denen die Framboesie besonders günstig auf Salvarsan reagiert. Diese Versuche lassen noch einen weiteren Wahrscheinlichkeitsschluß zu. Weil in der Praxis die Herstellung der Salvarsanlösungen einige Schwierigkeiten macht, hat Ehrlich[2]) eine Verbindung des Salvarsans mit Formaldehydsulfoxylat ($CH_2(OH)OSONa$) oder Hyraldit dargestellt, die sich in Wasser leicht löst und deren Lösung neutral reagiert. Diese Verbindung wird unter dem Namen Neosalvarsan abgegeben und zu intravenösen Injektionen beim Menschen angewandt. Es ist jedenfalls von Interesse, daß das Neosalvarsan bei der experimentellen Lues und der Framboesie des Kaninchens wirksamer ist als das Salvarsan.

Wenn auch das Salvarsan ein ausgezeichnetes Präparat ist, so darf doch die Experimentalforschung nicht ruhen. Denn das Bestreben muß ja dahin gehen, die Heilmittel immer ungiftiger und dabei wirksamer zu gestalten. So hat man das Hexaminosalvarsan und die Arsalyte hergestellt, Körper, an denen man studierte, inwiefern Aminogruppen eutherapeutisch und Methylgruppen dystherapeutisch wirken. Arsalyte nennt man organische Arsenverbindungen, die bei Ausschluß von Sauerstoff in haltbare Lösungen übergeführt werden können. Von diesen fand Giemsa[3]) das Bismethyltetraminoarsenobenzol im Tierversuch besonders wirksam gegenüber den Spirochäten der Syphilis, des Rekurrensfiebers und gegenüber den Hühnerspirochäten. Ferner haben französische Forscher Sal-

---

1) Zeitschr. f. Chemotherapie Bd. 1 (1912).
2) Chem. Zeitung 1912.
3) Münch. med. Wochenschr. 1913 u. Deutsche med. Wochenschr. 1919, Nr. 4.

varsanverbindungen studiert, bei denen Phosphor in das Molekül eingeführt wurde, endlich Kolle[1]) Verbindungen des Salvarsans mit Kupfer, Platin, Gold und Silber. Diese komplexen Metallverbindungen sind nach Kolle zum Teil sehr brauchbare, spirillozide Präparate. So ist das zuerst von Karrer hergestellte Silbersalvarsannatrium im Tierversuch etwa doppelt bis dreimal so wirksam wie Salvarsan. Dabei ist es bei neutraler Reaktion leicht löslich und sehr prompt in der Wirkung.

Bei diesen Versuchen fand Kolle, daß kolloidales Silber auch schon allein eine ausgesprochene Wirkung auf die Kaninchensyphilis ausübt.

Um die Wirkung des Quecksilbers bei der Lues zu erweisen, bedurfte es natürlich nicht der experimentellen Therapie, da sie seit Jahrhunderten durch die klinische Beobachtung feststeht. Trotzdem hat auch hier das Experiment noch wichtige Aufgaben zu erfüllen, nämlich die geeignete Applikation, die wirksamste und dabei relativ ungiftigste Quecksilberverbindung und den Mechanismus der Wirkung zu ermitteln. In der Tat beginnt auch sofort die moderne Luesforschung unmittelbar nach der Entdeckung der Übertragbarkeit der Lues auf Versuchstiere und der Auffindung der Spirochaeta pallida mit Untersuchungen über Wirkungen des Quecksilbers bei Lues (Metschnikoff, Neißer, Uhlenhuth). Wir haben schon bei den Arsenpräparaten gesehen, daß für derartige Versuche heute das Kaninchen am geeignetsten ist. An diesem Versuchstier hat denn auch Franz Blumenthal[2]) vergleichend die Wirkung einiger Quecksilberverbindungen auf die Lues studiert. Mit einem von Salkowski dargestellten paranukleinsauren Quecksilber hatte Blumenthal ziemlich günstige Resultate. Es ist das ein in Wasser lösliches Präparat, das mit Eiweißlösungen keinen Niederschlag gibt. Nach Versuchen von Ferdinand

---

[1]) Experimentelle Studien zu Ehrlichs Salvarsantherapie der Spirochätenkrankheiten und über neue Salvarsanpräparate. Deutsche med. Wochenschr. 1918 Nr. 43 u. 44. — Kolle u. Ritz, Experimentelle Untersuchungen über die Wirkungen des Silbers und seiner Verbindungen, mit besonderer Berücksichtigung des Silbersalvarsans. Deutsche med. Wochenschr. 1919, Nr. 18.

[2]) Chemotherapeutische Versuche mit Quecksilberpräparaten bei experimenteller Kaninchensyphilis. Zeitschr. f. Immunitätsforschung u. experim. Therapie Bd. 20 (1913).

Blumenthal und Oppenheim[1]) verträgt ein Kaninchen von
2—3 kg meistens 0,1 des Salzes. Diese Dosis ist bereits sehr
wirksam, wie folgendes Versuchsbeispiel zeigt:

Kaninchen, mit syphilitischem Material geimpft am 31. X.
in beide Hoden. 24. II. talergroßer, weicher Primäreffekt
rechts, links pfenniggroßer, Spirochäten beiderseits + + +. Subkutane Injektion von 0,1 g nukleinsaurem Quecksilber 25. II.
Spirochäten beiderseits —, links Primäreffekt erheblich ein-
getrocknet, rechts wenig vermehrt. 26. II. Spirochäten beiderseits —. 27. II. Spirochäten beiderseits —, rechts Primäreffekt
auf die Hälfte kleiner, links fast abgetrocknet. 3. III. Spirochäten —, beiderseits klinisch fast geheilt. 29. III. klinisch fast
abgeheilt, Spirochäten beiderseits —. Tier stirbt am 30. III.

Ein Heilerfolg ist also unverkennbar. Nach Blumenthal ist
mit den anderen Quecksilbersalzen nicht so viel zu erreichen. Jedoch liegt die wirksame Dosis noch ziemlich nahe an der tödlichen.
Bei organischen Verbindungen, insbesondere auch bei denen, die
das Quecksilber am Benzolkern tragen, hängt, ähnlich wie bei den
Arsenverbindungen, die Wirksamkeit und Giftigkeit sehr von den
sonst an den Kern geketteten Nebengruppen (OH, NH_2, NO_2) ab.

Am meisten befriedigten Versuche mit azetaminomerkuri
benzoesaurem Natrium:

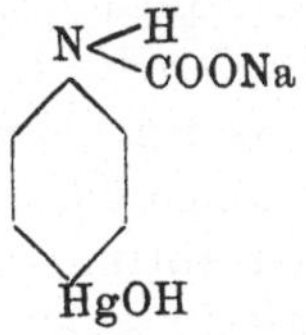

$$N{<}{}^{H}_{COONa}$$

$$HgOH$$

Die tödliche Dosis des Präparates, das unter dem Namen
Toxynon in den Handel gebracht wurde, beträgt bei subkutaner
Injektion für ein Kaninchen von 2—3 kg ungefähr 0,15 g. Bei
intravenöser Injektion werden manchmal bis 0,04 g vertragen
bei subkutaner Injektion von 0,05 g sind meistens nach 24 Stunden die Spirochäten definitiv verschwunden:

Kaninchen, geimpft mit Luesmaterial am 17. X. in beide Hoden. 5. I. links markstückgroßer Primäreffekt, rechts erbsengroße
Verhärtung und Erosion. Spirochäten rechts + +, links + + +.
Injektion von 0,05 g. 6. I. Spirochäten +, klinisch keine Veränderung, 7. I. rechts Spirochäten —, links gleichfalls —, Primär-

---

¹) Biochem. Zeitschr. Bd. 36 (1911) u. 39 (1912).

effekt weich, um die Hälfte kleiner. 9. I. Spirochäten beiderseits —, klinische Erscheinungen deutlich zurückgegangen. 11. I. Spirochäten beiderseits —, infiltrative Geschwulst, links noch Schorf. 18. I. rechts geheilt, links noch wenig große eingetrocknete Erosion, Spirochäten —, 29. I. Spirochäten —, links noch geringer Strang 5. II. geheilt, beobachtet bis 19. II.

Ein Heileinfluß des Quecksilbers auf die experimentelle Lues ist also nicht zu bestreiten. Freilich ist es noch durchaus zweifelhaft, ob die Wirksamkeit des Quecksilbers mit der des Arsens in Konkurrenz treten kann, ob besonders eine Radikalheilung zu erzielen ist. Nach Kolle[1]) hat das Quecksilber überhaupt keine direkte Einwirkung auf die Spirochäten, sondern es durchtränkt nur die Gewebe des Tieres und verhindert dadurch die Vermehrung der Spirochäten.

Nach der Analogie der Wirkung organischer Antimonpräparate bei Trypanosomenkrankheiten lag es nahe, auch bei der Lues und anderen Spirillosen sie zu versuchen. Uhlenhuth, Mulzer und Hügel[2]) hatten insbesondere mit benzolsulfon-p-amino-phenylstibinsaurem Natrium bei der Kaninchenlues und der Hühnerspirillose gute Resultate. Tsuzuki[3]) hatte bei der Kaninchenlues Resultate mit Bitartrato-Kaliumammoniumantimonoxyd $(SbO(C_4H_4O_6)_2)K(NH_4)_2H_2O$, das unter dem Namen Antiluetin in den Handel gebracht wurde. In der Verbindung ist das Antimon fünfwertig. Bekanntlich zieht man nach dem Vorgange Ehrlichs in der Chemotherapie bei den Arsen- wie bei den Antimonpräparaten die dreiwertigen vor, weil sie größere Wirksamkeit besitzen. Tsuzuki aber ist der Meinung, daß beim Antimon wegen seiner geringeren Giftigkeit dieser Grundsatz nicht so streng durchgeführt zu werden braucht, weil hier größere und daher zur Parasitenabtötung ausreichende Dosen verwandt werden können. Sein Antiluetin ist eine komplexe Verbindung im Sinne Werners, bei der eine Absättigung aller Nebenvalenzen des Antimons stattgefunden hat. Dadurch wäre nach ihm die geringe Organotropie der

---

[1]) Deutsche med. Wochenschr. 1918 Nr. 44.

[2]) Die chemotherapeutische Wirkung von organischen Antimonpräparaten bei Spirochaeta und Trypanosomenkrankheiten. Deutsche med. Wochenschr. 1913 Nr. 9.

[3]) Antiluetin, ein neues Mittel der Kombinationstherapie. Deutsche med. Wochenschr. 1913 Nr. 21.

Substanz begründet, während die Hydroxylgruppe der Weinsäure im wesentlichen die Parasitotropie bedingen würde. Die
Wernersche Konstitutionsformel des Antiluetins wäre so
darzustellen:

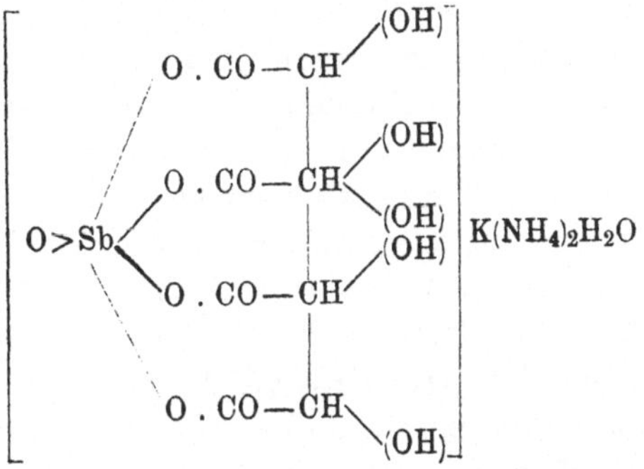

$$\left[O > Sb \left\langle \begin{array}{l} O \cdot CO - CH \left\langle (OH) \right. \\ O \cdot CO - CH \left\langle \begin{array}{l}(OH) \\ (OH) \end{array} \right. \\ O \cdot CO - CH \left\langle (OH) \right. \\ O \cdot CO - CH \left\langle (OH) \right. \end{array} \right. \right] \quad K(NH_4)_2 H_2O$$

Die Resultate mit Antiluetin bei der Skrotumsyphilis des
Kaninchens zeigt folgende Tabelle:

Kaninchen Nr.	Krankheitszustand und Spirochätenbefund vor der Behandlung	Behandlung: einmalige intravenöse Injektion pro Kilo	Spirochätenbefund	Klinischer Befund
			nach der Behandlung	
1	Links großer Schanker mit zahlreichen Spirochäten	0,01	Nach 24 Stunden Spirochäten weniger zahlreich	Nach 8 Tagen Schanker etwas kleiner, nach 1 Monat erscheint die Wucherung wieder
2	Rechts u. links großer Schanker mit vielen Spirochäten	0,015	»	Nach 8 Tagen Schanker verschwunden; nach 6 Monaten noch rezidivfrei
3	Rechts großer Schanker mit vielen Spirochäten	0,02	»	Nach 10 Tagen Schanker verschwunden; nach 6 Monaten noch rezidivfrei
4	Links Schanker mit vielen Spirochäten	0,025	»	Nach 7 Tagen Schanker verschwunden; nach 6 Monaten noch rezidivfrei
5	Rechts u. links Schanker mit vielen Spirochäten	0,03	»	Nach 76 Stunden Tod

Arzneifestigkeit und Chemotherapie.

Die von Paul Ehrlich entdeckte Arzneifestigkeit der Krankheitserreger hat eine so große Bedeutung für die Chemotherapie, daß eine gesonderte Besprechung wünschenswert erscheint, obwohl wir in den vorangehenden Abschnitten schon mehrfach uns mit diesem Problem beschäftigt haben. Chemotherapeutisch interessant ist die erworbene Arzneifestigkeit, also das Phänomen, daß Krankheitserreger sich unter dem Einfluß eines Arzneimittels so verändern, daß sie dem Medikament gegenüber immun sind. Wir haben mannigfache Beispiele dieser Erscheinung kennen gelernt, z. B. bei den Arsenverbindungen. Diese Immunität der parasitischen Krankheitserreger kann, wenn sie einmal erworben ist, Jahre anhalten. Da es sich hier um eine biologisch hochbedeutsame Sache handelt, ist es notwendig, sich ganz klar darüber zu werden. So müssen wir uns also vergegenwärtigen, daß es sich hier um eine Eigenschaft handelt, die von einer Mikroorganismen-Generation auf unzählige weitere vererbt wird. Denn der Vorgang spielt sich folgendermaßen ab: Wenn wir eine Maus haben, die mit einer Trypanosomenart infiziert ist, und wir behandeln sie z. B. mit Arsanilsäure in einer Dosis, bei der die meisten Trypanosomen absterben und nur so wenige übrig bleiben, daß nach einem gewissen Zeitraum wieder durch Vermehrung der wenigen Überlebenden Trypanosomen im Blute nachweisbar sind, so erhalten wir, wenn wir dieses Spiel einige Male wiederholt haben, schließlich Trypanosomen, die nicht mehr durch Arsanilsäure angegriffen werden. Man stellt sich das am besten so vor, daß auch die von der Arsanilsäure nicht abgetöteten Trypanosomen doch auch von dem Gift geschädigt werden, erkranken, aber die Krankheit überstehen und dadurch eine Immunität gegen die Arsanilsäure erwerben. Bei dem zweiten Angriff des Giftes trifft das Gift dann schon auf eine Trypanosomengeneration von einem mäßigen Immunitätsgrad, so daß bereits stärkere Dosen zur Abtötung nötig sind. Die Individuen, die auch diesen Angriff überstehen, sind dadurch noch giftfester, noch immuner geworden, und so wird die Arzneifestigkeit der von ihnen abstammenden Generationen immer erheblicher. Wir sehen also eine Analogie zu der Immunität, die wir bei Wirbeltieren gegen

Infektionen kennen. Diese Analogie besteht darin, daß das Überstehen der Krankheit die Immunität bewirkt. Daneben haben wir ein neues Phänomen, welches eben mit der Biologie dieser niederen Lebewesen eng zusammenhängt, nämlich die Vererbbarkeit der Immunität. Die Immunität geht von einer Generation auf die nächste über und wird sehr zähe festgehalten.

Bekanntlich ist man im allgemeinen der Ansicht, daß bei höheren Tieren es keine Vererbung erworbener Eigenschaften gibt. Vielleicht gilt diese Regel für die einzelligen Wesen nicht. Aber man ist nicht direkt genötigt, für die Einzelligen aus dem Phänomen der Arzneifestigkeit eine Ausnahme abzuleiten. Denn es besteht die Möglichkeit, daß von einer Anzahl Trypanosomen, die man bei einer künstlichen Infektion auf ein Versuchstier überträgt, immer ein Teil weniger angreifbar gegenüber den Arzneimitteln ist. Diese Spielart der Trypanosomen würde dann die Arzneibehandlung überleben und ihre Eigenschaften auf weitere Generationen übertragen.

Bevor wir uns tiefer in die feinen Details der Arzneifestigkeit versenken, sei schon hervorgehoben, daß die genaueste Kenntnis der Arzneifestigkeit eine entscheidende Rolle spielt, wenn man daran geht, die Chemotherapie für die praktische Medizin zu verwerten. Aus der Lehre von den Infektionskrankheiten wissen wir, daß viele Infektionen an und für sich dazu neigen, nach scheinbarer Ausheilung wieder auszubrechen, oder wie der technische Ausdruck lautet, zu rezidivieren. Es ist auch bekannt, daß solche Rezidive manchmal viel gefährlicher für das erkrankte Individuum sind als die erste Krankheitsattacke, und zwar aus mannigfachen Gründen. Behandeln wir nun einen frischen Krankheitsfall mit einer Arzneidosis, welche nicht völlige Ausheilung bewirkt, sondern nur vorübergehend die Parasiten beseitigt, so kommt es infolge der unzureichenden Behandlung zu Rezidiven. Es leuchtet ein, daß eine derartige unvollkommene Behandlung unter Umständen mehr schaden als nützen, ja vielleicht irreparablen Schaden verursachen kann. Denn wir brauchen nur den Fall zu berücksichtigen, daß gegen eine bestimmte Infektion nur ein Arzneimittel zur Verfügung steht. Wenn wir nun durch Zuführung unzureichender Dosen den Verlauf der Krankheit so gestaltet haben, daß es nach vorübergehenden Ausheilungen zu immer neuen

Rezidiven kommt und schließlich die Parasiten arzneifest werden, so wird die Krankheit am Ende unheilbar. Die Existenz
der Arzneifestigkeit bürdet also dem Chemotherapeuten eine
besondere Verantwortung auf. Er muß sie genau kennen und
studiert haben, wenn er nicht größten Schaden anstiften will.
Denn eine Behandlung, welche die Parasiten arzneifest macht,
kann für den Patienten verhängnisvoller als gar keine Behandlung sein. Denn bei dem Verzicht auf jede aktive Therapie hat
der Organismus bei vielen Infektionen die Fähigkeit sich selbst
zu helfen, indem er seine eigenen Abwehrkräfte mobil macht.
Dieser Selbstschutz kann von dem Therapeuten durch eine
Form der Chemotherapie gestört werden, welche, anstatt zu
heilen, die Parasiten arzneifest macht.

Ehrlich erkannte sofort diese Zusammenhänge, als er die
Arzneifestigkeit entdeckt hatte und stellte daher die Forderung
der Therapia sterilisans magna als chemotherapeutisches Ideal
auf. Darunter verstand Ehrlich, daß der Therapeut danach
streben sollte, möglichst durch eine Arzneidosis die Infektion
vollkommen auszuheilen, so daß kein Parasit überlebt. Es ist
klar, daß das Ideal erreicht wird, wenn wir einem infizierten
Organismus eine Arzneidosis zuführen, die groß genug ist, um
ihn vollkommen zu sterilisieren und doch sich deutlich unter
der Grenze hält, die durch die chemischen Eigenschaften des
Arzneimittels eine Schädigung für den infizierten Organismus
bedeutet. Die Aufstellung dieser therapeutischen Forderung
ist also kein phantastisches, unnötig anspruchsvolles Ideal,
sondern ein klares Ziel, das der Experimentator anstreben muß,
wenn er die Chemotherapie für die Beseitigung der Krankheiten
voll auswerten will.

Zum Glück steht man auch der einmal eingetretenen Arzneifestigkeit nicht ganz machtlos gegenüber. Freilich abwarten,
bis die Arzneifestigkeit von selbst schwindet, das kann man
meistens nicht. Aber die Parasiten reagieren ja mit verschiedenen Chemikalien und die Arzneifestigkeit ist in weitem Umfange spezifisch. Ist also ein Trypanosomenstamm gegen
Arsenikalien fest, so kann er noch durch Triphenylmethanfarbstoffe bekämpft werden, und ist er auch gegen diese Substanzen gefestigt, so reagiert er noch mit Benzidinazofarbstoffen.
Man kann also Parasitenstämme herstellen, die entweder gegen

alle diese Arzneimittel fest sind oder die nur spezifisch gegen eine Substanz gefestigt sind. Man darf allerdings den Ausdruck »Substanz« hier nicht zu eng fassen. Dem widerspricht schon die Vorstellung von den Beziehungen der Konstitution chemischer Substanzen zu ihrer Wirkung. Es kommt ja bei einer Substanz nicht auf alle Einzelheiten ihrer Konstitution an, sondern eine bestimmte Wirksamkeit ist immer durch eine charakteristische Gruppierung innerhalb des Moleküls bedingt. So werden etwa verschiedene Arsenikalien in bezug auf Arzneifestigkeit zusammengehören, wenn sie sich nur in unwesentlichen Punkten unterscheiden. Aber auch innerhalb dieser begrenzten Gruppe wie der Arsenikalien können interessante Unterschiede obwalten. So haben wir gesehen, daß das Arsenophenylglyzin, welches viel intensiver als die Arsanilsäure auf die Trypanosomen einwirkt, imstande ist, auch noch Trypanosomen abzutöten, welche gegen Arsanilsäure durchaus fest sind.

Wir sehen also, daß die Arsenfestigkeit sich nach bestimmten chemischen Gruppierungen differenziert. Aber die Trypanosomen überschreiten die chemische Einteilung. So gehört z. B. das Antimon und seine Verbindungen in bezug auf Arzneifestigkeit zu der Gruppe der Arsenikalien. Aber auch die Akridiniumverbindungen, zu denen das sogenannte Trypoflavin gehört, also eine Gruppe von Verbindungen, die chemisch rein gar nichts mit den Arsenikalien zu tun haben, ordnen sich vom Standpunkt der Arzneifestigkeit vollkommen in die Gruppe der Arsenikalien.

Wenn man die Phänomene von engeren chemischen Gesichtspunkten aus betrachtet, so hat dieses eigenartige Verhalten entschieden etwas recht Befremdendes. Die Sachlage erscheint aber durchaus plausibel, wenn man den biologischen Zusammenhang bedenkt. Die Arzneifestigkeit entsteht ja durch die Reaktion von Substanzen auf Lebewesen, die zwar einzellig, aber doch wie alle Organismen hochkompliziert in ihrem Aufbau sind, sie ist also das Endergebnis einer vielphasigen pharmakologisch-toxikologischen Reaktionskette. Und wir wissen aus der Pharmakologie, daß dieselbe Endreaktion, also z. B. bei einem Frosch die Reizung des Zentralnervensystems, auf den verschiedensten Wegen und eben daher auch durch mannigfache chemische Substanzen erreicht wird. Bei genauer biologischer Analyse ist es daher nicht weiter wunderbar, daß keine spezifische Beziehung zwischen chemischer Konstitution und Entstehung der Arzneifestigkeit existiert. Der Vollständigkeit halber sei auch die Auffassung wiedergegeben, die Ehrlich von diesen Gesetzmäßigkeiten der Arzneifestigkeit entwickelt hat. Ehrlich knüpft an seine Rezeptorenhypothese an, die er für die zusammenfassende Darstellung der Toxin- und Antitoxinwirkungen sich ausgedacht hatte. In dem Protoplasma der Organismen, die von einem Toxin in Mitleidenschaft gezogen werden, nimmt bekanntlich Ehrlich sogenannte Rezeptoren an. Mit diesem Ausdruck bezeichnet er die chemische Gruppierung, welche in spezifischer und charakteristischer Weise mit dem angreifenden Toxin in Reaktion tritt. Streng genommen handelt es sich hier gar nicht um eine wirkliche Hypothese, sondern nur um eine scharfe Formulierung der Voraussetzung, daß man im Protoplasma eine spezifische chemische Gruppierung annehmen muß, wenn ein so spezifisch gebauter Stoff, wie ein Toxin es ist, ganz gesetzmäßig mit dem Protoplasma reagieren soll.

Wir sehen also, daß Ehrlich den Rezeptorbegriff in die Immunitätslehre eingeführt hat, um bei dem Manipulieren mit Substanzen unbekannter Zusammensetzung, wie es die Toxine und Antitoxine sind, möglichst enge Anknüpfungen an chemische Begriffe zu gewinnen. Es lag daher nahe, auf dem Gebiete der Chemotherapie, wo er es mit chemisch definierten Substanzen zu tun bekam, seine Rezeptorenformulierung auf ihre Brauchbarkeit zu prüfen. So konstruierte er sich den Terminus »Chemozeptor«. Unter Chemozeptor versteht Ehrlich einen Rezeptor im Protoplasma, der geeignet ist, mit chemisch bekannten Substanzen zu reagieren. Wir erkennen also, daß zwischen den übrigen Rezeptoren und den Chemozeptoren kein prinzipieller Unterschied besteht, sondern daß die Chemozeptoren nur Gründen ihre Sonderstellung verdanken, die sich aus dem zeitigen Stande der Wissenschaft ergeben. Denn in dem Augenblicke, in dem die Konstitution der Toxine aufgeklärt sein wird, würden auch ihre Rezeptoren als Chemozeptoren zu bezeichnen sein.

Ehrlich nimmt nun nicht für jede chemische Substanz, die — um auf unseren Sonderfall einzugehen — mit Trypano-

somen reagiert, einen besonderen Chemozeptor an, sondern er
rechnet mit Chemozeptoren für bestimmte Gruppen von Substanzen. Wir haben gesehen, daß chemisch recht differente
Stoffe auf das Trypanosomenprotoplasma insofern einheitlich
einwirken, als sie zu ein und derselben Arzneifestigkeit führen.
In dem Zustandekommen einer einheitlichen Arzneifestigkeit
sieht Ehrlich ein Kennzeichen dafür, daß die chemische
Gruppierung im Protoplasma eine einheitliche ist, auch wenn
es sich um Reaktionen mit chemisch sehr verschiedenen
Stoffen handelt. Es läßt sich heute noch nicht übersehen,
ob der große Bahnbrecher der Chemotherapie hier restlos
das Richtige getroffen hat oder ob die Dinge nicht ver-
wickelter liegen, als daß sie sich in das Schema der Chemozeptoren bannen lassen. — Da aber der Begriff der Chemozeptoren sich für die Formulierung des experimentellen
Materials sehr bewährt hat und wohl auch bei weiteren
Forschungen sich nützlich erweisen wird, so hielt ich es für
nötig, ihn hier darzulegen.

An die eigentliche Arzneifestigkeit schließen sich eigen-
tümliche Reaktionserscheinungen, die Morgenroth mit seinen
Mitarbeitern entdeckt und als Chemoflexion bezeichnet hat.
Ein Beispiel möge das Phänomen erläutern:

Injiziert man einer Maus, die sich auf der Höhe der Trypanosomeninfektion befindet, die Substanz Trypaflavin, die
zu den Akridiniumverbindungen gehört, in einer Menge, die
so gewählt ist, daß das Versuchstier bestimmt nach 24 Stunden
völlig frei von Trypanosomen ist, und entnimmt schon kurze
Zeit nach der Zuführung des Trypaflavins etwas von dem
trypanosomenhaltigen Blute, so kann man mit diesem Blute,
wenn man es einer anderen Maus einspritzt, die mit einer sicher
wirksamen Dosis von Trypaflavin prophylaktisch behandelt
ist, dieses neue Versuchstier bestimmt infizieren. Der Versuch
spricht dafür, daß die Trypanosomen in dem kurzen Kampfe,
den sie im Blute des ersten Versuchstieres mit dem Trypaflavin
ausgefochten haben, sich schon wesentlich verändert haben
müssen. Denn im neuen Medium des Blutes des zweiten Versuchstieres sind sie schon gegen das Trypaflavin gestählt. Vielleicht kommt das daher, daß der Wirtsorganismus nicht gleichgültig als unbeteiligter Zuschauer dem Zweikampfe der Para-

siten und des Arzneimittels zuschaut, sondern als Interessent sich an dem Kampfe beteiligt.

Die Chemoflexion unterscheidet sich von der Arzneifestigkeit dadurch, daß sie so schnell, wie sie entsteht, auch wieder vergeht. Nach wenigen Generationen haben die Trypanosomen hier ihre normale Reaktionsfähigkeit wiedererlangt.

Morgenroth und Rosenthal haben einen sehr interessanten Sonderfall der Chemoflexion beschrieben. Das Kaliumhexatantalat, eine Verbindung des Tantals, ist auch in sehr großen Dosen vollkommen ungiftig für Trypanosomen. Behandelt man aber Trypanosomen zunächst mit dieser Tantalverbindung und setzt sie dann der Wirkung von Antimon aus, so sind sie vorübergehend gegen Antimon unempfindlich. Das Tantal bewirkt also im Protoplasma der Trypanosomen eine Chemoflexion gegen Antimon.

Es ist notwendig, diesen mannigfachen Komplikationen, welche das Experiment aufgedeckt hat, nachzugehen. Denn für den Fortschritt der Wissenschaft ist nichts nachteiliger, als zu frühzeitige Schematisierung. Nur der wird der weiteren Entwicklung der Forschung mit Verständnis folgen können, der unser Wissen nicht als fertiges Gebäude sich vorstellt, sondern überall vielversprechende Anfänge sieht. Gerade die Unfertigkeit der Wissenschaft gibt ihr einen besonderen Reiz. Denn nur so wird man zu neuen Fragestellungen angeregt.

Bei der Besprechung der Chemoflexion haben wir schon betont, daß die chemotherapeutische Reaktion nicht einfach als eine Angelegenheit anzusehen ist, die zwischen Arzneimittel und Parasiten abgemacht wird, sondern daß der Organismus des infizierten Tieres durchaus an dem Kampf sich beteiligt. Diese Anschauung wird zur Gewißheit bei der Betrachtung der sogenannten Serumfestigkeit. Man kennt zwei Arten von Serumfestigkeit, die man klar unterscheiden muß, um nicht Verwirrung anzurichten. Die einfachere Form ist gewissermaßen nur eine Unterart der Arzneifestigkeit. Laveran und Mesnil[1] hatten gefunden, daß man Mäuse durch Einspritzung von Menschenserum von der Trypanosomeninfek-

---

[1] Recherches sur le traitement et la préveution du Nagana. Annal. de l'Institut Pasteur 1902.

tion heilen kann. Ich[1]) habe dann später festgestellt, daß man auch gegen dieses Arzneimittel, also gegen das therapeutisch angewandte Serum, die Trypanosomen ganz so wie gegen andere Arzneimittel festigen kann. Es ist noch nicht erforscht, in welchem Zusammenhang diese Serumfestigkeit mit der von Ehrlich entdeckten, viel komplizierteren Serumfestigkeit zusammenhängt. Ehrlich[2]) fand nämlich, daß im Serum von Mäusen, die man z. B. durch Trypanrot vorübergehend von Trypanosomen befreit hatte, später, wenn das Rezidiv eintritt, neben den jetzt auftretenden Trypanosomen ein Antikörper auftritt. Dieser Antikörper wirkt aber nur auf die ursprünglichen Trypanosomen, während er gegen die Trypanosomen des Rezidivs versagt. Die Trypanosomen sind serumfest geworden, und diese Serumfestigkeit hält wie die Arzneifestigkeit durch Generationen an. Ehrlich hat sich über die Entstehung dieser Serumfestigkeit biologisch sehr interessante Vorstellungen gebildet, deren Wert danach zu beurteilen sein wird, inwiefern sie zu neuen experimentellen Fragestellungen anregen. Jedenfalls ist es aber von höchster Bedeutung, sich ganz klar darüber zu sein, daß die chemotherapeutische Einwirkung eines Arzneimittels eine Reaktion des Arzneimittels gleichzeitig mit dem Protoplasma der Parasiten und des Wirtstieres ist.

Der Arzneifestigkeit nahe steht die Veränderung pathogener Parasiten, die als Mitigation bezeichnet wird. Als Roehl[3]) Trypanosomeninfektionen und ihre Rezidive mit Tryparosan, einem Parafuchsinderivat, behandelte, kam es häufig zu einer chronischen Erkrankung. Das Rezidiv, das nach unvollkommener Behandlung eintrat, führte nicht gleich zum Tode, die Infektion zog sich lange hin. Tagelang fanden sich nur spärliche Parasiten im Blute, dann wieder mehr. So wurde eine Maus ein halbes Jahr mit häufig wechselndem Parasitenbefund beobachtet. Überträgt man die Parasiten in diesem

---

[1]) Jacoby, Über die Herstellung von serumfesten Trypanosomenstämmen. Med. Klinik 1909, Nr. 7. — Über Serumfestigkeit und die Einwirkung von menschlichem Blutserum auf Trypanosomen. Zeitschr. f. Immunitätsforschung u. experiment. Therapie. Bd. 2 (1909).

[2]) Über Partialfunktionen der Zelle. Münchner med. Wochenschr. 1909, Nr. 5.

[3]) Zeitschr. f. Immunitätsforsch. u. experim. Therapie. Bd. 1 (1909).

Stadium auf eine normale Maus, so verursachen sie auch bei dem neuen Wirtstier einen chronischen Krankheitsverlauf. Die Parasiten können durch Monate im Blute auftreten und aus dem Blute verschwinden, und es kann schließlich ohne jede Behandlung nach mehrfachen Rezidiven ohne jede Behandlung zu einer vollkommenen Heilung kommen, indem die Parasiten dauernd verschwinden. Aus Versuchen von Browning[1]) geht hervor, daß zu der Mitigation eine Einwirkung des Wirtskörpers wohl unnötig ist. Denn auch dann, wenn man Trypanosomen mit Parafuchsin außerhalb des Tierkörpers mischt, kann man die Parasiten so verändern, daß sie chronische Erkrankungen verursachen. Die kurze Dauer der Mitigation erinnert an die Verhältnisse bei der Chemoflexion, indem bei fortgesetzten Tierpassagen der mitigierte Charakter der Trypanosomenstämme wieder sich zurückbildet.

Biologische Untersuchungen von Kudicke, Werbitzki und namentlich von Gonder[2]) haben neue Wege zum Verständnis der Festigkeiten und der Mitigation gewiesen. Werbitzki konnte zeigen, daß die Veränderung, welche Parasiten arzneifest machen, auch im histologischen Bilde der Trypanosomen zum Ausdruck kommen. So bringen Substanzen aus der Pyroninreihe und Akridinreihe, Substanzen von orthochinoider Konstitution, den Blepharoplasten, also den zweiten, kleineren Kern der Trypanosomen zum Verschwinden. Gonder entdeckte, daß vermittels orthochinoider Farbstoffe, wie Triaminophenazoxoniumchlorid und Selenazoxoniumchlorid, die Arsenfestigkeit auch dem Auge sichtbar gemacht werden kann. Arsenempfindliche Trypanosomen lassen sich mit diesen Farbstoffen außerhalb des Tierkörpers lebend färben und schnell töten, arsenresistente Stämme bleiben dagegen bei Anwendung der gleichen Konzentration der Farbstoffe lange am Leben und färben sich erst, wenn die Trypanosomen abgestorben sind.

Wir haben gesehen, daß die Veränderung, welche eine wirksame Substanz, z. B. ein Farbstoff bei Trypanosomen hervorruft, indem sie die Parasiten arzneifest macht, durch

---

[1]) British Medical Journal 1907 u. Journal of Path. and Bakt. Bd. 12 (1908).

[2]) Gonder, Protozoenstudien in »Paul Ehrlich«, Eine Darstellung seines wissenschaftlichen Wirkens. Jena, Gustav Fischer, 1914.

unendlich viele Generationen vererbt wird. Gonder weist mit Recht darauf hin, daß es sich hier also in den späteren Generationen nicht mehr um Einwirkungen des Farbstoffes, der längst verbraucht ist, handeln kann. Es muß sich vielmehr unter dem einmaligen chemischen Einfluß eine gewichtige Abänderung der Biologie der parasitischen Protozoen vollzogen haben. Es ließ sich sogar feststellen, wie weit die biologische Abänderung der Lebewesen durch die Arzneimittel geht. Gonder fand nämlich, daß Trypanosomen bei der Übertragung durch ihre natürlichen Zwischenwirte, wobei sie also Befruchtung und ihren ganzen Entwicklungsgang durchmachen, ihre Arzneifestigkeit nicht behalten, vielmehr nur bei der asexuellen Fortpflanzung, wie sie bei der Übertragung von Maus zu Maus in Frage kommt. Dagegen behielten Spirochäten ihre künstlich erworbene Salvarsanfestigkeit auch, wenn sie die normale Entwicklung durch ihren natürlichen Zwischenwirt durchmachten. Gonder vermutet, daß dieser Unterschied sich dadurch erklärt, daß die Spirochäten auch im Zwischenwirt sich nur asexuell, also ohne Befruchtung, vermehren.

Nach Untersuchungen von Werbitzki kann in bestimmten Fällen die chemische Veränderung, welche als Arzneifestigkeit sich zu erkennen gibt, auch dem Auge sichtbar gemacht werden. Werbitzki wies nach, daß Substanzen der Pyroninreihe und der Akridinreihe, Stoffe von orthochinoider Konstitution, den Blepharoplasten, den kleineren Kern der Trypanosomen, zum Verschwinden bringen. Dieser Blepharoplastenmangel wird wie die Arzneifestigkeit von Generation auf Generation vererbt, ohne daß die Trypanosomen etwas an Pathogenität, Lebensfähigkeit und Fortpflanzungsvermögen einbüßen. Es bleibt nämlich der wichtigste Bestandteil des Kernes, das Zentriol, erhalten. Da Kudicke und namentlich Gonder fanden, daß es Farbstoffe gibt, die arzneifeste Trypanosomen in anderer Weise wie arzneiempfindliche färben, können wir mit dem Auge die feinsten biologischen Unterschiede, welche für den Erfolg einer Therapie ausschlaggebend werden können, sichtbar wahrnehmen. Ebenso wie das Fehlen des Blepharoplasten nicht die wesentlichen Funktionen der Trypanosomen beeinträchtigt, so kann umgekehrt eine trypanozide Substanz oder ein Spirochätenmittel beim Mischen im Reagenzglase anscheinend die

Mikroorganismen ganz unbeschädigt lassen, sie bewegen sich weiter gut und dennoch sind sie verändert und geschädigt; denn wenn man sie einem Tier einspritzt, so kommt es nicht zur Infektion. Man darf auch nicht etwa glauben, daß dabei Gift und Parasiten nebeneinander dem Versuchstier eingespritzt werden und die Einwirkung erst im Tierkörper erfolgt. Man kann vielmehr die gut beweglichen Organismen gehörig giftfrei waschen und dann erst einspritzen, und dennoch sind sie nicht mehr infektiös.

Vielleicht gewähren die tiefgreifenden, morphologischen Veränderungen, welche von den Arzneimitteln an den Mikroorganismen hervorgerufen werden, einen Schlüssel zum Verständnis der merkwürdigen Gruppenspezifität der Arzneifestigkeiten. Gehen wir davon aus, daß eine ganze Gruppe von Arzneifestigkeiten manifest wird, wenn ein Zellkern verändert oder geschwunden ist, so brauchen wir nur anzunehmen, daß dieser Kernschwund auf mannigfaltige Weise zustande kommen kann, um zu verstehen, wie eng die einzelnen Festigkeiten miteinander verkoppelt sein müssen.

Die Chemotherapie der bakteriellen Infektionen.

Die Grundlagen der Chemotherapie sind durch Erforschung der Infektionen mit tierischen Mikroparasiten (Trypanosomen und Spirochäten) geschaffen worden. Aber von vornherein war es klar, daß es allmählich gelingen müßte, die hier gemachten Erfahrungen auch für die chemotherapeutische Bekämpfung der bakteriellen Infektionen nutzbar zu machen. Den ersten Anknüpfungspunkt zwischen den beiden Gebieten bot eine in Ehrlichs Laboratorium gemachte Beobachtung von Lewis H. Marks[1]). Es gelang Marks, Bakterien gegen arsenige Säure fest zu machen. Er züchtete einen Paratyphusstamm aus der Hog-Choleragruppe auf Agar, dem er arsenige Säure zusetzte. Im Laufe von Monaten konnte er den Zusatz um das Achtfache steigern. Die Bakterien waren also durch die Gewöhnung an das Gift arsenfest geworden, zeigten aber auch sonst sehr bemerkenswerte Eigenschaften. Die Festigkeit bleibt, ähnlich wie die Arsanilfestigkeit der Trypanosomen, auch

---

[1]) Über einen arsenfesten Bakterienstamm. Zeitschr. f. Immunitätsforschung und experimentelle Therapie Bd. 6 (1910).

bestehen, wenn die Mikroorganismen längere Zeit nicht mehr mit dem Gift in Berührung kommen. Der arsenfeste Stamm, der die achtfache Menge arseniger Säure verträgt, ist gefeit gegen die 40fache Antimonmenge gegenüber dem Ausgangsstamm und verträgt auch mehr Arsenophenylglyzin und Phenolarsenoxyd als der Ausgangsstamm. Auch seine Agglutinierbarkeit durch Serum ist gegen die Norm abgeändert.

Diese Beobachtung war ein bemerkenswerter Vorläufer[1]). Denn die arzneifesten Stämme sind sicherlich von großer Bedeutung für das chemotherapeutische Experiment. Das hat sich denn auch in den bedeutsamen Arbeiten Morgenroths bestätigt. Morgenroth, der als der Pfadfinder auf dem uns augenblicklich beschäftigenden Gebiete anzusehen ist, knüpfte an Trypanosomenstudien an.

Bekanntlich gehört das Chinin als Heilmittel gegen die Malaria zu den wertvollsten Arzneien der klinischen Medizin. Gewiß wären große Fortschritte zu erzielen, wenn man aus der Fülle der Chininderivate, welche die Chemie dargestellt hat, im Experiment dasjenige aussuchen könnte, welches die optimale Wirkung auf die Malariaplasmodien ausübt. Aber die Malariaplasmodien sind für den Tierversuch nicht sehr geeignet und so entschlossen sich Morgenroth und Halberstädter[2]) zu einem Umweg. Die Autoren konstatierten eine geringe Chininwirkung bei den Trypanosomeninfektionen und fanden durch systematische Untersuchung heraus, daß die Wirkung durch Anwendung von Derivaten und durch eine geeignete Applikation der Heildosen sich sehr verstärken läßt.

Die chemotherapeutische Betrachtung des Chinins setzt die Kenntnis des Chininmoleküls voraus. Erst die großen Fortschritte der Konstitutionsforschung, welche die feinere Zusammensetzung dieses Alkaloides restlos aufgeklärt haben, ermöglichten es Morgenroth, experimentell dem Zusammen-

---

[1]) Hervorgehoben werden müssen auch die Beobachtungen von Conradi (Zeitschr. f. Immunitätsforschung und experiment. Therapie Bd. 7 (1910). Conradi konnte bei Kaninchen durch Chloroform ein Verschwinden von Typhusbazillen aus dem kreisenden Blut erzielen, also eine Desinfektion innerhalb des Organismus erreichen.

[2]) Über die Beeinflussung der experimentellen Trypanosomeninfektion durch Chinin. Sitzungsber. der Preuß. Akademie 1910 u. 1911 u. Zeitschr. f. Hygiene Bd. 68 (1911).

hang zwischen dem chemischen Aufbau und der therapeutischen Wirksamkeit des Chinins nachzugehen. Die Konstitution des Chinins ist aus seiner Formel zu entnehmen, in der ich im Anschluß an Morgenroth die Gruppen, an welche die experimentellen Studien anknüpfen, fett gedruckt habe.

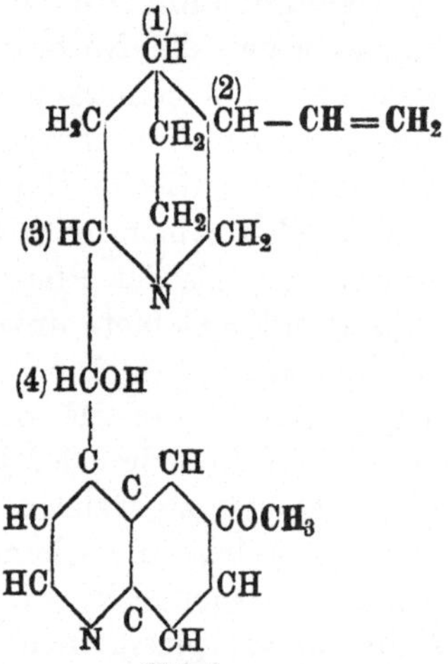

$$
\begin{array}{c}
\overset{(1)}{CH} \\
H_2C \diagup \underset{CH_2}{} \diagdown \overset{(2)}{CH} - CH = CH_2 \\
CH_2 \quad CH_2 \\
(3)\,HC \diagdown \underset{N}{} \diagup \\
\\
(4)\,HCOH \\
\\
C \quad CH \\
HC \diagup \overset{C}{} \diagdown COCH_3 \\
HC \diagdown \underset{N \; C}{} \diagup CH \\
CH \\
\text{Chinin}
\end{array}
$$

Die Formeln von zwei Derivaten des Chinins, welche für die Chemotherapie besondere Bedeutung haben, füge ich gleich an.

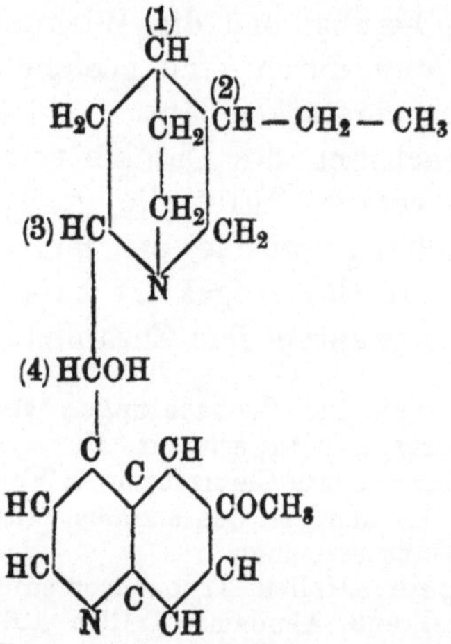

$$
\begin{array}{cc}
\overset{(1)}{CH} & \overset{(1)}{CH} \\
H_2C \diagup CH_2 \diagdown \overset{(2)}{CH}-CH_2-CH_3 & H_2C \diagup CH_2 \diagdown \overset{(2)}{CH}-CH_2-CH_3 \\
CH_2 \; CH_2 & CH_2 \; CH_2 \\
(3)\,HC \diagdown N \diagup & (3)\,HC \diagdown N \diagup \\
(4)\,HCOH & (4)\,HCOH \\
C \quad CH & C \quad CH \\
HC \diagup C \diagdown COCH_3 & HC \diagup C \diagdown COC_2H_5 \\
HC \diagdown N\;C \diagup CH & HC \diagdown N\;C \diagup CH \\
CH & CH
\end{array}
$$

Hydrochinin = Methylhydrocupreïn 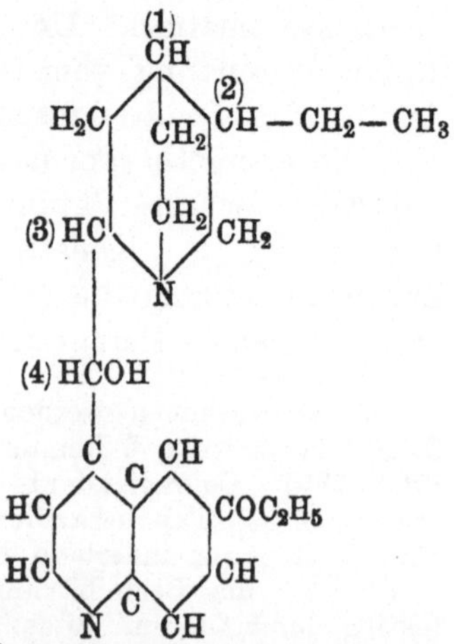　　　　**Äthylhydrocupreïn = Optochin**

Hydrochinin unterscheidet sich vom Chinin dadurch, daß an die Stelle der Seitenkette mit doppelter Bindung, dem Vinylrest $CH-CH=CH_2$ durch Wasserstoffaufnahme unter Fortfall der doppelten Bindung die Kette $CH-CH_2-CH_3$ getreten ist.

Äthylhydrocuprein ist ein Derivat des Hydrochinins, bei dem lediglich am Chinolinkern die Methylgruppe CH_3 durch die Äthylgruppe C_2H_5 ersetzt ist.

Um Mißverständnisse auszuschließen, bedarf der merkwürdige Ausdruck Cuprein noch der Erläuterung. Cuprein ist ein aus dem Handel verschwundenes Naturprodukt, das aus der Rinde von Remijia cuprea dargestellt wurde. Das aus dem Chinin stammende Hydrochinin ist demnach zugleich als ein Derivat des Cupreins aufzufassen, in dem durch Hydrierung der Vinylkette die doppelte Bindung beseitigt worden ist und außerdem am Chinolinring in der OH-Gruppe der Wasserstoff durch den Methylrest ersetzt worden ist.

Das Äthylhydrocuprein entspricht, wie schon angedeutet, ganz dem Methylhydrocuprein. Nur ist anstatt der Methylgruppe hier die Äthylgruppe eingetreten. Das Äthylhydrocuprein ist unter dem Namen Optochin ausgiebig klinisch geprüft worden.

Hydrochinin und Äthylhydrocuprein waren nun deutlich, wenn auch nicht sehr erheblich, gegen Trypanosomen wirksamer als das Chinin. Eine ausgesprochene Überlegenheit des Äthylhydrocupreins fand aber Morgenroth zusammen mit Levy[1]) bei Pneumokokkeninfektionen der Mäuse. Es scheint, daß die Autoren hier die optimal wirksame Substanz getroffen haben. Denn schon das Propylhydrocuprein, in dem lediglich die C_2H_5-Gruppe durch die C_3H_7-Gruppe ersetzt ist, stellt sich als weniger wirksam heraus, Versuche mit Isobutylhydrocuprein und Isoamylhydrocuprein verliefen negativ.

Ein von Morgenroth und Kaufmann[2]) beschriebener Versuch soll als Beispiel die glänzende Wirkung des Äthylhydrocupreins erläutern.

---

[1]) Chemotherapie der Pneumokokkeninfektion. Berl. klin. Wochenschr. 1911 Nr. 34 u. 44.

[2]) Arzneifestigkeit bei Bakterien (Pneumokokken). Zeitschr. f. Immunitätsforschung u. experim. Therapie Bd. 15 (1912).

15 Mäuse erhalten 0,5 ccm einer 1 : 100 000 verdünnten Bouillonkultur eines Pneumokokkenstammes in die Bauchhöhle injiziert. 5 Mäuse werden als Kontrolltiere belassen, die übrigen 10 erhalten eine viermalige subkutane Injektion einer 2proz. Lösung des Äthylhydrocupreins in Olivenöl. Die erste Injektion erfolgte mit 0,5 ccm pro 20 g Maus unmittelbar nach der Infektion, am ersten Tage danach wurden wieder 0,5 ccm, am zweiten Tage 0,4 und am dritten Tage nochmals 0,4 ccm pro 20 g Maus eingespritzt.

Die 5 Kontrollmäuse wurden am Morgen des zweiten Tages tot gefunden, die 10 behandelten bleiben munter und dauernd gesund.

Es war von großer Bedeutung, die Heilsubstanz als Base in ungelöster Form und nicht als Salz in wässeriger Lösung einzuspritzen. Die Form der Zufuhr bedingte erst den vollen Erfolg. Wir haben hier ein wahres, inneres Desinfiziens vor uns, eine Substanz, welche, wie Wright[1]) im Anschluß an die Arbeiten Morgenroths zeigte auch in Gegenwart von Serum die Pneumokokken abtötet. So konnten denn auch Morgenroth und Kaufmann noch Mäuse durch Äthylhydrocuprein heilen, in deren kreisendem Blute schon Pneumokokken nachweisbar waren. Neufeld und Engwer[2]) haben studiert, ob Beziehungen zwischen der serotherapeutischen und der chemotherapeutischen Bekämpfung der Pneumokokkeninfektion bestehen und sie fanden, daß beide Kampfmittel sich in willkommenerer Weise ergänzen. Bei Meerschweinchen kann man durch Pneumokokken nicht nur eine allgemeine Sepsis hervorrufen, sondern auch eine Lokalisation der Infektion in Form einer Pleuropneumonie erreichen. Diese Erkrankung läßt sich sowohl mit Pneumokokkenserum wie mit Äthylhydrocuprein bekämpfen, auf beide Weisen aber nur unvollkommen. Kombiniert man aber beide Formen der Therapie, so gelingt die Heilung der Pneumonie. Es ließ sich auch aufklären, wieso das Zusammenwirken der beiden Heilmittel mehr vermag als die einzelne Therapieform. Das Pneumokokkenserum enthält nämlich Opsonine und ruft Phagozytose hervor, so daß also

---

[1]) Lancet 1912.
[2]) Berliner klin. Wochenschr. 1912 Nr. 50, vgl. auch Boehncke, München med. Wochenschr. 1913 Nr. 8.

die Kokken durch Stoffe, die dem Organismus entstammen, abgetötet werden. Im Gegensatz zu dieser Serumwirkung ist der Angriffspunkt des Äthylhydrocupreins ein direkter. Es tötet direkt die Kokken ab und nicht auf Umwegen, indem es etwa erst zu der Entstehung von bakteriziden Antikörpern Anlaß gibt. Äthylhydrocuprein ist gegen Pneumokokken verschiedener Herkunft wirksam[1]) und insofern ziemlich spezifisch, als es gegen manche andere Kokken versagt.

Reagensglasversuche von Morgenroth und Bumke[2]) zeigen die ausgesprochene Sonderstellung, welche das Optochin oder Äthylhydrocuprein unter den Chininpräparaten gegenüber den Pneumokokken einnimmt. Wenn man den Desinfektionswert des Chinins $= 1$ setzt, ist der des Optochins etwa $= 150$ zu setzen, der des Hydrochinins ungefähr $= 15$, der Isopropylverbindung $75—40$, der Wert der n-Propylverbindung geringer, der Desinfektionswert der Isoamylverbindung würde durch die Zahl 8 auszudrücken sein.

Eine andere Zahl aus Morgenroths Versuchen beweist, daß das Optochin wirklich im idealen Sinne ein inneres Desinfiziens ist. Im Mittel genügt eine Optochinverdünnung von $1:1000000$, um innerhalb 24 Stunden bei $38°$ in eiweißhaltigen Medien, also unter Bedingungen, wie sie im Blute des lebenden Organismus gegeben sind, eine reichliche Pneumokokkenaussaat abzutöten.

Der Eintritt der Äthylgruppe in das Hydrochininmolekül ist zwar Vorbedingung für die starke Wirkung des Optochins. Man darf aber nicht etwa annehmen, daß die Optochinwirkung nur von der Existenz einiger Seitenketten des Moleküls abhängt. Vielmehr ist es wahrscheinlich, daß das Gesamtmolekül ausschlaggebend bleibt und durch die Veränderung der Seitenketten eben im ganzen geändert wird. Dafür spricht auch die Bedeutung des stereochemischen Verhaltens des Optochins[3]).

---

[1]) L. Gutmann, Zur experimentellen Chemotherapie der Pneumokokkeninfektion. Zeitschr. f. Immunitätsforschung u. experim. Therapie Bd. 15 (1912).

[2]) Morgenroth und Bumke, Spezifische Desinfektion und Chemotherapie bakterieller Infektionen. Deutsche med. Wochenschr. 1914 Nr. 11.

[3]) Morgenroth, Zur Kenntnis der Beziehungen zwischen chemischer Konstitution und chemotherapeutischer Wirkung. Berl. klin. Wochenschr. 1917 Nr. 3.

Bei der Wiedergabe der Chininformel (S. 166) wurden vier Kohlenstoffatome durch die Bezeichnung 1—4 aus den übrigen herausgehoben. Es sind die vier asymmetrischen Kohlenstoffe. Das Äthylhydrocuprein oder Optochin ist nun stereoisomer mit dem Äthylapohydrochinin und zwar unterscheiden sich die beiden stereoisomeren Verbindungen durch die Lagerung der Atome am Kohlenstoff mit der Bezeichnung 3. Während beide Stereoisomeren in gleicher Weise Trypanosomen abtöten, unterscheiden sie sich aufs deutlichste in ihrer Wirksamkeit gegenüber Pneumokokken. So hervorragend das Äthylhydrocuprein auf Pneumokokken einwirkt, so durchaus versagt die stereoisomere Verbindung, das Äthylapohydrochinin.

Von dieser Entdeckung ausgehend, vermochte Morgenroth noch tiefer in die feinsten Zusammenhänge zwischen Konstitution und therapeutischer Wirkung einzudringen. Wiederum müssen wir auf die Chininformel zurückgreifen. Das Chininmolekül gruppiert sich um zwei Kerne, den Chinolinkern und den Chinuclidinrest. Wir stellen im Anschluß an Morgenroth den Chinuclidinrest und die Atomgruppierung nebeneinander, die durch Aufspaltung dieses Restes zustande kommt:

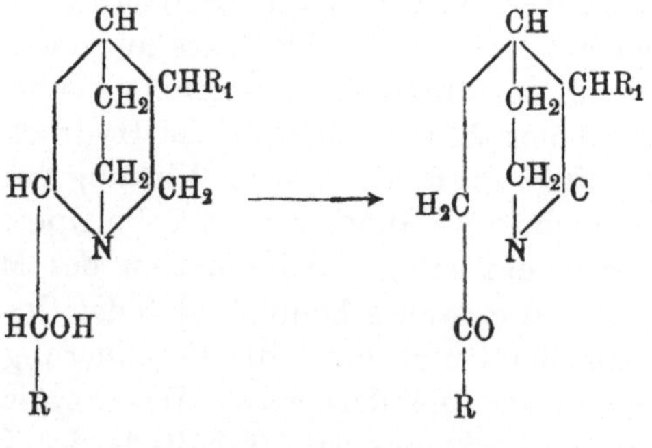

$$\begin{array}{ccc}
\text{CH} & & \text{CH} \\
\text{CH}_2 \quad \text{CHR}_1 & & \text{CH}_2 \quad \text{CHR}_1 \\
\text{HC} \quad \text{CH}_2 \quad \text{CH}_2 & \longrightarrow & \text{H}_2\text{C} \quad \text{CH}_2 \quad \text{C} \\
\text{N} & & \text{N} \\
\text{HCOH} & & \text{CO} \\
\text{R} & & \text{R}
\end{array}$$

Morgenroth diskutiert nun, ob die Intaktheit des Chinuclidinrestes eine unbedingte Voraussetzung für therapeutische Chininwirkungen ist. Es zeigte sich, daß die sogenannten Chinatoxine, bei denen der Chinuclidinrest aufgespalten ist und, wie aus dem Formelbild zu ersehen ist, in den Piperidinring übergegangen ist, noch eine deutliche Heilwirkung gegen Trypanosomeninfektionen zeigen. Dagegen sind sie gegenüber Pneumokokken unwirksam. Nachdem Morgenroth nun er-

kannt hatte, daß die Asymmetrie des Kohlenstoff (3) für die
Pneumokokkenwirkung unerläßlich ist, folgt schon allein aus
dem Fehlen dieses asymmetrischen Kohlenstoffs in der Gruppierung der Chinatoxine ihre Unwirksamkeit bei Pneumokokkeninfektionen. Das Formelbild, in dem an dem betreffenden Kohlenstoff zwei Valenzen durch Wasserstoffatome besetzt
sind, zeigt ohne weiteres, daß das Kohlenstoffatom nicht mehr
asymmetrisch ist.

Nachdem das Studium des Optochins sich so förderlich
für die Chemotherapie erwiesen hatte, versuchte Morgenroth,
ob nicht der Ersatz der Äthylgruppe (C_2H_5) durch die höheren
Homologen zu neuen Heilerfolgen führen würde. Der Fortschritt der Chemie macht derartige Untersuchungen möglich,
da es gelungen ist, zahlreiche Alkoholreste bis zu $C_{12}H_{25}$ in
das Chininmolekül einzuführen. Für die Bekämpfung der
durch Pneumokokken bewirkten Erkrankungen kommen diese
Verbindungen allerdings nicht in Betracht. Denn hier leistet
das Äthylhydrocuprein, das schon in einer Verdünnung von
1 : 1 000 000 bei geeigneter Versuchsanordnung Pneumokokken
abtötet, alles, was man verlangen kann. Auch haben wir oben
schon gesehen, daß die mit höheren Alkoholen substituierten
Chininderivate hinter dem Optochin zurückstehen. Die reiche
Auswahl von Präparaten machte es aber aussichtsvoll zu
prüfen, ob auch andere Infektionen mit den Derivaten des
Chinins oder genauer gesagt des Hydrochinins zu bekämpfen
sind.

Um in größerem Umfange vergleichende Versuche anstellen zu können, ist der Tierversuch weniger geeignet als der
Reagensglasversuch. Hier kann man viel leichter zahlreiche
Versuche unter genau denselben Bedingungen nebeneinander
anstellen. Natürlich sind die Ergebnisse des Reagensglas-
versuches nicht direkt chemotherapeutisch verwertbar. Hat
man aber eine Bakterienart im Reagensglasversuch gegen ein
chemisches Präparat besonders empfindlich gefunden, so läßt
sich ja der Tierversuch immer noch anschließen. Umgekehrt
bleibt allerdings die Möglichkeit bestehen, daß ein Mittel seine
Heilwirkungen im Reagensglase nicht verrät. Bei den Hydro-
chininderivaten ist jedoch mit einem sehr weitgehenden Parallelismus zwischen beiden Methoden der Untersuchung zu rechnen.

Denn diese Substanzen wirken auch in Gegenwart von tierischem Serum, welches die gewöhnlichen Desinfizientien wie etwa Quecksilbersublimat unwirksam macht. Nach neueren Versuchen Morgenroths[1]) ist die Octylverbindung innerhalb des Gewebes sogor noch wirksamer als im Reagensglase.

Die Wirksamkeit des Chinins und der Substanzen aus der Hydrochininreihe mit 2—12 Kohlenstoffatomen in der Seitenkette kann man aus einer Zusammenstellung gut entnehmen, die Bieling[2]), ein Schüler Morgenroths, gibt.

Als relativ unempfindlich gegenüber der Hydrochininreihe erwiesen sich:

1. der Typhusbazillus,
2. der Paratyphus A-Bazillus,
3. der Paratyphus B-Bazillus,
4. der Kolibazillus,
5. der Dysenteriebazillus Y,
6. der Bazillus Pyocyaneus,
7. der Bazillus pneumoniae Friedländer.

Als empfindlich erwiesen sich:

1. der Diphtheriebazillus,
2. der Gasbrandbazillus,
3. der Tetanusbazillus,
4. der Milzbrandbazillus,
5. der Pneumokokkus,
6. der Streptokokkus,
7. der Meningokokkus,
8. der Mikrokokkus melitensis.

Man darf nun nicht etwa annehmen, daß in allen Fällen, in denen die Mikroorganismen gegen Chininderivate empfindlich sind, auch eine Chemotherapie möglich ist, es also gelingen wird, die innere Desinfektion des Organismus zu erreichen. Neben diesem Hauptziel hat aber die Therapie noch sehr· wichtige Nebenziele im Auge und zu diesen Zielen kann man dem An-

---

[1]) Über chemotherapentische Antisepsis. Deutsche med. Wochenschr. 1919, Nr. 19.
[2]) R. Bieling, Über die Desinfektionswirkung von Chinaalkaloiden auf pathogene Bazillen. Biochem. Zeitschr. Bd. 85 (1918).

scheine nach auch dann mit Chininpräparaten gelangen, wenn eine ideale Chemotherapie wie bei der Bekämpfung der Pneumokokken mit Optochin nicht möglich ist.

Bei den Diphtheriebazillen ist ein Präparat erwünscht, welches nach Beendigung der Allgemeininfektion die in der Mundhöhle und in der Nase zurückgebliebenen Bazillen unschädlich macht, weil die betreffenden Individuen, obwohl sie selbst bereits gesund sind, als sogenannte Bazillenträger die Krankheit auf andere übertragen könnten. Daher ist die Frage von großer, praktischer Bedeutung.

Am eingehendsten haben Schaeffer[1]) und Bieling[2]) die Frage studiert. Im folgenden geben wir einige Resultate aus der Arbeit von Schaeffer wieder. Bei allen Desinfektionsversuchen ist zu beachten, daß die Entwicklungshemmung bei viel geringeren Dosen eintritt als die Abtötung der Bakterien. Da aber oft schon viel gewonnen ist, wenn die Bakterien sich in der Zeit nicht vermehren, in der ein Mittel auf sie einwirkt, so ist es auch schon ein nicht zu unterschätzender Erfolg, wenn man mit Hilfe sehr verdünnter Lösungen eine Entwicklungshemmung erzielt.

Das Chinin hemmt die Vermehrung der Diphtheriebazillen meist noch in einer Verdünnung von 1 : 10000. Hydrocuprein, das Methyl-, Äthyl- und Isopropylhydrocuprein sind nicht wirksamer als das Chinin, wohl aber schon das Isobutylhydrocuprein, von dem meistens noch Verdünnungen von 1 : 50000 antiseptisch wirken. Bei der Isoamylverbindung steigt die Hemmungsgrenze schon auf 1 : 200000, bei der Hexylverbindung auf 1 : 300000, bei der Heptylverbindung auf 1 : 500000, bei der Octylverbindung auf 1 : 750000. Damit ist das Optimum erreicht. Beim Decylhydrocuprein sinkt der Wirkungswert auf 1 : 500000, beim Dodecylhydrocuprein auf 1 : 100000, um beim Cetylhydrocuprein nur noch 1 : 5000 zu betragen.

Die Abtötung der Bazillen erfolgt erst in Konzentrationen, die etwa 100mal stärker sind als die für die Hemmung ausreichenden. Im allgemeinen gehen die beiden Kurven der Wirkung also parallel, aber nicht absolut. Eine Ausnahme bildet

---

[1]) Hans Schaeffer, Die Desinfektionswirkung der Chininderivate gegenüber Diphtheriebazillen. Biochem. Zeitschr. 83 (1917).
[2]) l. c.

das Hexylhydrocuprein, bei dem erst bei der Konzentration 1 : 200 die Abtötung erfolgt.

Auch die Säure, mit der die wirksame Chininbase im Salze vereinigt ist, hat ihre Bedeutung, indem die einfachsauren Salze wirksamer als die doppeltsauren sind.

Nachdem wir die Wirkung der Chininpräparate auf die Diphtheriebazillen ausführlicher besprochen haben, brauchen wir nur kurz anzufügen, daß nach den Beobachtungen von Bieling auch gegenüber den Milzbrandbazillen, den Gasbrandbazillen und den Tetanusbazillen die Octylverbindung am meisten leistet.

Auch die so besonders wichtigen Krankheitserreger, die Streptokokken und Staphylokokken sind nach den Untersuchungen von Morgenroth und Tugendreich[1]) sehr empfindlich gegenüber der Octylverbindung. Es sei darauf hingewiesen, daß man auf die Anregung von Morgenroth angefangen hat, außer dem Optochin auch die Isoamylverbindung (Eucupin) und die Octylverbindung (Vucin) klinisch auszuprobieren. Wir haben schon bei den Diphtheriebazillen darauf aufmerksam gemacht, wie wichtig es ist, die örtliche Ansammlung der Bazillen an der Eingangspforte zu bekämpfen. Eine ebenso dringende Notwendigkeit ist es, den Eitererregern am Orte der Infektion entgegenzutreten. So wäre es denn von großem Nutzen, wenn hier das Isoctylhydrocuprein sich bewähren würde.

Von großer biologischer, aber auch praktischer Tragweite ist die Beobachtung von Morgenroth, daß Krankheitserreger wie z. B. Pneumokokken schon durch ganz kleine Dosen der Heilmittel, die ihre Vermehrung noch nicht hemmen, bereits ihre Virulenz einbüßen.

Die Chemotherapie der Chininderivate bietet wissenschaftlich einen besonders hohen Reiz, weil man hier so ausgesprochenen Spezifitäten der Wirkung begegnet. Bei diesen Heilmitteln, deren Wirkung auch in Gegenwart von Serum noch kräftig sich geltend macht, besteht eine viel größere Spezifität als bei den älteren, mehr allgemeinen Desinfektions-

---

[1]) Morgenroth und Tugendreich, Über die spezifische Wirkung der Chinaalkaloide. Biochem. Zeitschr. Bd. 79 (1917).

mitteln, zu denen z. B. das Sublimat gehört. Die Desinfektionskraft dieser allgemeinen Antiseptika macht sich allen Krank-
heitserregern gegenüber fast gleichmäßig fühlbar. Die Chininderivate sind viel wählerischer. Und noch weiter, nicht immer
ist ein und dasselbe Chininderivat das wertvollste: Bei der
Pneumonie überragt das Optochin alle Konkurrenten, in den
meisten anderen Fällen ist die Isoctylverbindung führend.
Aber auch damit sind nicht alle Möglichkeiten erschöpft. Denn
beim Choleravibrio, der zwar auf Chininderivate nur mäßig
reagiert, findet man das Optimum der Wirkung bei der Isoamylverbindung.

Sehr wichtig ist, daß Pneumokokken, welche die Einwirkung unzureichender Dosen überstanden haben, sehr bald
sich zu hydrocupreinfesten Stämmen entwickeln. Man muß
also energisch mit wirksamen Dosen behandeln, da man bei
der Verzettelung der Heilsubstanz allmählich unangreifbaren
Feinden gegenübersteht. Wir haben allerdings schon gesehen,
daß die Serumeinwirkung glücklicherweise von der chemotherapeutischen Behandlung unabhängig ist. Trotzdem ist es
ein dringendes Problem, die schon bestehende Arzneifestigkeit
therapeutisch brechen zu können. Morgenroth und Rosenthal[1]) haben, angeregt durch klinische Beobachtungen, diese
Frage studiert. Bilfinger hat gefunden, daß Malariapatienten,
deren Anfälle auf Chinin nicht reagierten, nach einer Salvarsanbehandlung, die auch bei der Behandlung der Malaria sich
nützlich erweist, wieder auf Chinin reagierten. Es scheint also,
daß die Plasmodien durch die Einwirkung des Salvarsans so
verändert werden können, daß sie ihre Chininfestigkeit verlieren. Morgenroth und Rosenthal fanden nun, daß Trypanosomen, welche chininfest waren, durch Antimon- und
Salvarsanbehandlung nicht nur die Chininfestigkeit verlieren,
sondern sogar überempfindlich gegen Chinin werden. Wir
sehen also, wie die alte, ärztliche Erfahrung, daß ein zeitweiser
Wechsel der Therapie nützlich ist, hier eine exakte Begründung
erhält.

---

[1]) Experimentell-therapeutische Studien bei Trypanosomeninfektionen III. Mitt. Arzneifestigkeit der Trypanosomen gegenüber Verbindungen der Hydrocupreinreihe. Zeitschr. f. Hygiene u. Infektionskrankh. Bd. 71 (1912).

Morgenroth scheint bei der Heranziehung der Pneumokokken für chemotherapeutische Versuche insofern einen besonders glücklichen Griff getan zu haben, als Pneumokokken eine der Zerstörung besonders zugängliche Bakterienart zu sein scheinen. Trotzdem darf man nicht annehmen, daß nun mit Leichtigkeit sich andere Heilmittel auffinden lassen, welche im Tierversuch ähnliches wie die Chininderivate leisten. Welch, Leo, Boehncke[1]) und Rosenthal[2]) haben bei Mäusen, Meerschweinchen und Kaninchen Versuche mit Kampfer angestellt. Aber eine deutliche Heilwirkung war nicht zu erzielen. Dagegen war eine gewisse, prophylaktische Wirkung des Kampfers zu bemerken und eine Wirkung von der Kombination von Kampfer und spezifischem Pneumokokkenserum, ganz so wie schon Neufeld und Engwer die kombinierte Therapie der isolierten Anwendung der Chemotherapie oder der Serumtherapie überlegen gefunden hatten. Nach den Versuchen von Rosenthal ist der mäßige Erfolg des Kampfers auch wieder auf die Arzneifestigkeit der Bakterien zurückzuführen. Nach seinen zusammen mit Stein gemachten Beobachtungen findet man unter den unbehandelten Pneumokokkenkulturen kampferfeste, kampferhalbfeste und kampferempfindliche. Die kampferfesten Stämme sind natürlich überhaupt nicht durch die Kampfertherapie zu beeinflussen, die halbfesten sind wenig geeignet für Experimente, da bei ihnen von Versuch zu Versuch die Resultate schwanken können.

Auch die Chemotherapie der Tuberkulose ist schon in Angriff genommen worden. In der ersten Auflage dieses Buches konnte lediglich eine Hoffnung ausgesprochen werden: »Es ist nicht ausgeschlossen, daß die Lösung des Tuberkuloseproblems der Chemotherapie zufällt. Wenn auch bisher nach dieser Richtung noch nichts Greifbares vorliegt, so muß hervorgehoben werden, daß diese Seite der Frage auch nicht in großzügiger Weise beobachtet worden ist.« Es ist das Verdienst Finklers und seiner Mitarbeiter (v. Linden, Selter, Meißen, Strauß), hier die ersten Schritte getan zu haben. Die ersten

---

[1]) Über die Wirkung des Kampfers bei bakterieller Infektion. Berliner klin. Wochenschr. 1913, Nr. 18.

[2]) Chemotherapie der experimentellen Pneumokokkeninfektion. Deutsche med. Wochenschr. 1914, Nr. 22.

Mitteilungen darüber finden sich in dem Führer, den die preu-
ßische Unterrichtsverwaltung über ihre Abteilungen auf der
internationalen Hygieneausstellung in Dresden (1911) heraus-
gegeben hat. Dort berichtet Finkler: »Seit 1896 ist Finkler
beschäftigt mit Versuchen zur Heilung der Tuberkulose. Die
Erfolge dieser Versuche sind ermutigend, insofern es auf mehreren, bis jetzt nicht betretenen Wegen gelingt, die Tuberkulose
der Meerschweinchen, die durch subkutane Infektion erzeugt
ist, zu heilen. Die Resultate sind noch nicht veröffentlicht,
weil die Arbeit noch nicht abgeschlossen ist.« Nach dem Tode
Finklers hat dann v. Linden[1]) die experimentellen Ergebnisse Finklers und seiner Mitarbeiter veröffentlicht. Daraus
geht hervor, daß bei der Meerschweinchentuberkulose Heilungs-
prozesse bei der Anwendung von Kupferchlorid, Kupferlecithin
und von Hologen-Methylenblauverbindungen (Jod, Chlor) gesehen wurden. Bei zwei Meerschweinchen war eine so weitgehende Ausheilung der Tuberkulose erzielt worden, daß die
Überimpfung von Drüsen oder von Lungenherdresten bei
der Weiterverimpfung keine Tuberkulose mehr verursachte,
diese Herde also anscheinend frei von virulenten Bazillen
waren. Kupferchlorid wirkt intensiver als Kupferlecithin,
aber das anorganische Salz macht Nekrosen, die den Heilerfolg
stören. Während die Kontrolltiere eine durchschnittliche Lebens-
dauer von 15 Wochen und eine maximale von 18 Wochen
haben, leben die Methylenblautiere durchschnittlich 28 Wochen
und ihr Maximum war 42 Wochen.

Den Mechanismus der Kupfer- und der Methylenblau-
wirkung führt v. Linden[2]) auf ähnliche Verhältnisse zurück,
wie sie von Bondi und Jacoby für die Salizylsäure, von Loeb
und Michaud für die Jodwirkung bei der Tuberkulose früher
aufgedeckt worden sind. Es wurde bei der Sektion tuberkulöser,
längere Zeit mit Methylenblau behandelter Tiere gefunden, daß
sich die kranken Herde an der Luft blau färben, also die Leukoverbindung des Farbstoffs enthalten. In Organen mit aus-

---

[1]) Münchener med. Wochenschr. 1912, Nr. 47 und Deutsche med.
Wochenschr. 1912, Nr. 39 u. Beitr. z. Klinik der Tuberkulose Bd. 23 (1912).
[2]) Versuche zur Feststellung der Affinität und Giftigkeit von Kupfer-
und Methylenblausalzen für den Tuberkelbazillus. Münchener med.
Wochenschr. 1914, Nr. 11.

gebreiteter Tuberkulose fand sich nach der Kupferbehandlung mehr Kupfer als in gesunden Organen nach entsprechender Kupferzufuhr.

Neben dem Kupfer ist noch ein zweites Metall, das Gold, zur Behandlung der Tuberkulose versucht worden. Schon vor längerer Zeit hatte Robert Koch ermittelt, daß Goldsalze, insbesondere das Auri-Kaliumcyanat, stark bakterizid auf Tuberkelbazillen einwirkt. Bruck und Glück[1]) nahmen die Anregung von Koch auf, auf dessen Veranlassung bereits Behring, wie Bruck erwähnt, die Desinfektionskraft der Goldsalze eingehend studiert hatte. Bruck hatte Tierversuche bald aufgegeben, weil er sich nur von einer, längere Zeit beim Meerschweinchen fortgesetzten intravenösen Behandlung Erfolg versprach und diese Form der Therapie bei ihnen natürlich kaum durchführbar ist. Auf Veranlassung von Spieß hatte Feldt[2]), gleichzeitig und unabhängig von Bruck, im Laboratorium der Höchster Farbwerke die chemotherapeutische Wirkung der Goldsalze bei Tuberkulose studiert. Eine Reihe von Autoren hatten sich überlegt, daß man in Anlehnung an Ehrlichsche Gedankengänge tuberkulozide Substanzen an tuberkulo-affine Stoffe kuppeln müßte, um sie so in möglichst intensive Berührung mit den Bazillen zu bringen. Man hatte als Vehikel das Tuberkulin und das Cholin benutzt. Spieß dachte an das früher von Liebreich als tuberkulo-affin erkannte Kantharidin. Feldt fand, daß man Derivate des Kantharidins herstellen könnte, welche bei relativer Ungiftigkeit noch ihre Affinität zu den Tuberkuloseherden bewahren, insbesondere das Kantharidinäthylendiamin. In der Absicht, an diesen Körper intensiv den Tuberkelbazillus schädigende Stoffe zu binden, griffen Feldt, wie Bruck und Glück auf die Kochsche Angabe zurück und studierten die tuberkulozide Goldwirkung. Auch Feldt erreichte mit seinen Tierversuchen nichts ausschlaggebendes. Regelmäßig wurde als Folge der Behandlung eine lokale Reaktion an den erkrankten Teilen des Orga-

---

[1]) Über die Wirkung von intravenösen Infusionen mit Aurum-Kalium cyanatum (Merck) bei äußerer Tuberkulose und Lues. München med. Wochenschr. 1913, Nr. 2.

[2]) Zur Chemotherapie der Tuberkulose mit Gold. Deutsche med. Wochenschr. 1913, Nr. 12.

nismus, also eine Art Tuberkulinreaktion beobachtet, deren
Bedeutung aber als Indikator für eine Heilwirkung nicht sehr
hoch veranschlagt werden darf: Tuberkulöse Meerschweinchen
und Kaninchen zeigten nach subkutaner oder intravenöser Einverleibung der Goldsalze eine entzündliche Rötung der Krankheitsherde. W. Heubner[1] nimmt an, daß diese entzündlichen Erscheinungen hinreichend durch die schon bekannten
Kapillarwirkungen des Goldes erklärt werden. Feldt[2] selbst
glaubt an katalytische Wirkungen des Goldes.

Bei Kaninchen erzielte Feldt mit Kantharidingoldpräpa-
raten die Hinausschiebung des Todes um viele Monate; die
Sektion der getöteten Tiere ergab bindegewebige Vernarbung
der Lungenherde. Jedoch war von einer vollständigen Abtötung
aller Bazillen keine Rede, da nach Aussetzen der Behandlung
wieder bei anderen Tieren frische Herde gefunden wurden. Die
Behandlung erfolgte intravenös. Bei Meerschweinchen wurde
nichts besonderes erreicht[3].

Wichtiger als diese bisherigen Erfolge scheint mir, daß
Feldt über experimentell herstellbare Goldfestigkeit der
Tuberkelbazillen berichtet. Ähnlich wie das zuerst Marks[4]
für Paratyphusbazillen gegenüber Arsenpräparaten beschrieben
hatte, werden Tuberkelbazillen, die man längere Zeit auf gold-
haltigen Nährboden züchtet, goldfest. Nach $1^1/_2$ Monaten
wachsen Tuberkelbazillen auf Nährböden, die Goldcyanid in
einer Verdünnung 1 : 400'000 enthalten, einer Konzentration,
die unbeeinflußte Tuberkelbazillen vollkommen in der Entwicklung hemmen. Wie Feldt weiter berichtet, hat Ruppel
Tuberkelbazillen auch gegen Arsen und Quecksilber festigen
können. Wenn man diese Beobachtungen oberflächlich betrachtet, so könnte man daraus pessimistische Folgerungen für
die Chancen der Metalltherapie der Tuberkulose ableiten.
Macht man sich aber klar, welche Bedeutung die arzneifesten

---

1) Zur Chemotherapie der Tuberkulose mit Gold. Deutsche med.
Wochenschr. 1913, Nr. 15.

2) Berliner klin. Wochenschr. 1918, Nr. 10.

3) Am meisten sah Feldt im Tierversuch bei Anwendung des Natron-
salzes einer komplexen 4-Amino-2-aurophenol-1-carbonsäure mit einem
Goldgehalt von 50 % (Krysolgan). Berliner klin. Wochenschr. 1917, Nr. 46.

4) l. c.

Stämme für die experimentelle Chemotherapie haben, so wird man diese interessanten Befunde als eine Stütze der Hoffnung auf eine erfolgreiche Tuberkulosetherapie ansehen.

Thomas und Hornemann[1]) haben versucht, auf dem Wege der Ernährung, der mit der Chemotherapie nicht direkt in Beziehung steht, einen Einfluß auf den Verlauf der Tuberkulose auszuüben. Seine Experimente gehen von der klinischen Erfahrungstatsache aus, daß Tuberkulöse häufig bei geeigneter, diätetischer Behandlung einen Stillstand ihrer Erkrankung zeigen. Bei der Komplikation der Umstände, die in der Regel bei einer antituberkulösen Kur eines kranken Menschen gegeben sind, läßt sich schwer übersehen, ob und inwiefern die Form der Ernährung als solche zur Förderung der Heilungsvorgänge beiträgt. Thomas und Hornemann haben nun Ferkel von gleichem Alter und Gewicht gleichmäßig mit Tuberkelbazillen infiziert und dann die Tiere in verschiedene Gruppen geteilt, die neben sonst möglichst gleichen Bedingungen mit denselben Kalorienmengen, aber mit qualitativ verschiedener Nahrung gefüttert werden. Die Resultate waren bisher noch nicht eindeutig. Aber es schien so, als ob die Ausbreitung der Tuberkulose bei reichlicher Eiweißkost viel geringer ist als bei paralleler Fütterung mit Kohlehydraten.

Bei Heilungsversuchen der Tuberkulose ist es nicht unbedingt notwendig, das ideale Ziel der Vernichtung der Bazillen ausschließlich zu berücksichtigen. Man darf auch an anatomische Erfahrungen anknüpfen und danach streben, den Prozeß dadurch zum Stillstand zu bringen, daß man die Herde durch bindegewebige Wucherungen abkapselt und sie so von dem übrigen Organismus isoliert. In dieser Richtung der Therapie bewegt sich ein Versuch von Kahle, Weyland und Rößle, die Tuberkulose mit Kieselsäure zu behandeln. Kahle[2]) gab tuberkulösen Meerschweinchen tägliche Dosen Kieselsäure (0,5—2 g), per os. Schon nach wenigen Tagen zeigte sich im tuberkulösen Granulationsgewebe eine fibroplastische Tätig-

---

[1]) Experimentelle Beiträge zur Frage der Beziehungen von Infektion und Ernährung. Biochem. Zeitschr. Bd. 57 (1913).

[2]) Einiges über den Kieselsäurestoffwechsel bei Krebs und Tuberkulose und seine Bedeutung für die Therapie der Tuberkulose. München med. Wochenschr. 1914, Nr. 14.

keit: »Später bildet sich dann zirkulär um die Zentren der einzelnen Tuberkel angeordnet, junges fibrilläres Bindegewebe, das bei der weiteren Darreichung von Kieselsäurepräparaten zur Bildung von richtigem Narbengewebe mit streifenförmiger Abkapselung neigt.« Rößle[1]), in dessen Institut Kahle arbeitete, bringt diese Versuche mit der Erfahrung in Zusammenhang, daß Arbeiter, welche längere Zeit Kieselsäurestaub einatmen, wenig empfänglich für Tuberkulose sind. Die von Kahle beobachteten Veränderungen ähneln sehr den Bildern, welche früher von Küpferle und Bacmeister[2]) in den tuberkulösen Kaninchenlungen nach energischer Röntgenbestrahlung beobachtet worden sind. Nach Kobert[3]) ist bei der Tuberkulose die Speicherungsfähigkeit der Lunge für Kieselsäure geschwächt, wodurch das Organ Einschmelzungsprozessen leicht unterliegt. Durch reichliche Zufuhr von Kieselsäure in wasserlöslicher Form kann aber die Speicherung erzwungen werden. Dadurch wird die Zerstörung des Gewebes aufgehalten.

Es schien notwendig, auf dem ebenso wichtigen wie schwierigen Gebiete der Chemotherapie der Tuberkulose alle diese Einzelversuche darzustellen, die noch in keiner Hinsicht ein abgerundetes Bild geben. Sicherlich enthalten aber die bisherigen Forschungen schon Keime, deren Fortentwicklung in den nächsten Jahren große Erfolge zeitigen könnte. Deshalb ist es wünschenswert, sich über den augenblicklichen Stand der Ansichten hinreichend genau zu orientieren.

Die Pneumokokkentherapie Morgenroths ist das Fundament der antibakteriellen Chemotherapie. Daneben mußte die Tuberkulosetherapie wegen ihrer überragenden Bedeutung in den Vordergrund der Darstellung gerückt werden. Wir müssen nunmehr noch anhangsweise eine Reihe von Einzelbefunden registrieren, um zu zeigen, daß an allen Ecken die neuen Anregungen auf fruchtbaren Boden gefallen sind.

---

[1]) Zur Siliziumbehandlung der Tuberkulose. München med. Wochenschr. 1914, Nr. 14.

[2]) Die Beeinflussung experimenteller Lungentuberkulose durch Röntgenstrahlen. Deutsche med. Wochenschr. 1913, Nr. 33.

[3]) Über kieselsäurehaltige Heilmittel, insonderheit bei Tuberkulose. Tuberkulosis 1917, Nr. 11 u. 12.

Bruck[1]) hat in Gemeinschaft mit Sommer und Glück[2]) chemotherapeutische Versuche bei Gonorrhoe gemacht. Die von ihm angegebene Verbindung von Uranin mit Silber (Uranoblen) fand er für Gonokokken bakterizider als alle bisher bekannten Silberverbindungen. Nach den Versuchen von Glück sollen sich die einzelnen Gonokokkenstämme in bezug auf Silberfestigkeit unterscheiden.

Wenn auch das Salvarsan in erster Linie seinen Siegeszug als Spirochätenmittel gemacht hat, daneben vorzüglich trypanozid ist, so ist es in kleinerem Maße dort auch bei einigen bakteriellen Infektionen von einer mäßigen Wirkung.

Bettmann und Laubenheimer[3]) hatten bei Meerschweinchen, die mit Milzbrand infiziert waren, mit Salvarsan einen gewissen Heilerfolg, wenn sie das Mittel bald nach der Infektion einspritzten. Salvarsan hemmt auch im Reagensglase bei direkter Mischung der Keime mit dem Mittel die Entwicklung der Bazillen, Immunität erwerben die geheilten Tiere nicht durch das Überstehen der Krankheit. Schuster[4]) hatte Erfolge bei Kaninchen, die mit Milzbrand infiziert waren. Bierbaum[5]) hatte ähnliche Erfahrungen wie Bettmann und Laubenheimer. Gute Resultate wurden erzielt, als die Milzbrandinfektion gleichzeitig mit Salvarsan und spezifischem Immunserum bekämpft wurde:

Behandlung der Meerschweinchen zwei Stunden nach der subkutanen Infektion:

Kontrollen	Serumbehandlung	Salvarsanbehandlung	Kombinierte Behandlung (Serum-Salvarsan)
1. Tod nach 2 Tagen 2. » » 2½ »	1. Tod nach 9 Tagen 2. » » 11 »	1. Tod nach 7 Tagen[6]) 2. lebt	1. lebt 2. » 3. »

---

[1]) Neue therapeutische und prophylaktische Versuche bei Gonorrhoe. Deutsche med. Wochenschr. 1913, Nr. 43.

[2]) Biologische Studien an Gonokokken unter besonderer Berücksichtigung des Uranoblens. Deutsche med. Wochenschr. 1913, Nr. 43.

[3]) Über die Wirkung des Salvarsans auf den Milzbrand. Deutsche med. Wochenschr. 1912, Nr. 8.

[4]) Münchener med. Wochenschr. 1912, Nr. 7.

[5]) Die Behandlung bakterieller Infektionen mit Salvarsan. Deutsche med. Wochenschr. 1912, Nr. 43.

[6]) Die Bazillen waren verschwunden.

So hat also auch hier die Kombination der Chemotherapie und der Serumtherapie Vorzüge, wie auch Neufeld und Engwer bei der Pneumokokkenpneumonie mit der Kombination Äthylhydrocuprein und spezifischem Serum am meisten gesehen hatten. Auch die Infektion von Mäusen mit Rotlaufbazillen konnte Bierbaum am besten mit gleichzeitiger Salvarsan- und Serumtherapie heilen.

Allgemeines über Theorie und Praxis der Chemotherapie.

In diesem Kapitel wollen wir noch Zusammenhänge der Chemotherapie mit anderen Problemen betonen. Wir haben schon gesehen, daß die Chemotherapie Gesichtspunkte von allgemeiner biologischer Bedeutung aufgedeckt und gefördert hat. Sodann hat die Chemotherapie bereits einen solchen Grad der Entwicklung erlangt, daß man ein Schema ihrer Methodik aufstellen und erörtern kann, wie eine Einzelfrage durchgearbeitet werden muß, wenn die wissenschaftliche Arbeit eine Grundlage für die Praxis werden soll.

Auf das Problem der Arzneifestigkeit brauchen wir kaum noch zurückzukommen. Wir haben gesehen, daß es hier qualitative und quantitative Unterschiede gibt. Qualitativ ist die Arzneifestigkeit verschieden insofern, als die Festigung der Trypanosomen gegen Arsenikalien sie nicht gegen Azofarbstoffe oder Triphenylmethanverbindungen fertigt oder umgekehrt. Quantitativ ist der Grad der Festigung, der die Trypanosomen gegen Arsanilsäure schützt, noch nicht ausreichend zum Widerstand gegen Arsenophenylglycin, während umgekehrt die Arsenophenylglycinfestigkeit zugleich Festigkeit gegen Arsanilsäure einschließt. Auch Spirochäten kann man gegen Arsenikalien, z. B. gegen das Salvarsan festmachen. Das gelingt aber nur ganz allmählich. Daher braucht man in der Praxis mit der Salvarsanfestigkeit der Spirochäten nicht zu rechnen, so daß man eine chronische Salvarsanbehandlung durchführen kann, ohne fürchten zu müssen, die Spirochäten salvarsanfest zu machen.

Auch beim Salvarsan sind enge Beziehungen zwischen Parasiten, Arzneimittel und Immunstoffen im Serum unverkennbar. Friedberger und Masuda[1]) fanden, daß es unter dem Einfluß des Salvarsans bei infizierten Tieren zu einer Bildung von spezifischen Antikörpern kommt. Ähnliches hat man auch sonst beobachtet.

Ganz neue Wege der experimentellen Therapie scheinen Versuche und Betrachtungen von Morgenroth[2]) zu eröffnen. Die Chininmenge, welche sich im Blute nach Zufuhr von Chinin findet, genügt nicht, um die Parasiten abzutöten. Nun besteht aber die schädliche Wirkung der Malariaplasmodien darin, daß sie die roten Blutkörperchen unter Zersetzung des Hämoglobins zerstören. Durch eine höchst originelle Methodik beweist Morgenroth, daß die Chinaalkaloide in den roten Blutkörperchen gespeichert werden. Dadurch ist zunächst die Möglichkeit gegeben, daß die dadurch erreichte lokale Chininkonzentration wirksamer ist. Vor allem aber kommen chemotaktische Kräfte in Betracht, wie sie durch die Entdeckungen Pfeffers bekannt geworden sind. Das Chinin übt auf die Parasiten eine negative Chemotaxis aus. Da es in den Blutkörperchen in größerer Konzentration vorhanden ist als in dem umspülenden Plasma, so kommt es gar nicht auf die absolute Menge des Alkaloids an; es genügt, daß der Gehalt in den roten Blutzellen größer ist als in der Umgebung, um durch eine so entstehende Repulsionskraft die Parasiten von den roten Blutzellen fernzuhalten. Im Plasma sind sie dann harmlos und können dann durch Chemotaxis von den Leukozyten aufgenommen und vernichtet werden. Für die roten Blutzellen besteht also eine Organotropie des Chinins, die sehr günstig ist, da sie imstande ist, die Parasiten von diesen Zellen, zu denen sie sonst sehr hinneigen, fernzuhalten.

Wie jede antiparasitäre Therapie muß auch die Chemotherapie die Versuchstiere zunächst nach Methoden infizieren, die einen regelmäßigen Ablauf der Krankheit gewährleisten. Man beginnt bei kleinen Versuchstieren wie Mäusen, die bequem Massenversuche zulassen mit Tastversuchen, um wirk-

---

, [1]) Friedberger und Masuda, Therap. Monatshefte 1911, Nr. 5 und K. G. Boehncke, Zeitschr. f. Chemotherapie Bd. 2, Heft 2 1912.

[2]) Die Therapie der Malaria durch Chinaalkaloide und ihre theoretischen Grundlagen. Deutsche med. Wochenschr. 1918, Nr. 35 u. 36. — Schilling und Boecker, Über die Speicherung von Chinaalkaloiden in Blutzellen. Deutsche med. Wochenschr. 1919, Nr. 25.

same chemische Gruppierungen herauszufinden. Hat man ein chemisches Element oder einen Atomkomplex als parasitizid erkannt, so untersucht man eine große Zahl von chemischen Substanzen, die in der günstigen Anordnung übereinstimmen, sich aber sonst nach anderen Richtungen unterscheiden. Man trifft nun die Auswahl nach zwei Momenten, einmal nach der möglichst großen parasitiziden Funktion, ferner aber nach der Ungiftigkeit für das infizierte Tier. Ist eine Substanz sehr wirksam gegenüber den Parasiten, so nennt man sie parasitotrop, übt sie starke Reaktionen auf die Organe der Versuchstiere aus, so spricht man von Organotropie. Bevorzugt wird nun natürlich ein Stoff, der nach Kräften parasitotrop und dabei recht wenig organotrop ist. Besondere Erfahrungen überzeugten Ehrlich, daß alles auf das Verhältnis der Organotropie zur Parasitotropie ankommt. Bei seinen Versuchen mit Arsanilderivaten machte Ehrlich die Beobachtung, daß nicht alle Mäuseindividuen gleich empfindlich gegen die Arsanilsäure sind. Manche Mäuse vertragen größere Dosen. Es zeigte sich nun, daß diese Tiere auch erst durch entsprechend größere Arsanildosen von den Trypanosomen befreit werden. Die Desinfektion beginnt also bei beiden Gruppen erst, nachdem die Organe ihren Anteil an der körperfremden Substanz sich angeeignet haben. Es kommt also nicht nur auf die absolute Giftempfindlichkeit des tierischen Organismus und der Parasiten an, vielmehr vor allem auch auf das Verhältnis der Empfindlichkeit des Wirtes und der Parasiten.

Hat so eine Substanz bei einer Spezies alle Ansprüche befriedigt, so wird ihre Wirksamkeit und Giftigkeit bei möglichst vielen Versuchstierspezies durchgeprüft. Erhält man hier ähnliche Resultate wie bei der ersten Spezies — und man wird möglichst diese Prüfung auch auf Affen ausdehnen —, so vergrößert sich die Chance, beim Versuch am Menschen keine Enttäuschung zu erleben. Ganz sind hier Fehlgriffe nicht zu vermeiden. Das lehrt das Beispiel des Arsazetins, der Azetylverbindung des Atoxyls, das bei den Versuchstieren große parasitizide Wirkungen mit geringer Giftigkeit vereinigte und beim Menschen in Stich ließ.

Bedeutsam ist die Dosierungsfrage. Ehrlich bezeichnet es als Ideal, daß man eine Infektion durch eine einmalige Dose eines Mittels heilen kann. Das nennt Ehrlich Therapia sterilisans magna. Diese Art des Vorgehens hat große Vorteile. Einmal gelingt so die Desinfektion des Organismus sicherer als bei einer Etappenbehandlung. Denn es hat sich gezeigt, daß die Parasiten, die dem ersten Angriff widerstanden haben, Neigung zeigen, arzneifest gegen die betreffende Heilsubstanz zu werden. Außerdem aber scheint der Organismus weniger dauernden Schaden von einer einmaligen akuten Schädigung durch die körperfremde, chemische Substanz zu erleiden als bei allmählicher chronischer Einwirkung. Auch schaltet man so Gefahren aus, die von der Überempfindlichkeit her drohen. Wir wissen ja, daß der Tierkörper nicht selten durch die Einwirkung von Stoffen eine Veränderung in der Richtung erfährt, daß er bei der zweiten Gelegenheit viel stürmischer mit der Substanz reagiert.

Man darf aber nicht übersehen, daß die hier in Betracht kommenden Verhältnisse ungemein kompliziert sind. Das zeigen Versuche, die Hata in Ehrlichs Laboratorium angestellt hat. Wenn man einem Huhn Dioxydiamidoarsenobenzol in die Brustmuskeln einspritzt, so beobachtet man, daß ein so behandeltes Tier 30—40 Tage vollkommen immun gegen Hühnerspirillose ist. Schnitt man bei solchen Hühnern den Muskel ein, so sah man eine gelbe Nekrose, die allmählich resorbiert wurde und mit der Zeit chemisch immer weniger von der Substanz enthielt. Wenn man den Hühnern aber das Präparat intravenös injiziert, so wird der Stoff rasch ausgeschieden und nach 3—4 Tagen gelingt die Infektion mit den Spirillen. Bei der intramuskulären Einverleibung scheint sich also ein Depot zu bilden, von dem aus der Körper immer wieder in Etappen mit dem Mittel versorgt wird. Da man nun hier die Erfolge erzielt, die als Therapia magna sterilisans bezeichnet werden, so scheinen also die Grenzen nicht so scharf zu sein, wie man bei oberflächlicher Betrachtung vermuten könnte.

Wann soll man nun die Infektionen behandeln? Man könnte zunächst denken, stets möglichst bald nach der Infektion. Dazu könnte ja auch eine Analogie mit den Intoxikationen verleiten. Aber die Erfahrung lehrt, daß das nicht immer das Richtige ist. Und wir wissen auch, warum nicht. Bei der Infektion gelangen meistens nur sehr wenige Keime in den Organismus, die erst durch ihre Vermehrung und ihre Verbreitung im Körper gefährlich werden. Führt man nun das Heilmittel zu frühzeitig ein, so kann es schon ausgeschieden sein, bevor die Parasiten sich im Organismus verbreitet haben. Es spricht manches dafür, daß Parasiten, die in nicht zu großer Menge allgemein im Körper verbreitet sind, leichter zu vernichten sind als in lokalen Herden abgekapselte. Manchmal ist es sogar noch zu früh, wenn schon die allerersten Parasiten im kreisenden Blut nachweisbar sind. Wartet man wieder zu lange, so kommt man mit dem Heilmittel leicht zu spät, und das aus zwei wohl zu unterscheidenden Gründen. Erstens kann das Tier schon zu sehr geschädigt sein, so daß der Tod nicht mehr abzuwenden ist. Sodann aber wird der Körper leicht vergiftet, wenn bei der Zerstörung massenhafter Parasiten plötzlich eine Überschwemmung mit ihrer Leibessubstanz stattfindet.

Das führt uns gleich zu der Frage, wie im allgemeinen diese chemotherapeutischen Mittel wirken. Sehr häufig tritt eine direkte Abtötung ein, sobald die Parasiten und die Heilsubstanz im Körper zusammentreffen. Manchmal aber nimmt zunächst noch die Zahl der Mikroorganismen zu, um dann erst ganz schnell bis auf Null herunterzugehen. Bei der Abtötung zerfallen die Parasiten. Wir haben gesehen, daß das zu einer Vergiftung führen kann. Geschieht es aber in mäßigen Grenzen, so bedeutet es eine Unterstützung der Therapie. Durch die Inhaltssubstanzen der Parasiten wird allem Anschein nach eine Antikörperbildung ausgelöst. Sehr bald trifft man im Serum der Tiere parasitizide Antikörper, die nun die chemotherapeutische Einwirkung unterstützen. Bei der Chemotherapie kann aber jedes günstige Moment, wenn es nicht ausgenutzt wird, zum Unheil umschlagen. So geht es auch mit den Serum-Antikörpern. Kommt es bei der Behandlung zur Entstehung solcher Antikörper, ohne daß eine Sterilisation des Individuums erreicht wird, so geschieht es leicht, daß die Parasiten nicht nur arzneifest, sondern auch serumfest werden. So sind dann die Rezidive naturgemäß besonders schwer zu bekämpfen, da diese Hilfe, die sonst bei den mannigfaltigsten Arzneien sich förderlich erweist, wegfällt.

Sehr häufig wird es zweckmäßig sein, ein Rezidiv mit einer Substanz von einem ganz anderen Typus zu bekämpfen als dem,

dem die erste Substanz angehörte. Denn bei der Wiederanwendung desselben Mittels riskiert man Unwirksamkeit wegen der etwa entstandenen Arzneifestigkeit, ja sogar Verstärkung der Arzneifestigkeit, so daß der Schaden immer irreparabler wird.

Es gibt auch Situationen, bei denen man von Anfang an eine kombinierte Behandlung als rationell betrachten wird. Laveran hat wohl zuerst gefunden, daß man Trypanosomeninfektionen nicht selten durch die Nebeneinanderbenutzung von zwei Arzneimitteln noch heilen kann, wenn ein Mittel für sich allein versagt. Seitdem wir durch Ehrlich gelernt haben, daß die chemotherapeutischen Agentien der einzelnen Gruppen prinzipiell voneinander zu trennen sind, so daß auch die einzelnen Arzneifestigkeiten nicht identisch sind, verstehen wir auch, daß Parasiten durch das eine Mittel zugrunde gehen, wenn sie dem anderen widerstehen. Aber auch ein und dasselbe Individuum, ein einziges Trypanosoma, wird vielleicht mit größerer Sicherheit geschädigt, wenn sich gleichzeitig zwei Feinde auf ihn stürzen. Oder chemisch ausgedrückt: Das Protoplasma des Trypanosoma wird tiefgehender zersetzt werden, wenn z. B. gleichzeitig eine Arsenverbindung und das Trypanrot mit ihm reagieren.

Morgenroth und seine Mitarbeiter haben die Kombinationstherapie in den letzten Jahren eifrig studiert. Dabei zeigte sich, daß chemotherapeutisch an sich nicht sehr wirksame Substanzen wie die Salizylsäure in Kombination mit unzureichenden Dosen anderer Präparate mächtige Wirkungen entfalten. Salvarsan scheint bei Trypanosomeninfektionen eine ausgezeichnete Ergänzung einer sonst ungenügenden Behandlung darzustellen. Halberstädter sah bemerkenswerte Resultate bei der experimentellen Kombination von Salvarsan und Quecksilber. Nur die ausgedehnte Erfahrung wird entscheiden können, wann die Kombination, wann die einseitige Therapie angebracht ist. Denn es ist ganz sicher, daß auch aus der Kombination sich die Möglichkeit neuer Schädigungen ergeben. So macht Wechselmann darauf aufmerksam, daß eine durch Quecksilber geschädigte Niere Salvarsan nicht so gut ausscheiden kann wie eine ganz intakte Niere und es daher eher zu einer Arsenvergiftung kommen kann.

Endlich hat die sorgfältige Beobachtung Wechselmanns gelehrt, daß ein wirksames Heilmittel in den Körper intravenös nur gebracht werden darf, indem man absolut ideales Wasser als Vehikel benutzt. Schon die geringsten chemischen Beimengungen, Spuren von Kolloiden, geringe Mengen toter Bakterienleiber können unerwünschte Reaktionen wie Fieber auslösen und dadurch das reine Bild des therapeutischen Effekts beeinträchtigen.

Die Fortschritte der Chemotherapie verlangen eine immer mehr verfeinerte Technik, weil die Produkte moderner Laboratoriumstechnik oft eine große Labilität zeigen. So sind viele Präparate wie z. B. das Salvarsan selbst sehr empfindlich gegen Sauerstoff. Namentlich Lösungen sind diesem »Sauerstoffehler« sehr ausgesetzt und zersetzen sich leicht, indem sie in giftige Modifikationen übergehen. Diese Mängel kann man vermeiden, indem man entweder die Oxydation durch geeignete Zusätze verhindert oder indem man die Präparate in einer sauerstofffreien Atmosphäre aufbewahrt.

Therapie der Neoplasmen.

Die experimentelle Pathologie und Therapie der malignen
Geschwülste, insbesondere des Karzinoms und des Sarkoms,
hat in den letzten Jahren Fortschritte gemacht, so daß man
berechtigt ist, auch für die Heilung der Neoplasmen des Menschen Hoffnungen zu hegen. Die therapeutischen Experimente
gegen Geschwülste sind aber nur dann hinreichend verständlich,
wenn man einigermaßen mit der experimentellen Pathologie
der Geschwülste vertraut ist. Wir müssen daher uns hier
zunächst die Grundtatsachen veranschaulichen.

Man findet gelegentlich bei Hunden, Mäusen, Hühnern
und anderen Tieren Geschwülste, welche histologisch den Karzinomen und Sarkomen des Menschen ähnlich sind, ein unauf-
haltsames Wachstum zeigen und unter Umständen auch durch
Metastasen sich im Organismus verbreiten. Natürlich kann
man mit einem derartigen Zufallsmaterial keine therapeutischen
Versuche machen. Wenn man ein Heilmittel ausprobieren will,
muß man über Serien von gleichmäßig erkrankten Versuchstieren verfügen. Diese Vorbedingung ist am ehesten da gegeben, wo es sich um eine Vergiftung mit einer chemisch bekannten Substanz oder um eine Infektion handelt.

Also auch vom Standpunkt des therapeutischen Experimentes wäre es sehr interessant, wenn sich die Neoplasmen als
Infektionskrankheiten herausstellen und wir ihren Erreger
kennen lernen würden. Diese Hoffnung hat neuerdings wieder
etwas an Berechtigung gewonnen. Während nämlich noch vor
einigen Jahren nicht nur keine der Kritik standhaltende Angabe
über Krebserreger vorlag, vielmehr ausgezeichnete Forscher
den Beweis antraten, daß Neoplasmen keine Folge von Infektionen wären, haben in den letzten Jahren die Amerikaner

Rous und Murphy[1]) gezeigt, daß bei Hühnern von ihnen aufgefundene Sarkome insofern ein filtrierbares Virus ist, als die Filtrate zur Transplantation der Geschwulst auf andere Hühner genügten. Es ist ohne weiteres klar, daß damit der strenge Beweis, daß ein Mikroorganismus dieses Hühnersarkom verursacht hat, noch nicht erbracht ist; noch mehr ist den Forschern zuzustimmen, welche warnen, solche Befunde in ihrer Bedeutung zu verallgemeinern. Aber andererseits liegen auch sonst in der experimentellen Geschwulstlehre neuerdings verschiedene exakte Beobachtungen vor, welche auf die Entstehung von Geschwülsten durch Infektion hinweisen.

Glücklicherweise war aber die Wissenschaft ganz wie wir es bei der Lyssa gesehen haben, nicht darauf angewiesen, mit dem Laboratoriumsversuch so lange zu warten, bis der Erreger der Krankheit bekannt geworden ist.

Seit den Versuchen von Hanau[2]), Moreau[3]), Jensen[4]) u. a. war es bekannt, daß man zufällig gefundene Spontantumoren von Tier auf Tier übertragen kann, so daß dann bei dem Tier, dem man eine kleine Menge des verimpften Tumors in das Unterhautzellgewebe gebracht hat, eine ständig wachsende Geschwulst entsteht. Bei diesen Versuchen zeigte sich aber ein an und für sich sehr interessantes Phänomen, welches jedoch für die Experimentalforschung sehr störend war. Man mußte nämlich, um einen Übertragungsversuch erfolgreich durchzuführen, gleichzeitig sehr viele Tiere impfen. Denn bei den meisten entwickelte sich keine Geschwulst. Man formulierte diese Beobachtung in der Weise, daß man entweder sich dahin aussprach, die Spontantumoren der Versuchstiere wären sehr wenig virulent oder daß man sagte, die meisten Individuen wären sehr wenig empfänglich für die Geschwulst. Mit der Zeit, nachdem die Aufmerksamkeit der Laboratorien auf das Vorkommen von Spontantumoren mehr hingelenkt war und die Transplantation eine gut ausgebildete Methode geworden ist,

---

1) Il. of Exp. Med. XIX, Heft 1, 52—68 (1914).
2) Fortschritte der Medizin 1889 Bd. 7.
3) Comptes rendus de la société de biol. 1891. Compt. rend. de la soc. des scienc. 1893.
4) Biol. Forthandlingen Kjöbnhavn 1901—1902 (Centralbl. f. Bakteriol. Bd. 34 1903).

ist man auch häufiger Spontantumoren begegnet, welche sehr virulent waren, d. h. welche auf alle oder fast alle Individuen derselben Spezies übertragbar waren. Aber solche Tumoren fehlten zunächst vollständig und sind auch heute nicht die Regel.

Es ist das Verdienst Ehrlichs[1]), diesen Materialmangel beseitigt zu haben, indem er experimentell wenig· virulente Mäusekrebse in virulente umwandelte. Die von ihm dabei benutzte Methode entspricht genau dem Vorgehen, welches sich bei der Virulenzsteigerung von Bakterien häufig bewährt hat. Dieses Verfahren besteht in der konsequenten Tierpassage. Wenn die Übertragung eines Spontantumors einer Maus nur auf einen kleinen Bruchteil von Mäusen gelingt, so kann sich die Impfausbeute bei immer fortgesetzter Übertragung des Tumors auf weitere Versuchstiere ganz erheblich steigern. Man kann die Virulenz so hoch treiben, daß bei 100 % der geimpften Versuchstiere sich ein Krebs entwickelt, so daß man also mit Sicherheit auf den positiven Ausfall der Impfung rechnen kann.

Auf drei Wegen konnte man therapeutisch die Bekämpfung der malignen Geschwülste versuchen: mit Hilfe einer Immuno- und Serotherapie, mittels Strahlenbehandlung und endlich mit chemotherapeutischer Methodik. Alle drei Richtungen haben experimentell bemerkenswerte Ergebnisse erzielt, ohne daß sich schon heute übersehen läßt, welche Form der Behandlung sich schließlich am wirksamsten erweisen wird.

Jensen hat zuerst gezeigt, daß man Mäuse gegen Krebs immunisieren kann, Ehrlich hat dann, nachdem er die künstliche Virulenzsteigerung des Mäusekrebses erreicht hatte, die Möglichkeit der Immunisierung vollkommen sichergestellt. Es zeigte sich, daß Mäuse, bei denen zunächst wenig virulente Tumoren verimpft waren und bei denen sich daher keine Geschwulst entwickelte, insofern immun gegen Karzinom wurden, als bei ihnen nachher auch kein vollvirulenter Tumor anging. In einer großen Versuchsreihe Ehrlichs zeigten sich nach genügend intensiver Vorbehandlung mittels mehrfacher Vorimpfungen 93 Mäuse als immun, während nur bei 2 Tieren sich eine Geschwulst entwickelte. Von der Virulenz der schließlich

---

[1]) Experimentelle Karzinomstudien an Mäusen. — Arbeiten aus dem Inst. f. experiment. Therapie 1. Heft 1906.

verimpften Geschwulst bekommt man die richtige Vorstellung, wenn man erfährt, daß von unvorbehandelten Mäusen 114 positiv und nur 21 negativ reagierten.

Wie die Neoplasmen nach den verschiedensten Richtungen eine Sonderstellung einnehmen, so folgt auch die Geschwulstimmunität ihren eigenen Gesetzen. Die Immunität ist nämlich im allgemeinen nicht auf einen bestimmten Geschwulsttypus beschränkt. ˙Vielmehr ist ein gegen Karzinom immunisiertes Tier auch gegen Sarkom und Chondrom und umgekehrt ein gegen Sarkom und Chondrom immunisiertes Tier gegen Karzinom immun, es hat eine Art Panimmunität erworben. Dieses Phänomen der Panimmunität, welches in so bemerkenswertem Gegensatze zu der außerordentlichen Spezifität steht, welcher sonst meistens die Immunität gegen Zellen und Gifte folgt, hat anscheinend ihre tiefe Begründung in dem biologischen Verhalten der Geschwülste. So konnten Ehrlich und andere zeigen, daß ein Mäusekrebs bei längerer Fortzüchtung allmählich sich in ein Sarkom verwandeln kann. Die einzelnen Geschwulstformen stehen sich also offenbar biologisch näher als das histologische Bild vermuten läßt. Dabei bleibt es vorläufig noch unentschieden, ob die Verwandtschaft der Geschwülste durch die Einheitlichkeit des Krebsvirus verursacht wird oder durch die Übereinstimmung der chemischen Struktur der Geschwulstzellen bedingt ist. Neoplasmenimmunität kann auch durch Vorbehandlung mit normalen Gewebsteilen (Embryonen-Organe, Blut, Organe von erwachsenen Tieren) erworben werden[1]). Nach Lewin[2]) kann man auch Ratten mit Mäusetumoren immunisieren, so daß man bei nahestehenden Spezies Zellmaterial der verwandten Spezies zur Immunisierung verwerten kann.

Aus den bisherigen Beobachtungen geht jedenfalls evident hervor, daß es nicht möglich ist, das Immunitätsschema, das aus der Bakteriologie und der Serologie geläufig ist, unverändert auf die Neoplasmen zu übertragen. Als wesentlich

---

[1]) Bashford. Scientif. report of the cancer research fund 1906. — Proceedings of the Royal society 1907 und Schöne, München. med. Wochenschr. 1906 und Beitr. zur klinisch. Chirurgie Bd. 61 (1908).

[2]) Berlin. klin. Wochenschr. 1907, Nr. 50. — Zeitschr. f. Krebsforschung 1907 Bd. 6, Heft 2.

müssen wir festhalten, daß die Spezifität sich in der Richtung stark geltend macht, daß die Übertragbarkeit ziemlich streng an die Artgleichheit des Wirtes gebunden ist, wenn wir bildlich die Geschwulst als Parasiten betrachten. Umgekehrt besteht das als Panimmunität bezeichnete Phänomen, das die Erfahrungen zusammenfaßt, nach denen auf verschiedenen, zunächst unspezifisch anmutenden Wegen Geschwulstimmunität sich herstellen läßt. Dadurch wird natürlich nicht ausgeschlossen, daß auch spezifische Immunitäten daneben vorhanden sein können.

Was ist nun an Immunitätsreaktionen bisher experimentell-therapeutisch beobachtet worden? Da wird man zunächst wissen wollen, ob es ein Heilserum gegen Krebs — wenigstens im Tierversuch — gibt. Die Frage ist in dieser präzisen Fassung zu verneinen; man kann höchstens hinzufügen, daß es gewisse Andeutungen gibt, daß Serum durch geeignete Vorbehandlung der Tiere spurweise Reaktionen bei tumorkranken Tieren zeigen kann. Nachdem zuerst Jensen derartige Versuche angestellt und auch Resultate erhalten hatte, beobachtete Lewin[1]), daß Ratten, bei denen eine Impfung mit Sarkom ohne Erfolg geschehen war, ein Serum besitzen, das in einer Reihe von Fällen Rattensarkome zum Schwinden brachte. Jedenfalls ist aber nicht etwa das Serum von Tumortieren ein Heilmittel gegen die Neoplasmen wie etwa das Serum von Tieren, die, wenn sie mit Bakterien oder ihren Giften behandelt worden sind, entsprechende Antikörper im Blute führen. Durch die Entwicklung der Geschwulst im Organismus wird das Serum eher umgekehrt abgeändert. Behandelte Hirschfeld[2]) Geschwulstteile mit normalem Serum und mit Serum von Geschwulsttieren, so schien das Normalserum einen hemmenden Einfluß auf die Geschwulstentwicklung auszuüben, der bei dem Immunserum weniger erkennbar war.

Abderhalden[3]) hat ebenfalls serotherapeutische Versuche bei Tumortieren vorgenommen. Nach seiner Auffassung

---

[1]) Über Immunisierung mit Blutserum von spontan geheilten Tumorratten. Zeitschr. f. Krebsforschung Bd. 11, Heft 3 (1912).

[2]) Zur Frage der Einwirkung des Blutserums normaler und tumorkranker Tiere auf Tumorzellen. Zeitschr. f. Krebsforschung Bd. 11, Heft 3 (1912).

[3]) H. Kohlhardt, Über die Wirkung des Abderhaldenschen Krebsserums. Fermentforschung Bd. 1, 76 (1914).

sind die Fermente, welche Tumorgewebe abbauen, das wirksame Heilprinzip. Deswegen spritzte er Versuchstieren Preßsaft von Geschwülsten oder Emulsionen von Geschwulstgewebe ein, stellte fest, daß das Serum der Tiere Fermente enthielt, welche das Geschwulstgewebe abbauen und benutzte dieses Serum zu Heilversuchen. Bei Rattentumoren hatte er damit Erfolge, die Geschwülste bildeten sich zurück. Bei diesen Versuchen ist also die Methode der Serumbereitung genau die gleiche wie bei allen serotherapeutischen Verfahren. Eine Besonderheit ist nur die Prüfung des Serums. Während man im allgemeinen Heilsera prüft, indem man untersucht, ob die im Serum vermuteten Antikörper mit dem Antigen Verbindungen eingehen oder das Antigen entgiften, wird hier untersucht, ob das Serum ein Ferment enthält, welches die Eiweißkörper des Antigens spaltet. Entscheidend kann natürlich nur sein, ob das Serum wirklich Heilwirkungen besitzt. Denn man weiß natürlich nichts darüber, ob die Anwesenheit von Fermenten im Serum für seine Heilwirkung irgendwie maßgebend ist.

Während also die Serotherapie der Geschwülste noch sehr in den Anfängen steckt, sind namentlich von F. Blumenthal viele Versuche auf dem Gebiete der Immunotherapie gemacht worden. Anscheinend die erste Beobachtung wurde von v. Leyden und Blumenthal[1]) beschrieben: Aus dem frisch exstirpierten Karzinomtumor eines Hundes wurde durch Zerquetschung und Extraktion eine Flüssigkeit bereitet, die zu Einspritzungen bei einem anderen karzinomatösen Hunde verwendet wurde. Der Hund hatte in der Rektumgegend zwei pflaumengroße Krebstumoren, die im Laufe einiger Monate während der Behandlung bis auf einen kleinen Rest schwanden.

Jensen[2]), dessen grundlegende und umfassende Versuche in der gleichen Periode unabhängig von v. Leyden und Blumenthal ausgeführt wurden, teilte bald darauf mit, »daß es nicht nur möglich ist, bei gesunden Mäusen eine aktive Immunität den Geschwulstzellen gegenüber hervorzurufen, sondern daß es auch möglich, bei einer bereits von einem Tumor angegrif-

---

[1]) Vorläufige Mitteilungen über einige Ergebnisse der Krebsforschung auf der 1. med. Klinik. Deutsche med. Wochenschr. 1902, Nr. 36.

[2]) Biol. Forthandlingen Kjöbnhavn 1901—1902 (Centralbl. f. Bakteriol. Bd. 34 1903).

fenen Maus eine aktive Immunität durch Behandlung mit losgetrennten Geschwulstzellen zu erzeugen, so daß das fortgesetzte Wachstum der Geschwulst verhindert und das Geschwulstgewebe nach und nach getötet und resorbiert wird«. Blumenthal, Lewin, Fischera und andere Forscher haben dann im Laufe der Jahre immer wieder derartige Versuche bei Karzinomen und Sarkomen der Maus und der Ratte vorgenommen. Dabei hat sich herausgestellt, daß derartige Versuche in einem Teile der Fälle gelingen, in einem anderen Teile aber versagen. Es scheint ferner auch unter Umständen möglich zu sein, mit Extrakten aus normalen Geweben, insbesondere von Embryonen, Heilresultate zu erhalten. Umgekehrt glaubt Blumenthal, daß die Chancen besonders günstig sind, wenn der Heilextrakt aus einem Tumor dargestellt wird, der dem Tumor des zu behandelnden Tieres möglichst nahe steht. Die Heilsubstanz scheint ziemlich resistent zu sein. Wenigstens verträgt sie ausgedehnte Selbstverdauung. Besonders Blumenthal hat diese Eigenschaft sich zunutze gemacht, um zu verhüten, daß eine neue Geschwulstbildung sich an die kurative Einspritzung anschließt. Würde man nämlich einfach wenig veränderten Tumorbrei als Heilmittel einspritzen, so bestände immer das Risiko einer neuen Tumorentwicklung. Diese Gefahr ist bei der Einspritzung von autolytisch veränderten Tumorgewebe ausgeschlossen. Wir wollen nun aus den Arbeiten von Blumenthal und Lewin zwei Beispiele wiedergeben, um zu zeigen, wie glänzend manchmal die Resultate sind und wie absolut in anderen Fällen, ohne daß man schon die Bedingungen übersehen kann, die Wirkung ausbleiben kann.

Versuch (Lewin).

Am 31. XII. wird ein Rattensarkom autolysiert. Mit je 9 ccm des Autolysats werden am 3. I. zwei Ratten, die hühnereigroße Sarkome haben, subkutan injiziert.

6. I. Beide Tumoren sind unverändert.

9. I. Ein Tumor ist um $^1/_3$ verkleinert.

14. I. Tumor I ist zum großen Teil nekrotisch, zeigt eine Verkleinerung um die Hälfte. Tumor II ist auf $^1/_3$ der ursprünglichen Größe verkleinert. Das Gewebe ist weich und zystisch.

24. I. Der Tumor I ist nur noch haselnußgroß.

Der Tumor II ist bis auf einen kaum fühlbaren Rest ver-schwunden.

30. I. Tumor I nur noch erbsengroß.

Tumor II vollkommen verschwunden.

8. II. Beide Tumoren sind restlos verschwunden.

Versuch (Blumenthal).

Am 28. XI. erhält eine Ratte, die auf der linken Seite einen fast hühnereigroßen, harten Tumor hat, rechts 9 ccm einer 72 Stunden verdauten Autolysenflüssigkeit. Am 12. XII. stirbt die Ratte, der Tumor ist innen stark ulzeriert, aber von unver-änderter Größe.

Wenn man sich eine Vorstellung von dem Wesen der Im-munotherapie bei Neoplasmen machen will, so liegt es gewiß nahe, sich die Sachlage möglichst analog den Verhältnissen bei der Bakterienimmunität zu denken. Immerhin darf man nicht übersehen, daß es sich bei dieser Parallelisierung nicht um Tatsachen, sondern nur um mehr oder weniger berechtigte Vermutungen handelt. Deshalb ist es notwendig, die wenigen Experimente kennen zu lernen, welche eine Analyse der Ge-schwulstimmunität versuchen.

Seit längerer Zeit weiß man, daß die Milz zu den Organen gehört, die bei der Ausbildung der Immunität gegen bakterielle Infektionen hervorragend beteiligt sind. Daher nahm Braun-stein an, daß die Milz auch für die Entstehung der Geschwulst-immunität von Bedeutung sein würde. Seine Versuche fielen im Sinne seiner Annahme aus und fanden durch Lewin und Meidner[1] in einer eingehenden Nachprüfung völlige Bestä-tigung. Aus ihren Versuchen ist folgendes zu entnehmen:

Spritzt man Ratten oder Mäusen einen Tumor, der von der gleichen Tierart stammt, mehrfach in die Bauchhöhle, so gewinnt die Milz der so vorbehandelten Tiere deutliche Heil-eigenschaften. Wenn man eine solche Milz Tumortieren ein-spritzt, so kommt es häufig zu einer Heilung, in anderen Fällen wenigstens zu einer Rückbildung der Geschwulstbildung.

---

[1] Lewin und Meidner, Versuche über die Heilwirkung des Milz-gewebes von Tumortieren. Zeitschr. f. Krebsforschung Bd. 11, Heft 3 (1912).

Lewin und Meidner konnten bei 33 Tumortieren 16mal vollkommene Heilung, 11mal weitgehende Rückbildung erzielen.

Für die Rolle der Milz bei der Geschwulstimmunität sprechen auch Beobachtungen von Apolant, aus denen hervorgeht, daß nach Entfernung der Milz die Immunisierung gegen Geschwülste erschwert ist.

Ferner sind Versuche von Uhlenhuth, Händel und Steffenhagen[1]) als Tatsachen zu buchen. Die Autoren fanden, daß bei Ratten, denen man ein Sarkom vollständig durch Exstirpation entfernt hat, eine neue Geschwulstimpfung nicht angeht. Hat man dagegen mit oder ohne Absicht einen Rest der Geschwulst zurückgelassen, so daß es zu einem Rezidiv kommt, so ist die neue Impfung erfolgreich. Apolant hat einige Einwendungen gegen diese Versuche gemacht, aber Meidner[2]) hat sie genau nachgeprüft und durchaus bestätigt. Die Tatsache kann also als gesichert gelten, aber der innere Zusammenhang ist noch nicht geklärt.

Über chemotherapeutische Versuche gegen Neoplasmen konnte in der ersten Auflage dieses Buches noch nicht berichtet werden. Die zu lösende Aufgabe wurde damals folgendermaßen formuliert.

»Einen entscheidenden Fortschritt wird man erst feststellen können, wenn ein Krebsmittel gefunden sein wird, das durch den Kreislauf zu der Geschwulst und ihren Metastasen gelangt. Denn gerade da, wo das Messer des Chirurgen nichts ausrichten kann, wird die interne Therapie ihre Aufgaben zu erfüllen haben. Sollte ein Serum in Frage kommen, so müßte es eben sehr viel stärker von den Geschwulstzellen als von den normalen Geweben des Körpers angezogen werden. Bei einem chemotherapeutischen Präparat müßte in der Sprache der heutigen Pharmakologie die Tropie zu den Neoplasmen viel ausgeprägter sein als die Tropie zu den Organen des Tieres. Die hier sich ergebende Aufgabe muß unbedingt als eine lösbare bezeichnet werden. Denn die chemische Zusammensetzung der Neoplasmen unterscheidet sich von der der Körperorgane.

---

[1]) Arbeiten aus dem Kaiserl. Gesundheitsamt Bd. 36, Heft 4 (1911) u. Zentralbl. f. Bakteriol. Bd. 47, Beiheft.

[2]) Zeitschr. f. Krebsforschung Bd. 11, Heft 3 (1912).

Also muß auch ihre chemische Reaktionsfähigkeit eine andere sein. Bei der enormen Variationsbreite, die die Chemie bei ihren unzähligen Substanzen ermöglicht, müssen sich ja Konstitutionen mit Affinitäten herausfinden lassen, die nur auf die Geschwulstzellen und nicht auf den Organismus eingestellt sind.«

v. Wassermann[1]) hat das Verdienst, das Problem der chemotherapeutischen Beeinflussung des experimentell erzeugten Tiertumors zuerst mit Erfolg in Angriff genommen zu haben. Sein Gedankengang war dabei die richtige Annahme, daß eine Therapie nur dann für die Verhältnisse beim Menschenkrebs eine brauchbare Grundlage geben könnte, wenn die wirksame Substanz die Tumorzellen auf dem Blutwege erreicht. Denn nur so können die im ganzen Organismus verbreiteten Tumormetastasen beim Menschen von einem Heilmittel erreicht werden. Viel wichtiger aber als der richtige Gedankengang, der durch den ganzen Weg der Forschung vorgezeichnet war und vielen Forschern klar gewesen sein wird, war die ausgezeichnete experimentelle Methodik, mit der v. Wassermann an das Problem herantrat. Zunächst seien die Tatsachen referierend wiedergegeben. v. Wassermann ließ sich eine Verbindung herstellen, in der das Metall Selen mit Eosin, dem bekannten Farbstoff verbunden ist. Es muß jedoch gleich bemerkt werden, daß das Wassermannsche Präparat leider keine chemische Verbindung darstellt, sondern nur ein ziemlich inkonstantes Gemenge von Einzelsubstanzen. Für die Weiterentwicklung des Gebietes wäre natürlich die Existenz einer wohlcharakterisierten Verbindung unbedingt notwendig. Auch bei v. Wassermanns eigenen Versuchen hat sich bereits dieser Mangel recht störend bemerkbar gemacht, indem es nicht gelang, bei verschiedenen Darstellungen immer ein wirksames Seleneosin zu gewinnen. Von diesem Eosinselen vertragen Mäuse, die etwa 15 g wiegen, 1 ccm einer Lösung 1 : 400, also 2,5 mg bei intravenöser Injektion. Subkutane Einspritzung hat keinen Einfluß auf die Mäusetumoren. Die Substanz wird zum größten Teil im Unterhautbindegewebe abgeschieden, von hier aus allmählich resorbiert, ohne den Tumor zu verändern. Auch Verfütterung ist

---

[1]) v. Wassermann, Keyßer und v. Hansemann, Berliner klin. Wochenschr. 1912 Nr. 1.

ohne Wert. Ganz anderen Effekt hat die intravenöse Einspritzung. Auch hier ist allerdings bei der ersten Injektion noch nichts zu bemerken. Erst am 4. Tage, nachdem 3mal hintereinander täglich je 1 ccm intravenös injiziert worden ist, konstatiert der palpierende Finger als erste Reaktion eine deutliche Erweichung der früheren harten Geschwulst, die sich nunmehr teigig anfühlt. — Die Tumoren, die behandelt wūrden, waren gewöhnlich groß und saßen im Unterhautbindegewebe und in der Muskulatur. — Die Erweichung schreitet am 5. Tage fort; es wird nun zum vierten Male injiziert, worauf Verflüssigung der Geschwulst erfolgt. Man hat das Gefühl, eine Zyste zu fühlen, deren Inhalt unter der Hand frei beweglich ist, in dem man aber noch feste, frei bewegliche Tumorpartikelchen fühlt. Die Konfiguration des ursprünglichen Tumors ist dann bereits verschwunden. Am 7. Tage wird die 5. Injektion ausgeführt. Nunmehr wird bereits die Zyste durch beginnende Resorption des Inhaltes kleiner. Nach der 6., ebenfalls mit Dazwischenlegung eines Tages gemachten Einspritzung der gleichen Dosis hat man an der Stelle des früheren Tumors das Gefühl eines leeren Sackes, d. h. die Haut ist über der Stelle, wo früher der Tumor lag, abgehoben, aber man fühlt nichts mehr von Tumormassen oder irgendeiner Resistenz. Entweder sind die Versuchstiere jetzt bereits geheilt oder es muß noch eine 7. oder 8. Injektion angeschlossen werden. Übrig bleibt dann als Rest der ursprünglichen Geschwulst nur noch eine leichte, diffuse, ödematöse Verdickung der betreffenden Hautstelle, unter welcher der Tumor früher lag. So geheilte Mäuse bleiben dann dauernd rezidivfrei.

Wir sehen also, daß es prinzipiell gelungen ist, Mäuse zu heilen und völlig von ihren Tumoren zu befreien. Freilich wird dieser Erfolg nicht leicht und nicht regelmäßig erreicht. Zunächst ist die zur Heilung notwendige Menge des Eosinselens gerade diejenige Quantität, welche eben noch von gesunden Tieren vertragen wird. Nun zeigt sich, daß die Tumormäuse gegenüber dem Eosinselen empfindlicher sind als normale Tiere. Infolgedessen starben viele von ihnen gleich beim Beginn der Behandlung. Die Größe der notwendigen Heildosis ist aber nicht die einzige Klippe der Behandlung. Eine zweite Gefahr droht den Mäusen direkt durch den Erfolg der Behandlung. Wenn die Tumormasse anfängt, sich zu verflüssigen, können die Mäuse schwer krank werden und dadurch sterben, daß die Resorption der abgestorbenen Massen zu schnell vor sich geht und das Tier vergiftet wird. In diesen Resorptionserscheinungen liegt es auch begründet, daß sehr große Geschwülste viel schwerer zu heilen sind als kleinere. Bei den großen Tumoren, die unter Umständen das Gewicht des übrigen Tieres erreichen können, setzt im Anfang der Heilungsprozeß ganz so ein wie bei kleineren Geschwülsten. Aber hier müssen viel größere Massen zerfallenen Gewebes den Kreislauf des Tieres passieren, um an die Ausscheidungsorgane zu gelangen, und so ist die Gefahr der Vergiftung eine viel größere. Die aus dem Zerfall der Tumormasse entstehende Flüssigkeit kann auch die Zystenwand so spannen, daß ein Durchbruch nach außen erfolgt. Dann dringen leicht Infektionserreger durch die Ulzerationswunde in den Körper und führen den Tod herbei.

Biologisch von Bedeutung ist eine Schwierigkeit, die sich ergibt, wenn ein kleiner Tumorrest die Behandlung überdauert. Aus diesem Rest entwickelt sich dann als Rezidiv ein neuer Tumor, und dieser Rezidivtumor ist nach den Beobachtungen v. Wassermanns der Eosinselentherapie unzugänglich.

Endlich erwachsen dem Therapeuten aus der Technik Widerstände. Wenn man heute rückblickend sich zu vergegenwärtigen versucht, worin der entscheidendste Fortschritt der Wassermannschen Arbeit bestand, so dürfte man nicht fehlgehen, wenn man die Einführung der intravenösen Injektion in die experimentelle Tumortherapie hier hervorhebt. Es ist offenbar nicht möglich, die genügende Dosis des Heilmittels in der notwendigen Konzentration auf dem subkutanen Wege an den Tumor heranzubringen, weil im Unterhautbindegewebe zu viel von der leicht zersetzlichen Substanz abgelagert wird. v. Wassermann bediente sich nun der bis dahin wenig bekannten und selten ausgeübten Einspritzung in die Schwanzvenen der Maus. Wenn man sich einige Übung erworben hat, so gelingt diese Injektion ziemlich regelmäßig; man erleichtert sich die Handhabung der intravenösen Injektion, wenn man die Venen durch Erwärmen vorher dilatiert. Immerhin erfordert es viel Sorgfalt, wenn man genötigt ist, an ein und demselben Tier sehr häufig intravenös zu injizieren. Allerdings hat der Mäuseschwanz vier Venen. Aber man kann an derselben Vene nur zum zweiten Male eine Injektion ausführen, wenn man die zweite Injektion zentral von der ersten ausführt. Ferner muß man sorgfältig vermeiden, daß ein Tröpfchen der Substanz in das die Vene umgebende Gewebe kommt. Sonst kommt es zu Nekrosen, in welche die Vene miteinbezogen und dadurch für die Injektion unbrauchbar wird.

Daß das Seleneosin sehr gut seinen Weg in den Tumor findet, wie man aus den Heilerfolgen vermuten kann, lehrt die anatomische Untersuchung. Untersucht man eine Maus in dem Stadium, in dem der Tumor sich im Zustande der Erweichung befindet, so hebt sich der Tumor durch seine hochrote Eosinfärbung von der normal oder nur schwach rosa gefärbten Umgebung ab.

Das Seleneosin erweist sich gegenüber verschiedenen Karzinomstämmen und auch gegenüber einem Sarkomstamm als wirksam. Auch Spontantumoren von Mäusen konnten damit geheilt werden. Es sei übrigens darauf hingewiesen, daß die gelegentlich vorkommende spontane Rückbildung eines Mäusetumors ganz anders erfolgt wie der Heilungsprozeß bei der Seleneosinbehandlung.

v. Hansemann hat die durch Seleneosin veränderten Tumoren histologisch untersucht. Es ließ sich zeigen, daß die Zerstörung der Tumormasse ihren Ausgangspunkt an den Kernen der Geschwülste nimmt. Die Reste der zerstörten Tumorkerne werden resorbiert, die Chromatinmassen findet man dann in Form kleinster Tröpfchen und unregelmäßig gestalteter Körper zwischen den Pulpazellen und den lymphatischen Zellen der Milz wieder. Obwohl nun Reste des Krebses im Organismus kreisen, kommt es doch nicht zu einer Ausbildung von Metastasen. Das erklärt sich dadurch, daß die in den Kreislauf gelangenden Zellen durchweg nicht mehr intakt sind, vielmehr sämtlich bereits im Zustande des Zerfalls.

Die zweite größere Experimentaluntersuchung, welche die chemotherapeutische Bekämpfung der Neoplasmen versuchte, wurde von Neuberg, Caspari und Löhe[1]) ausgeführt. Sie gingen von der Vorstellung aus, daß die Neigung maligner Ge-

---

[1]) Deutsche med. Wochenschr. 1912.

schwülste, leicht zu zerfallen, eine Art Selbstheilungsversuch des Gewebes darstellt. Sie nehmen an, es könnte gelingen, die proteolytischen Enzyme der Geschwulstzellen, die an und für sich schon wirksamer als die Enzyme normaler Gewebe sind, in ihrer Funktion noch weiter zu steigern. Man würde dann in den Krebszellen einen so enormen Stoffwechsel erreichen, daß die Zellen durch ihre eigene Tätigkeit sich selbst zugrunde richten. Diese Fermentsteigerung sollte durch Metall erreicht werden, deren verstärkender Einfluß auf die Autolyse schon bekannt war. Um genügend Metall an die Geschwulst heranzubringen, mußten nicht zu giftige Verbindungen ausgesucht werden. Neuberg glaubte, daß dazu die Anwendung der Metalle in Form organischer Verbindungen und in Komplexformen am aussichtsvollsten wäre. Als Neuberg und Caspari nun solche Substanzen in Anlehnung an die Methodik v. Wassermanns auf intravenösem Wege Krebsmäusen beibrachten, sahen sie in der Tat deutliche Wirkungen.

Die Karzinome der Mäuse sind meist sehr blasse, wenig vaskularisierte Gebilde. Spritzten nun Neuberg und Caspari einer Geschwulstmaus eine ihrer Metallverbindungen ein, so sahen sie blitzschnell eine enorme Erweiterung der Gefäße, welche zum Tumor führen, und eine starke Blutfüllung dieser Adern. Gleichzeitig blassen die übrigen Gefäßgebiete des Tieres infolge dieser abnormen Blutverteilung ab. So kommt es in und um den Tumor herum zu Blutstauungen und starker Erweiterung der Kapillaren, schließlich zu Blutaustritten, die sich von mikroskopischen Extravasaten bis zu mächtigen Blutungen steigern. Im Anschluß an die Blutüberfüllung des Tumors und seiner Umgebung kommt es zu einer Erweichung des Tumors, die spätestens am Tage nach der Metallzufuhr deutlich ausgeprägt ist. Der Tumor bildet dann einen schlaffen Sack mit vereinzelten Knoten im Innern und einer harten Kapsel. Setzt man an den nächsten Tagen die Einspritzungen fort, so verschwinden auch diese Reste des Tumors und es kommt eine vollständige Ausheilung zustande. Schließlich bleibt von dem Tumor nur ein Strang übrig, der allmählich kürzer und weicher wird, bis er auch verschwindet. Dieses gute Resultat stellt allerdings bei weitem nicht die Regel dar. Denn die anzuwendenden Substanzen sind sehr giftig, und man muß

sehr dicht an die tötliche Dosis herangehen, wenn man einen
Heileffekt erzielen will. So kann man immer nur bei einer
kleineren Zahl von Tieren die Heilung einleiten, und von ihnen
verliert man dann wieder einen verhältnismäßig großen Prozent-
satz von Mäusen, die durch die Resorption der Zerfallsprodukte
des Tumors zugrunde gehen. Bei unvollkommener Heilwirkung
der Metallverbindungen ließ sich der Effekt manchmal dadurch
verbessern, daß eine Nachbehandlung mit subkutanen Injektionen von Jodnatrium angeschlossen wurde. Bei dieser Therapie
verhärtet der übrig gebliebene Tumorrest, und es kommt schließlich Heilung nach Abstoßung nekrotischer Reste zustande. Die
Metallverbindungen von Neuberg und Caspari scheinen sehr
ähnlich wie v. Wassermanns Seleneosin zu wirken. So fand
Löhe auch in der meistens vergrößerten Milz der Versuchstiere
dieselben Veränderungen wie v. Hansemann als Zeichen
dafür, daß der Zerstörung des Tumors eine erhebliche Resorption
von Tumordetritus nachfolgte.

Im Prinzip ähnliche Resultate wie beim Mäusekrebs wurden
auch beim Rattensarkom und bei einem Falle von Zystadeno-
karzinom des Hundes erzielt. Auch Spontantumoren wurden
beeinflußt, dagegen nicht gutartige Geschwülste.

Wir haben schon erwähnt, daß zahlreiche Metallverbindungen, zu denen z. B. das Alaninsilber gehört, gleichartig auf
die Geschwülste wirken. Quantitativ bestehen aber gewisse
Unterschiede, wie aus einer von Neuberg zusammengestellten
Tabelle zu ersehen ist.

Tabelle.

Wirksame Menge Metall in Milligrammen:

	Pro 1 g Maus	Pro 15 g Maus		Pro 1 g Maus	Pro 15 g Maus
Pt	0.005	0,075	Cu II	0,020	0,300
Pd	0,005	0.075	Jr	0,020	0,300
Rh	0,005	0,075	Co I	0.020	0,300
Au	0,007	0,105	Co II	0,022	0,330
Ru	0,0075	0,110	As	0,030	0,450
Sn	0,012	0,180	Sb	0,036	0,540
Ag I	0,015	0,225	Pb I	0,036	0,540
Os	0,016	0,240	Pb III	0,050	0,750
Ag II	0,018	0,270	Co III	0,066	1,000
Cu I	0,019	0,280			

Ebensowenig wie das Seleneosin stellen diese Metallverbindungen ideale Heilmittel des Mäusekarzinoms dar. Dazu sind sie zu giftige Stoffe. Trotzdem sind beide Arbeiten von hervorragender Bedeutung, weil sie eine Etappe der chemotherapeutischen Forschung der Neoplasmen erledigt haben, die zunächst einmal überwunden werden mußte.

Für die weitere Fragestellung macht sich nun wieder geltend, daß die experimentelle Therapie nicht nur eine biologische Wissenschaft ist, welche die Gesetze der Beeinflussung pathologischer Vorgänge ergründen will, sondern auch eine Hilfswissenschaft der praktischen Medizin ist. Als solche muß sie sich nun gleich fragen, wie muß der Weg weiter gewählt werden, um zu Resultaten zu gelangen, die beim Menschen verwertbar sind. Können wir von den bisher verwandten Substanzen hier etwas erwarten? Die zu große Giftigkeit ist etwas, von der man hoffen darf, daß es durch weiteres Probieren beseitigt werden kann. Wesentlicher ist die Frage, ob die Verhältnisse beim Krebs der Mäuse und des Menschen nicht zu verschieden sind, um die Sachlage bei beiden Gruppen zu Vergleich zu setzen. Was wir chemotherapeutisch beim Krebs des Menschen anstreben müssen, ist die Möglichkeit, die Krebszellen in den inneren Organen des Menschen, also z. B. versteckte Metastasen zu treffen, also an Orten, zu denen das Messer des Chirurgen oder eine Strahlentherapie keinen Zutritt hat. Betrachtet man die Dinge von diesem Gesichtspunkte aus, so ist allerdings verschiedenes zu bedenken. Neuberg und Caspari haben mit Recht auf die abgekapselte Lage der Krebstumoren der Mäuse und die Eigentümlichkeiten ihrer Gefäßversorgung hingewiesen. Nun haben Heubner und Lewin darauf aufmerksam gemacht, daß die Metalle im allgemeinen starke Gefäßgifte sind, speziell eine intensive Einwirkung auf die Kapillaren haben, wie ja auch Neuberg und Caspari diese Gefäßwirkung als den primären Angriffspunkt ihrer Präparate betrachten. Lewin ist daher auf Grund von Kontrollversuchen der Meinung, daß alle Kapillargifte ganz ähnlich auf Mäusekrebse einwirken. Die Konsequenz dieser Anschauung wäre, daß Tumorzellen, die, wie die meisten Geschwülste des Menschen und insbesondere die Metastasen, direkt untrennbar von den Organzellen in den Geweben eingebettet sind, nicht

isoliert angegriffen werden können. Von dieser Erwägung ausgehend, hat Keyßer die Krebskeime direkt in dem Paren-
chym der Organe, z. B. in der Leber, sich entwickeln lassen
und dann dieselben Mittel, mit denen er bei abgekapselten
Tumoren Erfolg gesehen hatte, bei so vorbereiteten Tieren
angewandt, ohne eine Wirkung zu sehen.

Wir sehen also, daß die experimentelle Chemotherapie der
Geschwülste durch die intensive Arbeit der letzten Jahre eine
Basis erhalten hat, daß aber noch viel Arbeit nötig sein wird,
bis das Problem gelöst sein wird.

Anhangsweise sei erwähnt, daß auch mit organischen
Arsenpräparaten, besonders mit dem von Goldmann[1]) untersuchten Ikterogen, ferner mit kolloidem Schwefel und anderen
Präparaten gewisse Erfolge im Tierversuch gesehen wurden.
Andere Mittel stellen nur den bescheideneren Anspruch einer
lokalen Einwirkung (Biersche Stauung, Entzündung, Pyo-
cyanase, anämisierende Mittel, Fermente, Chinin, mechanische
Einwirkung usw.). Auch die Ernährung hat einen gewissen
Einfluß auf das Wachstum der Geschwülste, indem Unter-
ernährung die Geschwindigkeit des Wachstums verlangsamen
kann. Funk denkt daran, daß unter den unbekannten, lebens-
wichtigen Stoffen, die in jeder Nahrung vorhanden sein müssen,
den Vitaminen, zwei Gruppen trennbar sein könnten, von denen
etwa die eine sowohl für den Stoffwechsel des Gesamtorganismus
wie der Geschwulst wesentlich ist, die andere das Wachstum
der Geschwulst nicht fördert. Könnte man nun die Ernährung
so einrichten, daß das Vitamin der zuerst erwähnten Art in der
Nahrung fehlt, so müßte das Geschwulstwachstum zum Stillstand kommen. Friedenthal hat die Idee geäußert, man sollte
experimentell versuchen, vorübergehend die Zufuhr des Sauerstoffs zur Geschwulst zu vermeiden, um so die empfindlichen Ge-
schwulststellen zu schädigen. Carrel ist es gelungen, vom Organismus abgetrennte Geschwulstzellen noch einige Zeit lebend
zu erhalten. Diese Zellen kann man nun isoliert Schädigungen
aussetzen und so vielleicht ermitteln, ob sie Einflüssen unterliegen, gegen welche die Gewebszellen widerstandsfähig sind.

---

[1]) Neue Untersuchungen über die äußere und innere Sekretion des
gesunden und kranken Organismus im Lichte der vitalen Färbung.
Tübingen 1912.

Unter den lokalen Behandlungsmethoden des Krebses ist vielleicht die Strahlenbehandlung die interessanteste. So wirksam diese Methode auch gestaltet werden kann, indem man Strahlen von möglichst intensiver Einwirkung auf das Geschwulstgewebe und möglichst geringem Einfluß auf normales Gewebe auswählt, so kann doch bei großen Tieren oder beim Menschen die Strahlenwirkung nicht zu tief verborgenen und zerstreuten Geschwulstgebieten gelangen. Daß man im Mäuseversuch mit Radiumstrahlen sehr viel erreichen kann, hat Apolant[1]) schon vor längerer Zeit gezeigt.

Die Mäuse wurden so mit Radium bestrahlt, daß möglichst isoliert nur der Tumor von den Strahlen getroffen wurde. Zu diesem Zweck wird die Maus durch Klemmpinzetten fixiert. Zur Vermeidung jeglichen Druckes wird die an einem Faden aufgehängte oder in einem Stativ festgeklemmte Kapsel, die das Radium birgt, dem Tumor nur so weit genähert, daß ein ganz leichter Kontakt zwischen der äußeren Haut und dem Glimmerplättchen, das die Kapsel verschließt, hergestellt ist. Zur Bestrahlung wurden Mäuse mit sehr bösartigen Krebstumoren verwandt. Besser als durch jeden erläuternden Text wird das von Apolant erzielte Resultat durch die Abbildungen des Autors demonstriert.

Die Erfolge sind gewiß ausgezeichnet und werden, was die hier in Frage kommende lokale Einwirkung angeht, nur durch die Empfindlichkeit des normalen Gewebes gegenüber den Radiumstrahlen begrenzt.

Die histologische Untersuchung klärte dann auch darüber auf, wie die Strahlenwirkung im einzelnen auf das Karzinom sich äußert. Die Karzinomzellen schwinden, und es ist eine akut oder chronisch verlaufende Bindegewebswucherung zu bemerken. Die absterbenden Krebszellen unterliegen einer vollkommenen Resorption. Auch bei dem therapeutisch nicht beeinflußten Karzinomverlauf gehen massenhaft Zellen zugrunde, werden aber nicht resorbiert, sondern als umfangreiche nekrotische Massen abgelagert.

Werner hat durch Borcholin Geschwülste heilen oder wenigstens günstig beeinflussen können. Er betrachtet diese

<hr>

1) Über die Einwirkung von Radiumstrahlen auf das Karzinom der Mäuse. Deutsche med. Wochenschr. 1904.

Die bestrahlten Tiere.

	Größe des Tumors bei Beginn der Bestrahlung	Zahl und Dauer der Einzelbestrahlungen	Zeitraum der Bestrahlungen	Resultat
Maus 1		5 à 5 Minuten	9 Tage	resorbiert
Maus 2		5, davon 4 à 10 und 1 à 20 Minuten	6 Tage	[1]
Maus 3		4 à 5 Minuten	6 Tage	[1]
Maus 4		9 à 15 Minuten	14 Tage	resorbiert
Maus 5		14, davon 9 à 20 und 5 à 10 Minuten	24 Tage	resorbiert
Maus 6		12, davon 3 à 10 und 9 à 20 Minuten	16 Tage	
Maus 7		18, davon 7 à 15, 10 à 30 und 1 à 20 Minuten	24 Tage	
		11, davon 6 à 10, 2 à 15 und 3 à 30 Minuten	14 Tage	
Maus 8		12, davon 7 à 30, 4 à 45 und 1 à 60 Minuten	14 Tage	

[1] Am siebenten Tage zur mikroskopischen Untersuchung getötet.

Die Kontrolltiere.

Maus 9	28. Januar		24. Februar	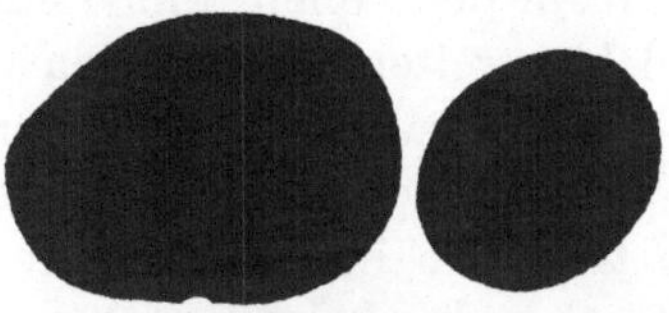	
Maus 10	28. Januar	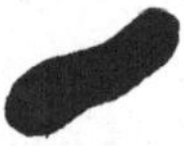	24. Februar	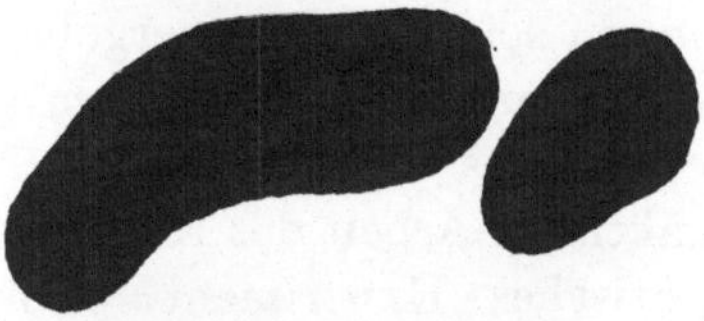	
Maus 11	28. Januar		24. Februar	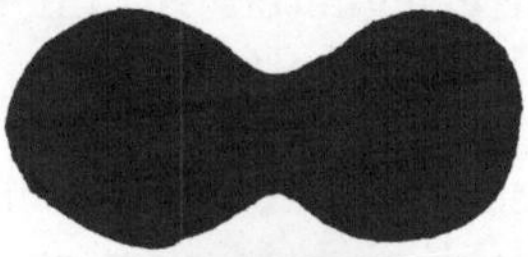	
Maus 12	28. Januar		24. Februar	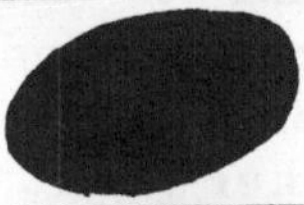	
Maus 13	28. Januar		24. Februar	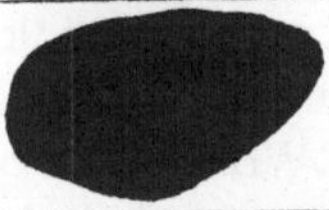	
Maus 14	28. Januar		24. Februar	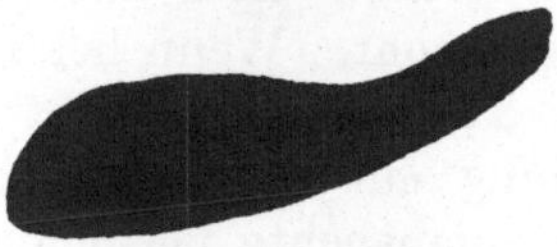	
Maus 15	30. Januar		24. Februar	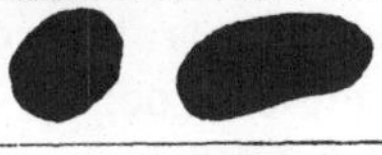	
Maus 16	28. Januar		24. Februar	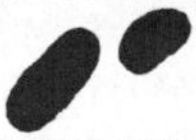	
Maus 17	28. Januar		gest. 5. Februar		stabil
Maus 18	28. Januar		20. Februar		resorbiert
Maus 19	28. Januar		15. Februar		resorbiert

Behandlungsmethode als eine, die der Strahlenbehandlung nahe steht. Nach seiner Ansicht wirken die Strahlen auf das Lezithin der Zellen, dabei entsteht als Zerfallsprodukt Cholin, welches weitere Wirkungen entfaltet.

Die Strahlentherapie der Geschwülste ist biologisch und klinisch ein besonders wichtiges und interessantes Gebiet. Wenn sie trotzdem im Rahmen unseres Buches nicht gründlich erörtert werden kann, so ist das darin begründet, daß es sich hier um ein so großes Sondergebiet handelt, daß nur eine ausführliche Spezialdarstellung ihm gerecht werden kann. Der Tierversuch des experimentellen Therapeuten tritt hier zurück, die praktische Arbeit des Klinikers bedeutet hier zugleich ein therapeutisches Experiment. So wird allmählich der Physiker immer geeignetere Strahlen zur Verfügung stellen. Man wird am Krankenbett die zweckmäßigste Applikation lernen, vor allem aber wird es gelingen, die Bestrahlung so zu dosieren und einzustellen, daß das Geschwulstgewebe vernichtet oder in der Entwicklung behindert wird, während das umgebende normale Gewebe keinen Schaden leidet oder womöglich gar nicht von den Strahlen erreicht wird.

Reicher[1]) versuchte Karzinome und Sarkome von Mäusen und Ratten zur Rückbildung zu bringen, indem er subkutan in die Umgebung der Tumoren Adrenalin spritzte. Innerhalb von 3—4 Wochen wurden mit dieser Behandlung die Tumoren bis auf erbsen- bis bohnengroße nekrotische Reste zum Schwinden gebracht. Wenn bei Tieren gar nicht erst die Entstehung eines Tumors abgewartet wurde, sondern sofort nach der Impfung mit Adrenalinbehandlung begonnen wurde, so war die Impfausbeute bei den Adrenalintieren bedeutend geringer als bei den Kontrolltieren. So ergab eine unbehandelte Sarkomreihe nach 3 Wochen 4 hühnereigroße Tumoren, 8 taubeneigroße, 2 walnußgroße und 3 Nuller, dagegen die Adrenalinreihe in gleicher Zeit 1 walnußgroßen Tumor, 8 haselnußgroße Tumoren und 10 Nuller. Im Laufe einer weiteren Woche gingen aber auch diese Tumoren ganz zurück. Noch günstigere Ergebnisse gegenüber der Kontrollserie zeigt eine Karzinomreihe

---

[1]) Experimentelle Beiträge zur Therapie maligner Tumoren. Berliner klin. Wochenschr. 1910, Nr. 21. Vgl. auch Deutsche med. Wochenschr. 1910, Nr. 29.

mit 33 Heilungen und bloß einem erweichten, erbsengroßen
Tumor. Mischen des Tumorbreies mit Adrenalin vor dem
Impfen oder Immunisieren der Tiere mit Adrenalin hat keinen
wesentlichen Erfolg. Bei den zahlreichen geheilten Tieren sind
bloß in zwei Fällen Rezidive aufgetreten, die aber einer kurz-
dauernden Behandlung wichen.

Mikroskopisch sieht man zunächst herdweise Nekrosen
auftreten, meist zuerst im Innern der Tumoren. Diesen Nekrosen geht eine Entzündung voraus, die etwa die Ursache der
Nekrosen sein könnte. Erst wenn die Nekrosen sich ausdehnen,
bildet sich ringsherum eine kleinzellige Infiltration und eine
starke Blutgefäßerweiterung.

Engel[1]) hat die Wirkung des Adrenalins auf Geschwülste
mit der Wirkung ihm nahestehender, chemischer Stoffe verglichen. Nach seinen Versuchen beruht die Geschwulstwirkung
des Adrenalins nicht ausschließlich auf der Ischämie und der
durch sie bedingten Nekrose. Der Vergleich mit Derivaten des
Adrenalins, deren Gefäßwirkung nicht mehr in Betracht kommt,
lehrt, daß eine direkt toxische Einwirkung des Adrenalins mit
für die Beeinflussung der Geschwülste verantwortlich gemacht
werden muß.

---

[1]) Chemotherapeutische Versuche mit Adrenalin und ähnlich kon-
stituierten Stoffen bei tumorkranken Tieren. Zeitschr. f. experim. Path.
u. Therapie. Bd. 11 (1912).

Therapie der Entzündung.

Zu den alltäglichsten Erscheinungen, die der Therapeut zu beobachten Gelegenheit hat, gehört die Entzündung, mag er nun eine durch Infektionen oder andere Schädlichkeiten entstandene Entzündung bekämpfen müssen, oder mag ihm die Entzündung als ein Teil der Reaktionen entgegentreten, die bei Heilungsvorgängen sich abspielen. So altbekannt diese Phänomene auch sind, so viel anatomisch darüber auch gearbeitet worden ist, hat doch erst seit Biers[1]) originellen Darlegungen die Aufmerksamkeit sich in der Richtung experimentelltherapeutischer Bestrebungen diesem Gebiet wieder zugewandt. Bier betonte die große Bedeutung der Hyperämie; er unterscheidet die aktive Hyperämie, die im allgemeinen mit der arteriellen Hyperämie identisch ist. Bei dieser Form der Hyperämie strömt in das Gefäßgebiet des betreffenden Körperteils mehr Blut. Die passive Hyperämie, die sich etwa mit der venösen Hyperämie deckt, kommt dadurch zustande, daß das Gefäßnetz der Körperregion durch Verminderung des venösen Abflusses stärker gefüllt wird. Die passive Hyperämie ist also eine Stauungshyperämie.

Wir wollen nun einige Experimente kennen lernen, die zeigen, daß die Hyperämie auf Reaktionen einen bemerkbaren Einfluß ausübt, die für die Heilungsvorgänge von Bedeutung sind.

In der Augenheilkunde werden mit günstigem Erfolge bei verschiedenen Augenkrankheiten subkonjunktivale Kochsalzeinspritzungen angewandt, die mit einer offenkundigen Hyperämie

---

[1]) Hyperämie als Heilmittel und Joseph, Lehrbuch der Hyperämiebehandlung.

des Auges verbunden sind. Wessely[1]) machte bei Kaninchen derartige Einspritzungen, indem er ihnen unter die Conjunctiva 5—10proz. Kochsalzlösungen spritzte. Darauf nahm der Eiweißgehalt des Kammerwassers zu, und Antikörper wie Typhusagglutinine oder Hämolysine, die im Blutserum des Versuchstieres kreisten, traten in das Kammerwasser über. Durch die hyperämische Erweiterung der Konjunktivalgefäße wird also — anscheinend auf reflektorischem Wege — ein Reiz auf das Ziliargefäßsystem ausgeübt, der hier eine verstärkte Sekretion zustande bringt. Die Antikörper werden also durch die Hyperämie dem Auge zugeführt und können hier Heilwirkungen entfalten.

Nötzel[2]) zeigte direkt, daß eine durch Stauung bewirkte Hyperämie so bakterizid wirken kann, daß eine Lebensrettung von Versuchstieren dadurch möglich ist. Nötzel gelang es in 51 von 67 Fällen, Kaninchen, denen er in Körperteile, die unter dem Einflusse einer kräftigen Stauungshyperämie standen, sonst sicher tötende Dosen von Milzbrandbazillen und sehr virulenten Streptokokken einimpfte, am Leben zu erhalten. Nur 16 Tiere starben. Und bei diesen war nach Biers Ansicht die Stauung so angebracht worden, daß eine Ernährungsschädigung des Körperteils hervorgerufen wurde.

Daß in der Tat die Stauungshyperämie ganz allein den Tod der Tiere verhindert hatte, geht daraus hervor, daß dieselben sämtlich einige Wochen später mit denselben Bakterien ohne Stauungshyperämie geimpft, an der Infektion zugrunde gingen, ebenso wie alle Kontrolltiere.

Aktive Hyperämie befördert die Resorption, was zum Zwecke der Beseitigung von Ödemen und verschiedenen Flüssigkeitsansammlungen exsudativer oder transsudativer Art wünschenswert sein kann. Um das experimentell sicherzustellen, machte Klapp[3]) Versuche an Hunden. Klapp spritzte Hunden am Hinterbein Milchzucker subkutan ein und brachte dann das

---

[1]) Experimentelles über subkonjunktivale Injektionen. Deutsche med. Wochenschr. 1903, Nr. 7 u. 8.

[2]) Nötzel, Über die bakterizide Wirkung der Stauungshyperämie nach Bier. Arch. f. klin. Chirurgie Bd. 60, Heft 1, und Verhandl. d. deutsch. Gesellsch. f. Chirurgie, 28. Kongreß 1899, Bd. 2, S. 661.

[3]) Über parenchymatöse Resorption. Arch. f. experim. Pathol. u. Pharmakol. Bd. 47 (1901).

Bein für die Dauer von 20 Minuten bis 2 Stunden in einen Heißluftkasten, wodurch eine aktive Hyperämie zustande kommt. Unter 18 Versuchen traten in 2 Fällen nur geringe Unterschiede auf. In den übrigen Fällen aber fand sich eine sehr starke Beschleunigung der Resorption um das Doppelte und mehr. Da sich der Milchzucker bequem im Urin quantitativ nachweisen läßt, sind diese Versuche ohne besondere Schwierigkeiten durchführbar.

Es ist ohne weiteres klar, daß umgekehrt eine experimentell erzeugte lokale Anämie die Resorption verzögern kann. Ebenso wie die Anämie wirkt auch die Stauungshyperämie, bei der ja der venöse Abfluß und damit die Resorption herabgesetzt ist. Man kann sich sehr gut vorstellen, daß bei dieser verlangsamten Zirkulation giftige Substanzen lokal durch die an Ort und Stelle befindlichen Enzyme zersetzt und damit vom Gesamtorganismus ferngehalten werden können.

Die Stauungshyperämie fördert aber auch die Heilung direkt dadurch, daß sie die Gewebsneubildung begünstigt. Bum[1]) erzeugte in der Diaphyse der Tibiae junger Hunde Knochenbrüche. Die Glieder wurden bei gestrecktem Fuß- und Kniegelenk eingegipst. Vom nächsten Tage an wurde am Oberschenkel der einen Seite täglich für die Dauer von $1\,^1/_2$ Stunden eine Stauungsbinde angelegt. An dieser Seite schritt die Bildung des Kallus rascher vor als auf der anderen Seite. Die Ablagerung von Kalksalzen schien durch die Hyperämie vermehrt zu sein.

J. Schäffer[2]) hat planmäßige Versuche darüber angestellt, wie sich im Tierversuch eine Entzündung, die durch bestimmte, quantitativ dosierbare Reize bewirkt wird, durch lokale Behandlungsmethoden beeinflussen läßt.

Schäffer legte besonderes Gewicht darauf, seine Heilerfolge durch Kontrollen zu prüfen. Es wurden an symmetri-

---

[1]) Die Entwicklung des Knochenkallus unter dem Einflusse der Stauung. Arch. f. klin. Chirurgie Bd. 67, S. 652 (1902), und Experimentelle Untersuchungen über den Einfluß der Stauung auf die Entwicklung des Knochenkallus. Zentralbl. f. Chirurgie 1901, Nr. 47.

[2]) Experimentelle Untersuchungen über den Einfluß der lokalen Behandlung auf die Entzündung. Berl. klin. Wochenschr. 1910, Nr. 18 und 19, und Der Einfluß unserer therapeutischen Maßnahmen auf die Entzündung. Stuttgart 1910, Enke.

schen Stellen eines Versuchstieres Katgut- oder Seidenfäden, die mit einer entzündungserregenden Flüssigkeit getränkt sind, durch die Haut in das Unterhautbindegewebe eingeführt. Eine Seite des Tieres wird dann behandelt, die andere dient als Kontrolle. So kann man unschwer den Effekt der Behandlung übersehen. Da man nun die Fäden mit verschiedenem (sterilem oder infiziertem) Material beschicken kann, so ist man in der Lage, die mannigfaltigsten Formen der Entzündung zu erzielen und die verschiedensten Behandlungen zu studieren. Auch über den zweckmäßigsten Beginn und über die wirksamste Dauer der Behandlung erhält man Aufschluß. Man kann prüfen, ob eine fortgesetzte oder eine intermittierende Behandlung sicherer zum Ziele führt.

Wir beginnen — der Schilderung Schäffers folgend — mit den Versuchen, bei denen die Entzündung sofort nach ihrer Entstehung durch eine Wärmebehandlung beeinflußt wird. Es wurden Katgutfäden in das Unterhautbindegewebe von Kaninchen gebracht, die vorher in 5proz. Höllensteinlösung getaucht wurden. Auf der einen Seite wird sofort mit der Wärmeapplikation begonnen und dieselbe auf 8 Stunden ausgedehnt. Untersucht man dann beide Partien mikroskopisch, so bemerkt man erhebliche Unterschiede. Die wesentlichste Differenz ist in der Existenz einer außerordentlich starken arteriellen Hyperämie auf der behandelten Seite zu finden. Die Arterien sind gegenüber der Gegenseite um das 3—4fache dilatiert und haben ein ebenso weites Lumen wie die begleitenden Venen. Sämtliche Lymphgefäße und Lymphspalten sind stark gefüllt, die Gewebsbündel sind auseinandergedrängt, das Gewebe serös durchtränkt, so daß es locker und weitmaschig erscheint. Der Entzündung erregende Faden liegt geradezu in Seen von Lymphe, während Höllensteinniederschläge und Leukozytenansammlungen fast vollständig fehlen. Das Gift ist anscheinend in der Hauptsache resorbiert, eine Eiterung vermieden. In der unbehandelten Seite sind natürlich reichliche Leukozyteninfiltrationen vorhanden und Höllenstein ist noch ziemlich viel nachweisbar. Schäffer nimmt an, daß auch auf der hyperämischen Seite die Leukozyten aus den Gefäßen austreten, in der Lymphe aber aufgelöst werden, so daß dann die Lysine und Enzyme der weißen Blutzellen in kräftige Aktion treten können.

Ein anderer Versuch von Schäffer wurde so angestellt, daß einem Kaninchen auf beiden Seiten für 6 Stunden ein Höllensteinfaden appliziert wurde. Dann wurden die Fäden beiderseits entfernt und nun nur die eine Seite 6 Stunden mit Hitze behandelt.

An der unbehandelten Seite fand sich ein stark umschriebenes Infiltrat und die Stelle des entfernten Fadens durch die noch ziemlich deutlichen Höllensteinniederschläge markiert. Auch in der Umgebung bestanden noch entzündliche Vorgänge. Auf der behandelten Seite war die Eiterung wesentlich geringer und die Infiltration mehr verteilt. Auch hier war wieder die arterielle Hyperämie und die seröse Durchtränkung unverkennbar. Wie immer fand sich an dem Ausgangspunkt der Schädlichkeit, also da, wo der Faden gelegen hatte, ein förmlicher Lymphsee. Von Wichtigkeit ist nun, daß besondere Versuche lehrten, daß die Vorgänge, die einmal durch die Hitzebehandlung angebahnt sind, längere Zeit bestehen bleiben, so daß eine auch nur vorübergehende Behandlung auch für den weiteren Ablauf des Prozesses günstig sich geltend macht.

Bewirkt man die lokale Entzündung anstatt durch Höllensteinfäden durch sterile Seidenfäden, die mit Aufschwemmungen eines virulenten Stammes von Staphylococcus aureus imprägniert sind, so kann man unter der Hitzebehandlung ganz ähnliche Einwirkungen feststellen. Hier kann man dann aber noch das Verhalten der Bakterien studieren. Auf der behandelten Seite findet man weniger Kokken, die schlechter gefärbt sind. Interessant ist, daß die günstigen Einwirkungen der Wärmebehandlung nur nachweisbar waren, wenn man bei feuchter Wärme nicht 41°C, bei trockener Wärme nicht 45°C überschritt. Bei höherer Temperatur werden anscheinend die Gewebe geschädigt. Diese Experimente zeigen also, wie wichtig bei der Therapie die richtige Technik der Ausführung ist.

Wendet man anstatt der Hitze Kältebehandlung an, indem man eine Eisblase auf die entzündete Stelle legt, so bleibt auch die Infiltration aus. Zum Unterschied von der Wärmetherapie wird aber das schädliche Agens nicht fortgeschafft — z. B. der Höllenstein bleibt liegen — und die Eiterung bildet sich nach Unterbrechung der Eisbehandlung doch noch aus. Diese Therapie wird also indiziert sein, wenn eine Resorption giftiger Stoffe und ein Übergreifen des lokalen Prozesses auf den Gesamtorganismus etwa wegen der Virulenz der Krankheitserreger nach Möglichkeit verhindert werden muß.

Wir wollen auch nicht unterlassen, einen Versuch Schäffers wiederzugeben, der ein negatives Ergebnis hatte. Dieser Ausfall des Experiments ist deshalb interessant, weil die fragliche Therapie in der Praxis viel benutzt wird. Es handelt sich um die Bepinselung der Haut mit Jodtinktur über einer entzündeten Stelle.

Sogleich nach Einführung eines 1proz. Höllensteinfadens wurde bei einem Meerschweinchen während 24 Stunden häufig Jodtinktur aufgepinselt. Der Effekt der Pinselung war nur 2—3 mm unter die Oberfläche zu verfolgen, eine Tiefenwirkung fehlte vollständig.

Wurde bei Kaninchen die Behandlung mit der venösen Stauung nach Bier eingeleitet, so war auch ein Erfolg unverkennbar. Zum Zwecke der Behandlung wurde eine hintere Extremität mit einem 5 mm starken Gummischlauch gestaut. Die Stauung ist richtig ausgeführt; wenn der arterielle Puls bei deutlichen Zeichen der venösen Stauung erhalten bleibt. Die Resultate der Stauungsbehandlung waren sehr ähnlich denen der Hitzebehandlung. Zum Unterschied von ihr beobachtet man aber, daß die Venen dicht von Leukozyten erfüllt und auch von ihnen umgeben sind, so daß sie oft dichte Infiltrationsstränge inmitten eines sonst zellfreien Gewebes darstellen. Auch hier bei der Stauungsbehandlung gab frühzeitiger Beginn die besten Resultate, auch hier war eine beträchtliche Nachwirkung erkennbar. Übertreibt man die Stauung, so hört die Eiterhemmung auf, wie das auch mit Biers Erfahrungen übereinstimmt.

In den letzten Jahren hat man nun auch versucht, durch eine Allgemeinbehandlung lokale Entzündungsherde zu beeinflussen. Das ist natürlich sehr wichtig, da man nur durch eine Therapie, bei der das Heilmittel selbst den Weg zum Erkrankungsherde findet, hoffen kann, die Entzündungsprozesse zu bekämpfen, welche bei inneren Erkrankungen beteiligt sind. Chiari und Januschke[1]) haben im Laboratorium von Hans

---

[1]) Hemmung von Transsudat- und Exsudatbildung durch Kalziumsalze. Arch. f. experim. Pathol. u. Pharmakol. Bd. 65 (1911) S. 120.

Meyer in diesem Sinne die Wirkungen der Kalksalze studiert, denen man schon längere Zeit, besonders durch die angelegentliche Empfehlung Wrights große Heilwirkungen zugeschrieben hatte. Chiari und Januschke versuchten, die Entstehung von Exsudaten der Pleura dadurch zu verhindern, daß sie den Tieren Kalksalze beibrachten. Wir wollen auf diese Beobachtungen aber nicht eingehen, weil Nachprüfungen gezeigt haben, daß die hier obwaltenden Schwierigkeiten noch nicht völlig überwunden sind[1]). Dagegen haben Chiari und Januschke mit einer zweiten Versuchsanordnung die Wirkung der Kalksalze auf Entzündungsprozesse sehr deutlich zeigen können und zwar mit einer Methodik, die zugleich neben ihrer Anschaulichkeit auch den Vorzug großer Einfachheit hat. Wenn man einem Kaninchen einen Tropfen ätherisches Senföl an die Conjunctiva bringt, so kommt es sofort zu einer sehr heftigen Entzündung der Bindehaut. Unter starker Schwellung der Conjunctiva werden die Augenlider vorgewölbt und decken häufig bald den ganzen Augapfel zu. Spritzt man nun einem Kaninchen vorher Kalziumchlorid intravenös oder subkutan oder intravenös ein, so hat die Applikation des Senföls keinen Erfolg. Bei intravenöser Einverleibung ist diese Schutzwirkung des Kalksalzes schon nach 3 Stunden vorhanden; sie klingt ziemlich schnell ab, wenn die Darreichung nicht wiederholt wird. 24 Stunden nach der subkutanen Injektion des Kalkes wirkt das Senföl bereits wieder. Dem Kalziumchlorid folgt das Laktat an Wirkungsstärke, andere Kalksalze sind weniger wirksam, Strontiumsalze sind ohne Wirkung.

Starkenstein und Wiechowski haben beobachtet, daß die 2-Phenylchinolin-4-karbonsäure, welche Säure unter dem Namen Atophan neuerdings eine so große therapeutische Bedeutung gewonnen hat, ganz so wie die Kalksalze die Entzündungswirkung des Senföls auf die Conjunctiva des Kaninchens verhindert. Dohrn[2]) hat daraufhin geprüft, ob vielleicht eine allgemeine Beziehung zwischen der chemischen Konstitution und den antiphlogistischen oder entzündungswidrigen Wirkun-

---

[1]) Richard Levy, Über den Einfluß der Kalziumsalze auf die Exsudatbildung. Berliner klin. Wochenschr. 1911, Nr. 29.

[2]) Max Dohrn, Über die entzündungswidrige Eigenschaft des Atophans und einiger anderer Karbonsäuren. Therapie der Gegenwart 1911.

gen sich herausfinden lassen würde. Wie das Atophan ver-
hielten sich nun eine ganze Reihe von Substanzen, z. B. die
Benzoesäure und die Salizylsäure. Im allgemeinen fiel es
Dohrn auf, daß auf der einen Seite eine Anzahl Säuren anti-
phlogistisch waren, während ihre Ester versagten. Einführen
von Alkylgruppen in die Säuren hebt ihre Wirkung auf, Einführung von Hydroxylgruppen verstärkt sie. — Das Atophan
und die von Dohrn untersuchten Stoffe entfalten ihre Wirkung
auch bei der Verfütterung.

Historisch interessant ist, daß Ehrlich[1]) bereits 1886
eine ganz ähnliche Beobachtung wie die eben geschilderten
gemacht hat. Ehrlich erzeugte durch Infektion mit dem
Erreger der Mäuseseptikämie ein Erysipel am Ohr des Kaninchens und beobachtete, daß das Fortschreiten der Erkrankung
durch die Beibringung genügend großer Dosen von Thallin, das
ebenfalls, wie das Atophan, ein Chinolinderivat ist, aufgehalten
wird. »Das Thallin mindert die Entzündungsvorgänge als
solche herab.«

Wie sind nun diese antiphlogistischen Wirkungen zu verstehen? Bisher sind zwei Möglichkeiten der Erklärung gegeben.
Hans Meyer und seine Schüler denken an eine direkte Einwirkung der Kalksalze auf die sezernierenden Zellen. Es wäre
denkbar, daß die Reizwirkung des Senföls direkt durch den
mitreagierenden Einfluß der Kalksalze in Schach gehalten
würde. Der Zusammenhalt der Epithelschicht könnte durch
die Entzündung gelockert sein und der Kalk eine Art Dichtung
bewirken. Derartige Kalkwirkungen hat Herbst beobachtet,
wenn er Kalk auf Seeigeleier einwirken ließ, bei denen er künstlich eine Lockerung des Zusammenhanges der Furchungskugeln
hervorgerufen hatte. Daneben wäre noch eine andere Möglichkeit der Erklärung gegeben. Atophan scheint nach Beobachtungen von Abl auf die Gefäßweite der einzelnen Organe
Einfluß zu haben. Vieles spricht dafür, daß die schmerzstillende Wirkung des Atophans durch eine Anämisierung der
betreffenden Krankheitsherde bewirkt wird. Nun fand Dohrn,
daß gerade viele Stoffe hier in Frage kommen, welche auf ent-

---

[1]) Experimentelles und Klinisches über Thallin. Deutsche med.
Wochenschr. 1886, Nr. 48 und 50.

zündliche Herde zugleich auch schmerzlindernd wirken. Vielleicht wird die Einschränkung der Entzündung durch eine Änderung der Blutverteilung erzielt. Daß nicht etwa die Gerinnungsfähigkeit des Blutes, auf welche Kalk bekanntlich sehr von Einfluß ist, ein hier direkt in Frage kommender Faktor ist, haben bereits Chiari und Januschke sichergestellt.

Endlich haben Untersuchungen von Luithlen[1]) in Meyers Laboratorium gezeigt, daß die Haut unter dem Einfluß der Ernährung so beeinflußt werden kann, daß sich parallel die chemische Zusammensetzung und ihre Reaktion auf Entzündungsreize ändert.

---

[1]) Veränderungen des Chemismus der Haut bei verschiedener Ernährung und Vergiftungen. Arch. f. experim. Pathol. u. Pharmakol. Bd. 69 (1912).

Therapie der Blutkrankheiten.

Wenn man junge Hunde längere Zeit ausschließlich mit
Milch ernährt und ihnen durch öfters gemachte Aderlässe noch
einen Teil ihres Blutes raubt, so kann man sich unschwer anä-
mische Tiere experimentell verschaffen. Gibt man solchen
Hunden als Zulage zu ihrer eisenarmen Nahrung Eisensalze,
so bessert sich das Gesamtbefinden der Tiere und parallel
damit auch die Zusammensetzung des Blutes.

An einigen Tabellen aus einer Arbeit von Franz Müller[1])
wollen wir nun zunächst die Tatsache kennen lernen, daß
von je 2 Kontrolltieren, die aus einem und demselben Wurf
stammen und ganz gleich ernährt werden, das Tier, das eine
Eisenzugabe bekommt, mehr Hämoglobin in seinem Körper
enthält als das andere. Die Hämoglobinbestimmungen wurden

Tabelle.

3 Hunde aus demselben Wurf.

	Futter	Gesamt-Hämoglobin in g	Körper-gewicht in g	Gesamt-Hämoglobin pro 1000 g in g	Datum der Tötung
1	Nur Milch	13,958	2450	5,7	9. I. 1900
2	Milch und Eisen	15,917	2346	6,8	22. I. 1900
3	gewöhnliches Futter	31,186	3850	8,1	5. I. 1900

---

[1]) Beiträge zur Frage nach der Wirkung des Eisens bei experimentell erzeugter Anämie. Virchows Arch. Bd. 164 (1901).

damals so angestellt, daß nach der Tötung der Tiere das Gesamthämoglobin des Körpers ermittelt wurde. Die Untersuchungen am lebenden Tiere fielen zwar in gleichem Sinne aus, gaben aber weniger sichere Ergebnisse.

Tabelle.

2 Hunde aus demselben Wurfe.

	Futter	Gesamt-Hämoglobin in g	Körpergewicht in g	Gesamt-Hämoglobin pro 1000 g in g	Datum der Tötung
1	Nur Milch	27,860	5447,0	5,1	11. VII. 1900
2	Milch und Eisen	41,488	6182,5	6,7	26. VII. 1900

Bei dem Versuche der letzten Tabelle war auch klinisch die Heilwirkung des Eisens sehr deutlich. Der eisenarm ernährte Hund nahm trotz ausreichender Nahrungszufuhr dauernd an Gewicht ab, sein Befinden verschlechterte sich schließlich so, daß er nur mit großer Anstrengung herumlaufen konnte und bei jeder Bewegung sehr schnell ermüdete. In der letzten Woche nahm er die Milch nicht mehr freiwillig und mußte mit der Schlundsonde ernährt werden. Der andere Hund war bis zum 23. Juni 1899 ebenfalls ohne Eisenzulage gehalten worden. Zu dieser Zeit befand er sich in einer so traurigen Verfassung, daß er wenig auf Anruf reagierte, die Nahrung vollkommen verweigerte und kaum auf den Beinen stehen konnte. Anzeichen einer besonderen Krankheit fehlten. Das Körpergewicht hatte etwa um $^1/_8$ abgenommen. Am 24. VI. wurde mit der Medikation von anorganischem Eisen begonnen (täglich bis zum 27. VI. 0,09 g [5 ccm] alkal. Fe. oxytartar. = 0,02 Fe., dann vom 28. VI. bis zum 20. VII. 0,04 Fe. pro die). Schon nach 3 Tagen war eine merkliche Besserung des Befindens zu bemerken. Das Tier konnte sich besser auf den Beinen halten und reagierte bedeutend lebhafter auf Anrufe. Am vierten Tage nahm es freiwillig Nahrung zu sich. Gleichzeitig aber machten sich an diesem Tage die deutlichen Symptome einer beginnenden Pneumonie bemerkbar. Der Hund

schien unbedingt verloren. Am Abend des folgenden Tages
machte sich aber unerwarteterweise eine deutliche Besserung
bemerkbar und am nächsten Tage war die Gefahr völlig beseitigt.
Von nun ab besserte sich das Befinden ohne irgendwelche
Störungen. Der Hund konnte nur mit Mühe in seinem Käfig
gehalten werden, verschlang seine Nahrung mit größtem Wohl-
behagen und machte den Eindruck eines vollkommen normalen
Tieres. Offenbar hat das Eisen das Tier gerettet.

Am 24. Juni wog der Hund 5090 g bei Beginn der Eisenbehandlung
  » 7. Juli » » » 5490 g
  » 17. » » » » 6109 g

Am 24. Juni wog der Kontrollhund ohne Eisenbehandlung 7190 g
  » 7. Juli » » » » » 5720 g
  » 11. » » » » » » 5447 g

Das Eisen kann die Anämie schon dadurch heilen, daß
das fehlende und notwendige Element ersetzt wird. Wahrscheinlich wirkt es aber auch dadurch, daß es einen Reiz auf
die blutbildenden Organe ausübt. So muß wohl jedenfalls
die Arsenwirkung bei den Anämien aufgefaßt werden, soweit
es sich nicht etwa, wie bei den Trypanosomenkrankheiten um
antiparasitäre und demnach indirekte Wirkungen auf den
Organismus handelt. Man hat daran gedacht, daß die Arsenikalien in geeigneten Dosen einen begrenzten Blutzerfall einleiten und dieser Zerfall als Regeneration die blutbildenden
Funktionen der Organe anregt. Jedoch hat sich für diese
Hypothese noch kein experimenteller Beweis erbringen lassen.

Morgenroth und Reicher[1]) haben angegeben, daß man
durch Cholesterinfütterung bei Kaninchen die Anämie heilen
kann, die durch Schlangengift bei diesen Tieren erzeugt werden
kann. Diese Einwirkung des Cholesterins wäre von erheblichem Interesse, weil eine Reihe von Hämolysinen durch
Cholesterin in ihrer Wirkung gehemmt wird. Jedoch ist das
Beobachtungsmaterial in dieser Frage bisher noch gering und
die Resultate wohl noch nicht konstant genug, um weitere
Schlüsse zu gestatten.

---

[1]) Zur Kenntnis der durch Toxolecithide erzeugten Anämie und
deren medikamentöser Beeinflussung. Berliner klin. Wochenschr. 1907,
Nr. 38.

Auch die Leukämie ist seit der neuesten Zeit der experimentellen Therapie zugänglich geworden, da zuerst Ellermann

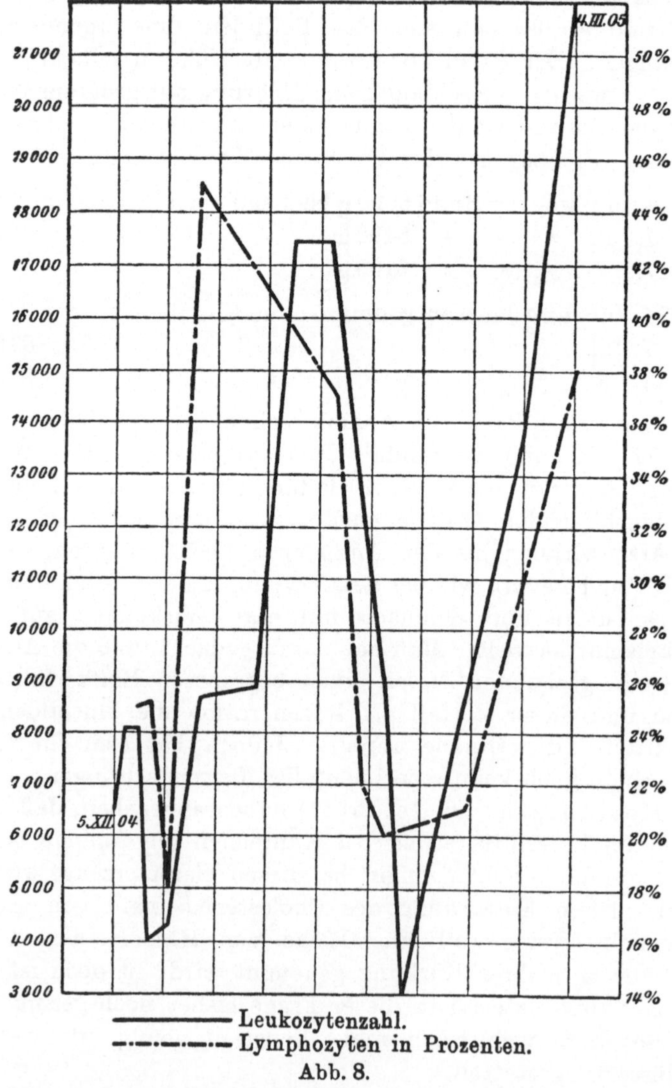

———— Leukozytenzahl.
—·—·—·— Lymphozyten in Prozenten.
Abb. 8.

und Bang gezeigt haben, daß bei Hühnern spontan eine übertragbare Leukämie vorkommt. Bisher liegen noch keine therapeutischen Ergebnisse vor. Jedoch ist das Gebiet in Bearbeitung genommen. Die bei der Leukämie des Menschen versuchte Benzoltherapie hat keine direkte, experimentelle Grundlage. Man hat sich bei ihrer Empfehlung lediglich darauf berufen, daß bei Benzolvergiftungen ein Schwund von weißen Blutzellen beobachtet wird.

Wenn auch die alleinige Vermehrung der weißen Blutzellen, die Leukozytose oder die Lymphozytose nur ein Symptom der Leukämie ist, das sich auch bei zahlreichen anderen physiologischen und pathologischen Zuständen findet, so ist es doch von einigem Interesse, daß man experimentell (durch Pilokarpininjektionen) erzeugte Lymphozytosen durch Röntgenstrahleneinwirkung beseitigen kann. Das sei durch eine Kurve aus einer Arbeit von Lefmann[1]) demonstriert (s. vorige Seite). Die glatte Linie gibt die Leukozytenzahl eines Kaninchens wieder, das mit Pilokarpin und dann mit Röntgenstrahlen behandelt wurde. Nach viermaliger Bestrahlung mit Röntgenstrahlen in Sitzungen von je 15 Minuten Dauer ging die Zahl der weißen Blutkörperchen trotz fortgesetzter Pilokarpinbehandlung von 17500 auf 3000 herunter, um nach Aussetzen der Strahlenbehandlung wieder auf 23000 zu steigen. Die unterbrochene Linie gibt die Lymphozytenzahl in ihrem prozentualen Verhältnis zur Gesamtzahl der weißen Blutkörperchen wieder. Aus ihr ersieht man, daß es die Lymphozyten sind, die unter dem Einfluß der Röntgenstrahlen verschwinden. In den letzten Jahren hat man gefunden, daß die radioaktiven Stoffe sehr stark auf die Leukozyten einwirken. Mit Hilfe von Thorium kann man das Blut vollkommen leukozytenfrei machen.[2])

---

[1]) Über Beeinflussung der Pilokarpinlymphozytose durch Röntgenstrahlen. Verhandl. d. Kongresses für innere Medizin 1905.

[2]) A. Pappenheim u. J. Plesch, Experimentelle und histologische Untersuchungen zur Erforschung der Wirkung des Thorium auf den tierischen Organismus. Zeitschr. f. experiment. Pathol. u. Therapie. Bd. 12 (1913). — Lippmann u. Plesch, Zeitschr. f. Immunitätsforsch. u. experiment. Therapie. Bd. 17 (1913).

Therapie des Diabetes.

Die Zuckerkrankheit ist ein Symptomenkomplex, der seit Jahrzehnten die Laboratoriumsforschung ebenso intensiv wie die klinische Medizin beschäftigt. Es ist sehr leicht einzusehen, warum der Diabetes ein besonders geeignetes Objekt für Experimentalstudien darstellt. Man ist nicht auf das vereinzelte, spontane Vorkommen der Krankheit bei zugänglichen Versuchstieren angewiesen, man kann vielmehr die Erkrankung durch scharf umschriebene Eingriffe künstlich hervorrufen, man ist sogar imstande, voraus zu bestimmen, einen wie hohen Grad der Erkrankung das Versuchstier durch den Eingriff erhalten kann. Für die Analyse des Leidens ist von Bedeutung, daß es auch möglich ist, nur einzelne Symptome der Krankheit hervorzurufen, so daß man einen genauen Überblick darüber erlangen kann, was kausal miteinander verknüpft ist und was nur durch zurückliegende Ursachen nebeneinander sich ausbildet. Heben wir schließlich hervor, daß wir hier im Experiment nicht auf klinische Beobachtung der Versuchstiere, auch nicht auf die grobe Unterscheidung zwischen Tod und Leben angewiesen sind, sondern mit quantitativen chemischen Methoden den Verlauf der Krankheit verfolgen können, so haben wir wohl die wesentlichsten Punkte betont, die die experimentelle Diabetesforschung immer wieder so anziehend gestaltet haben. Wenn trotzdem die experimentelle Therapie noch nicht viel Positives zur Heilung des Diabetes leisten konnte, so ist das in der Schwere dieser Stoffwechselerkrankung begründet. Jedoch gestatten die Fortschritte der Erkenntnis, zu behaupten, daß bereits ein erster Einblick in die wirksamen Faktoren getan ist.

Tieren in therapeutischer Absicht zuzuführen, sind erfolglos geblieben. Die Zuckerkrankheit wurde nicht beeinflußt, auf geringe Schwankungen des Verlaufs darf man nichts geben, da sie auch ohne äußere Einflüsse beobachtet werden. Bei der Beurteilung der Versuche muß man jedoch bedenken, daß in den Bemühungen früherer Jahre vielleicht noch manches nicht berücksichtigt werden konnte, was man heute kennt und dessen Nichtbeachtung einen Erfolg ohne weiteres ausschließt. Das wesentlichste Moment, das überhaupt bei der Organsafttherapie nicht vernachlässigt werden darf, wollen wir hier gleich erörtern. Die Wirkung der Organsäfte ist immer nur eine vorübergehende. Handelt es sich wie beim Diabetes um ein chronisches Leiden, so ist ein Erfolg nur möglich, wenn die Behandlung immer wiederholt wird. Da die Präparate durch die Magendarmverdauung geschädigt werden können und häufig nicht resorbiert werden, so kann man einen Erfolg der Therapie nur bei subkutaner oder intravenöser Zufuhr erwarten. Benutzt man nun z. B. bei Hunden zur Behandlung Organe von Hammeln, also Organe einer anderen Spezies, so wird man vielleicht durch Erscheinungen der Überempfindlichkeit gestört werden. Bekanntlich reagieren die Tiere bei der Wiederholung einer Serumeinspritzung oder Organextrakteinspritzung von einer anderen Spezies sehr häufig mit toxischen Symptomen, bisweilen sogar mit dem Tode. Da kann es nicht wunder nehmen, daß therapeutische Wirkungen vollkommen verdeckt werden können.

Auch hat man daran gedacht, daß in Präparaten der Bauchspeicheldrüse die wirksame Substanz selbst, wenn sie überhaupt darin vorhanden ist, durch andere Substanzen verdeckt oder direkt zerstört werden könnte. Bei der Herstellung von Extrakten und Isolierung von Präparaten ist ja eine Vermengung von wesentlichen und unwesentlichen, ja sogar entgegenwirkenden Stoffen nicht zu umgehen. Man hat deshalb auch versucht, das Venenblut des Pankreas gesondert aufzufangen und therapeutisch zu prüfen. Diesen Versuchen lag die richtige Erwägung zugrunde, daß man bei der Annahme einer inneren Sekretion des therapeutischen Agens im Venenblute als dem Ausführungsgang des Organs das Heilmittel in reinster und physiologisch einwandfreiester Form finden müsse. Der-

schwinden sieht. Das ist aber jedenfalls beim Pankreas in großem Umfang keineswegs der Fall. Aber man darf nun nicht etwa denken, daß dieser Mißerfolg irgendwie einen Beweis gegen die Annahme einer antidiabetischen, inneren Sekretion des Pankreas abgibt. Es wäre im Gegenteil ein besonderer Glücksfall, wenn wir dem Tier von dem Magendarmkanal, dem subkutanen Gewebe oder vom Blutkreislauf aus Substanzen zuführen könnten, die in bezug auf rechtzeitiges Eintreffen an den bedürftigen Punkten des Organismus und in bezug auf Quantität und qualitativer Wirksamkeit mit der Funktion des normalen Organs Schritt halten könnten. In der Tat hat Minkowski es sehr wahrscheinlich gemacht, daß keineswegs die vollkommene Intaktheit des ganzen Pankreas notwendig ist, um antidiabetisch zu wirken. Wenn Minkowski einen großen Teil der Bauchspeicheldrüse aus dem Körper entfernte und den Rest von seinem eigentlichen Platz unter die Bauchhaut verlagerte, so entwickelt sich nur ein mäßiger, leichter oder überhaupt kein Diabetes. Bei diesen Versuchen ist allerdings das Pankreas noch mit Blutgefäßen in normaler Verbindung, hat also einen normalen Stoffwechsel, so daß ein inneres Sekret gebildet und in die abführenden Gefäße ausgeschieden werden kann. Daß ein verhältnismäßig kleines Stück des Pankreas dabei unter Umständen ebensoviel leisten kann wie das ganze Organ, ist nicht besonders schwer zu erklären. Denn man beobachtet ziemlich regelmäßig, daß nach der teilweisen Entfernung eines Organs der zurückgelassene, unversehrte Rest sich durch Neubildung regeneriert und auch stärker funktioniert als vorher. Auch die Payrsche Methode, Gewebe in die Milz zu implantieren, scheint hier brauchbar zu sein. So konnte Martina einen Hund, dem das Pankreas exstirpiert und Pankreasgewebe in die Milz transplantiert war, 152 Tage am Leben erhalten. Allerdings blieb der Hund diabetisch[1]).

Zahlreiche Versuche, vom Magendarmkanal oder vom subkutanen Gewebe aus oder intravenös Pankreasgewebe oder daraus dargestellte Extrakte und Präparate den diabetischen

---

[1]) Vgl. Heller in den Fortschritten der Deutschen Klinik 1909, S. 669.

Am ausführlichsten werden wir uns mit dem experimentellen Diabetes beschäftigen, der durch die totale Exstirpation des Pankreas sich künstlich beim Versuchstier herstellen läßt. Hier haben wir ein Krankheitsbild vor uns, das die engste Verwandtschaft mit der schweren Form der menschlichen Zuckerkrankheit zeigt. Ist die Bauchspeicheldrüse beim Hunde vollkommen entfernt, sind Operationsschädigungen vermieden, die das Leben des Tieres unmittelbar im Anschluß an den Eingriff beenden, so entwickelt sich sehr schnell und allmählich sich steigernd das Bild eines fortschreitenden Verfalls. Die Tiere magern ab, scheiden große Quantitäten eines mehr oder weniger zuckerhaltigen Urins aus und sterben nach einigen Tagen oder Wochen.

Wenn wir uns nun fragen, inwiefern wir diesem Verlauf gegenüber uns therapeutisch betätigen können, so muß gleich zugegeben werden, daß es bisher auf keine Weise gelingt, diese diabetischen Hunde zu heilen. Sehr naheliegend war es, den Pankreasdiabetes durch Behandlung der kranken Tiere mit Zufuhr von Pankreaspräparaten zu beeinflussen. Diese Versuche sind im Laufe der dreißig Jahre, die nunmehr seit der Zeit verflossen sind, da v. Mering und Minkowski zuerst Hunde durch Totalexstirpation des Pankreas schwer diabetisch gemacht haben, immer wieder aufgenommen worden, sicherlich viel häufiger, als Mitteilungen darüber erschienen sind, aber die Resultate sind sehr unbefriedigend geblieben. Und doch sollte man bei oberflächlicher Betrachtung vermuten, daß hier ein besonders dankbares Gebiet der Organsafttherapie zu erwarten wäre. Man sollte glauben, daß die Organsafttherapie hier als Substitutionstherapie wirksam sein könnte. Namentlich die sinnreichen und exakten Versuche Minkowskis, die wir noch kennen lernen werden, haben es sehr wahrscheinlich gemacht, daß der Diabetes durch den Fortfall einer inneren Sekretion zustande kommt, die beim normalen Tier von der Bauchspeicheldrüse durch den Blutkreislauf in die übrigen Organe des Zuckerstoffwechsels erfolgt. Also konnte man hoffen, daß dieses innere Sekret irgendwie durch Zufuhr des Pankreasgewebes oder daraus dargestellter Substanzen ersetzbar wäre, ähnlich wie man die Folgen der Entfernung der Schilddrüse unter dem Einfluß zugeführter Schilddrüsensubstanz

artige Versuche haben aber keine Resultate ergeben, ohne daß damit etwas gegen die Richtigkeit der betreffenden Vorstellung erwiesen wäre. Denn darauf sei eben besonders aufmerksam gemacht, wie schwer es ist, die physiologischen Einrichtungen einigermaßen wirkungsvoll nachzuahmen. Präparieren wir die Vena pancreatica eines Versuchstieres und verbluten das Tier aus der Vene, so ist doch höchstens im Anfang zu erwarten, daß man annähernd normales Sekret erhält. Das abnorme Sekret gelangt dann aber weiterhin auch unter abnormen Bedingungen in den Kreislauf des diabetischen Tieres. Wir beherrschen ja in keiner Weise die Sachlage. Es ist wahrscheinlich, daß eine wirksame Substanz, die im richtigen Augenblick die Zuckerverbrennung günstig beeinflußt, nutzlos verschwendet wird, wenn sie zu ungünstiger Zeit zugeführt wird. Auch kann man nicht erwarten, daß eine akute Zufuhr von viel Substanz eine chronische Zufuhr von wenig Substanz vollwertig vertreten kann.

Ein auch bei bescheidensten Ansprüchen befriedigendes Bild geben diese Erwägungen über die Möglichkeiten einer Pankreastherapie des Diabetes durchaus nicht. Aber das darf uns nicht entmutigen. Denn das therapeutische Ergebnis ist bei allen physiologischen Studien nur das Endziel. Und die Geschichte der Wissenschaften zeigt fast auf allen Gebieten, daß vor der endlichen Klärung die Forschung erst ein Studium vergrößerter Komplikation durchmachen muß. Von solchen Gesichtspunkten aus soll auch auf ganz neue Entdeckungen Meyerhofs[1]) hingewiesen werden, da sie vielleicht in Zukunft die Grundlage für therapeutische Experimente bilden könnten.

Schon früher hatte man (Cohnheim u. a.) angenommen, daß die Zuckerzerstörung im Organismus durch das Zusammenwirken von zwei Substanzen bewirkt wird, von denen die eine ein Produkt des Pankreas ist, die andere durch die Muskeln gebildet wird, also durch die Organe, in denen die Zuckerzerstörung vor sich geht. Unabhängig davon war gefunden wor-

---

1) Über das Vorkommen des Koferments der alkoholischen Hefegärung im Muskelgewebe und seine mutmaßliche Bedeutung im Atmungsmechanismus. Zeitschr. f. physiol. Chemie Bd. 101 (1918). — Über das Gärungskonferment im Tierkörper. Ebenda Bd. 102 (1918).

den, daß die Zuckervergärung durch Hefe ebenfalls durch zwei Komponenten, die Zymase, also das eigentliche Ferment, und durch ein sogenanntes Koferment bewirkt wird. Nun hat Meyerhof gezeigt, daß dieses Hefekoferment sich sehr verbreitet in den tierischen Organen findet. Besonders interessant ist, daß dieser Stoff allem Anschein nach ein wesentlicher Faktor der Organatmung ist. Nach alledem ist es sehr wahrscheinlich, daß dieses Koferment wichtig für den normalen Zuckerverbrauch ist[1]).

Alle Erwägungen über die Aussichtslosigkeit einer experimentellen Pankreastherapie wären gegenstandslos einem positiven Resultate gegenüber. Und in der Tat gab sich Zülzer der Hoffnung hin, Erfolge erzielt zu haben und setzte auch die Gründe auseinander, warum er glaubte, daß er weiter kommen würde als seine Vorgänger.

Zülzer[2]) untersuchte einen 22 Pfund schweren Hund, dem vor einiger Zeit das Pankreas entfernt war. Der Hund erhielt als Nahrung 400 g Fleisch täglich. Die Zuckerausscheidung gestaltete sich folgendermaßen:

        am 18. 8. 31,5 g
         » 19. 8. 26,0 »
         » 20. 8. 28,5 »
         » 21. 8. 30,0 »
         » 22. 8. 22,3 »
         » 23. 8. 24,0 »⎤ täglich wurden 5 ccm
         » 24. 8. 17,0 »⎬ = 1 g Pankreasextrakt
         » 25. 8. 21,0 »⎦ intravenös injiziert.
         » 26. 8. 14,0 »
         » 27. 8. 19,0 »
         » 28. 8. 23,0 »
         » 29. 8. 26,0 »

Wenn man bedenkt, daß nicht selten große Schwankungen der Zuckerausscheidung bei jeder Form des Diabetes vorkommen

---

1) Auf Studien von Embden und Laquer (Zeitschr. f. physiol. Chemie Bd. 93 (1915) u. Bd. 98 (1917), die für die Pathologie des Diabetes von großer Wichtigkeit sind, kann hier nur hingewiesen werden.

2) Über Versuche einer spezifischen Fermenttherapie des Diabetes. — Vorläufige Mitteilung. — Zeitschr. f. experim. Pathol. u. Therapie Bd. 5 (1908).

und wenn man berücksichtigt, daß auch die Einspritzung unspezifischer Substanzen durch Nebenwirkungen, wie Fieber, auf
die Menge des Harnzuckers von Einfluß sein kann, so sind die
von Zülzer erhaltenen Ausschläge nicht als sehr hoch anzusehen. Aber Zülzer glaubt auf dem richtigen Wege zu sein, da
er mit besonderen Prüfungsmethoden die Herstellung immer
wirksamerer Pankreaspräparate ausgearbeitet hat. Zur Herstellung eines wirksamen Pankreaspräparates wird die Bauchspeicheldrüse vom lebenden Tiere, das auf der Höhe der Verdauung befindlich ist, entnommen, nachdem die Drüse 1 bis
$1\,^1/_2$ Stunden gestaut wurde. Die weitere Bereitung des Präparates geschieht durch Enteiweißung, die auf verschiedene Weise
vorgenommen wurde, ohne daß bisher das Ziel, vollkommen ver-
lustlos ein eiweißfreies Präparat zu erhalten, erreicht worden
ist. Derartige Präparate hat Zülzer beim menschlichen Diabetes angewandt. Jedoch sind seine Resultate, mit deren er
selbst einigermaßen zufrieden ist, nicht sehr ermutigend. Als
Prüfungsmethode für die Wirksamkeit seiner Pankreaspräparate benutzte Zülzer die Hemmung der Adrenalinglykosurie. Zülzer hat nämlich gefunden und andere Forscher
haben das bestätigt, daß Pankreasextrakte der experimentellen
Glykosurie entgegenwirken, welche durch Injektion von Adrenalin hervorgerufen wird.

Wenn man Kaninchen, oder noch sicherer Hunden, einige
Milligramm Adrenalin subkutan injiziert, so tritt im Urin
Zucker auf. Wenn man aber den Tieren gleichzeitig oder vorher Extrakte der Pankreasdrüse oder Pankreassaft, den man
aus einer Fistel gewonnen hat, injiziert, so bleibt die Glykosurie
aus. Diese Resultate Zülzers wurden von Frugoni[1]) sowie
von Glaeßner und Pick[2]) bestätigt. Wir wollen sie durch
Versuchsbeispiele der Autoren erläutern.

Frugoni: Hund von 8,2 kg. Um 3 Uhr nachmittags
endoperitoneale Injektion des Extrakts (= $^2/_5$ Pankreas eines
Hundes von 10 kg); nach 2 Stunden subkutane Injektion von
9 mg Adrenalin. Es entsteht keine Glykosurie.

---

[1]) Adrenalinglykosurie und ihre Beeinflussung durch das Extrakt
und den Saft des Pankreas. — Berl. klin. Wochenschr. 1908, Nr. 35.
[2]) Untersuchungen über die gegenseitige Beeinflussung von Pankreas
und Nebennieren. — Zeitschr. f. experim. Pathol. u. Therapie Bd. 6 (1909).

Frugoni: Hund von 23 kg. Um 9 Uhr subperitoneale Injektion von 260 ccm Hundepankreassaft; um 11 Uhr subkutane Injektion von 24 mg Adrenalin. Keine Glykosurie.

Glaeßner und Pick: Ein Hund erhält am 2. V. 1908 3 mg Adrenalin subkutan.

Tag	Injektionsflüssigkeit	Harnmenge ccm	Zuckergehalt g
2. 5.	3 ccm Adrenalin.	180	3,6
5. 5.	3 » » links	250	fehlt
	20 ccm menschlicher Pankreassaft gleichzeitig rechts. .		

Glaeßner und Pick: Kaninchen im Gewicht von 3000 g erhält am 3. IV. 1908 rechts 18 ccm menschlichen Pankreassaft, links 1 ccm Adrenalinlösung (1 : 1000) + 4 ccm 0,9proz. NaCl-Lösung in die Rückenhaut injiziert.

Tag	Injektionsflüssigkeit	Harnmenge ccm	Spez. Gewicht	Zuckergehalt g
1.	Rechts 18 ccm menschlicher Pankreassaft, links 1 ccm Adrenalin + 4 ccm NaCl . .	145	1019	0,16
2.	1 ccm Adrenalin	24	1052	0
4.	—	18	1060	0
5.	—	27	1080	0
6.	1 ccm Adrenalin	70	1056	1,54
7.	—	115	1026	0,25

Man kann also die Adrenalinglykosurie durch gleichzeitige oder vorausgehende Zufuhr von Pankreassubstanz verhindern. Damit ist aber noch durchaus nicht erwiesen, daß hier eine physiologisch wesentliche Substanz des Pankreas in Funktion tritt, eine Substanz, die etwa aus dem Pankreas normal in den Kreislauf gelangt und beim gesunden Tier die Zuckerverbrennung fördert. Es hat sich nämlich gezeigt, daß eine große Anzahl verschiedener und zum Teil sehr indifferenter Stoffe ebenso wie das Pankreas wirken, und Frugoni hat beobachtet, daß die Salze des Pankreassaftes allein ähnlich wirken. Wahr-

scheinlich können bereits Sodalösungen ebenso wie Pankreassaft die Adrenalinglykosurie beeinflussen.

Kehren wir nach diesem Ausflug in das Gebiet der Adrenalinglykosurie, den wir lediglich zur Demonstration der Wirkung der Pankreaspräparate unternommen haben, zum Pankreasdiabetes und seiner Behandlung zurück, so müssen wir
noch den Einfluß der Außentemperaturen und den der Ernährung auf den Diabetes der pankreaslosen Hunde besprechen.
Lüthje[1] hat entdeckt, daß die Glykosurie und die Glykämie
der Hunde, denen man die Bauchspeicheldrüse exstirpiert hat,
größer ist, wenn man die kranken Tiere einer kühlen Außentemperatur aussetzt, während die Zuckerausscheidung bei
hoher Außentemperatur zurückgeht. Embden, Lüthje und
Liefmann[2] haben dann weiter gezeigt, daß auch bei gesunden
Tieren der Zuckergehalt des Blutes von der Außentemperatur
abhängig ist, höher in der Kälte, niedriger in der Wärme. Sie
stellen sich vor, daß in der Kälte vom Organismus mehr Zucker
aus anderen Molekülen abgespalten und bereitgestellt wird, um
durch seine Verbrennung die Wärmeregulierung zu ermöglichen.
Beim Pankreasdiabetes hat der Körper nun die Fähigkeit
verloren, den so bereitgestellten Zucker zu verwerten, und so
kommt es zur Hyperglykämie und zur Glykosurie. Sie vergleichen den Körper mit einem Thermostaten, dem bei Abkühlung des Raumes mehr Gas zuströmt. Die Stelle des Gases
übernimmt der Zucker, der beim Diabetes zwecklos abgeführt
wird, weil er nicht zur Heizung verwertbar ist. In Übereinstimmung mit diesen Anschauungen soll ·nun auch der diabetische Hund in der Kälte eine verminderte Eigentemperatur
schon bei einer Außenabkühlung zeigen, bei der das normale
Tier seine Temperatur noch zu bewahren imstande ist. Lüthjes
Befunde sind vielfach nachgeprüft worden, die Ergebnisse waren
wechselnde. Besonders eingehend haben sich Minkowski
und seine Schüler der Sache angenommen. Anscheinend macht
sich der zuckervermindernde Einfluß der hohen Außentempe-

---

[1] Über den Einfluß der Außentemperatur auf die Größe der
Zuckerausscheidung. — Verhandl. d. 22. Kongresses f. innere Medizin.
Wiesbaden 1905.

[2] Über den Einfluß der Außentemperatur auf den Blutzucker-
gehalt. — Hofmeisters Beiträge Bd. 10 (1907).

ratur nur bei nicht ganz vollständiger Exstirpation der Bauchspeicheldrüse geltend, während die Reaktion bei totaler Exstirpation des Organs zu versagen scheint. Es wäre dies ja
nicht der einzige Unterschied im Verlauf und in der Beeinflußbarkeit des Diabetes zwischen diesen beiden Gruppen von operierten Hunden.

So haben diätetische Maßregeln keinen entscheidenden Einfluß auf die Zuckerausscheidung des Hundes, dem man das
ganze Pankreas exstirpiert hat. Diese Tiere scheiden auch
nach der Ausschaltung der Kohlehydrate aus der Nahrung,
ja sogar bei völligem Hunger, bei dem also auch aus anderer
Nahrung nicht mehr Kohlehydrate gebildet werden, weiter
Traubenzucker im Harn aus. Der Organismus muß bei diesen
Tieren also aus Körpermaterial unentwegt Zucker bilden und
auf diese Weise nutzlos Energie verschleudern.

Inwieweit die Azidose beim Pankreasdiabetes beeinflußbar
ist, soll hier nicht erörtert werden. Es scheint nämlich, als
ob die pathologischen Säuren beim experimentellen Pankreasdiabetes nicht sehr reichlich und auch nicht konstant ausgeschieden werden. Wohl aber läßt sich diese Seite der Krankheit ebenso gut wie die Zuckerausfuhr beim Phloridzindiabetes
vorzüglich studieren. Auf diese wichtigen Experimente wollen
wir jetzt ausführlich eingehen.

Bekanntlich hat vor längerer Zeit bereits v. Mering
entdeckt, daß Hunde nach subkutaner Zufuhr von Phloridzin
Zucker und Azetonkörper ausscheiden und ein Bild zeigen, das
sehr an den schweren Diabetes des Menschen erinnert. Baer
hat die Bedingungen genau ermittelt, unter denen man durch
Phloridzin mit Sicherheit bei Hunden Eiweißzerfall, Zuckerausscheidung und Bildung sowie Ausscheidung abnormer Säuren
bewirken kann. Notwendig ist, die Phloridzinvergiftung mit der
Einwirkung des Hungers zu kombinieren. Läßt man die Hunde
bei beliebiger Wasserzufuhr 3 Tage hungern und spritzt ihnen
dann Phloridzin unter die Haut, so kann man mit Bestimmtheit darauf rechnen, daß auch die abnormen Säuren im Urin
nicht fehlen. So hat man denn ein ausgezeichnetes Versuchsobjekt, um den Einfluß von Heilmitteln auf den Diabetes der
Hunde zu studieren: Konstante, jederzeit reproduzierbare
Bedingungen.

Ein Versuchsbeispiel von Baer und Blum[1]) veranschaulicht die Verhältnisse sehr gut.

Gewicht des Hundes: 7150 g, 1,1 g Phloridzin täglich.

Tag	Ausscheidung im Harn			
	Gesamtstickstoff g	Zucker g	Azeton mg	Oxybuttersäure g
2.	7,133	21,8	85,0	0,144
3.	6,902	21,4	155,9	0,299
4.	7,132	22,0	255.0	0,600

Baer und Blum haben nun eine Reihe von Substanzen daraufhin durchgeprüft, ob sie auf die Ausscheidungen beim Phloridzindiabetes irgendwelchen erheblichen Einfluß haben. In der Tat ist es ihnen gelungen, in der Glutarsäure einen derartigen Körper aufzufinden.

Die Glutarsäure ($C_5H_8O_4$) hat die Konstitution

$$\underset{HO}{\overset{O}{>}}C - CH_2 - CH_2 - CH_2 - C\underset{OH}{\overset{O}{<}},$$

sie ist also eine zweibasische Dikarbonsäure.

Wegen der Wichtigkeit dieser Versuche geben wir hier drei Versuche von Baer und Blum wieder, um recht eindringlich die klaren Resultate zu demonstrieren.

Versuch.

Gewicht des Hundes: 7400 g, 1,5 g Phloridzin täglich.

Tag	Gesamtstickstoff g	Zucker g	Azeton mg	Oxybuttersäure g	Injizierte Substanz
2.	6,32	18,5	387,6	1,547	
3.	6,61	19,5	529,9	1,948	
4.	2,66	2,5	11,8	0	7 g Glutarsäure mit berechneter Menge $NaHCO_3$ in zwei Portionen zu je 100 ccm injiziert.

---

[1]) Über die Einwirkung chemischer Substanzen auf die Zuckerausscheidung und die Acidose. Hofmeisters Beiträge Bd. 10 (1907).

Versuch.

Gewicht des Hundes: 7500 g, 1,5 g Phloridzin täglich.

Tag	Gesamt-stickstoff g	Zucker g	Azeton mg	Oxybutter-säure g	Injizierte Substanz
2.	8,27	13,5	288,6	1,785	
3.	8,05	11,4	323,8	2,732	10 g Glutarsäure mit berech-
4.	1,51	< 1,0	106,0	0	neter Menge $NaHCO_3$ subkutan in zwei Por- tionen zu je 75 ccm in- jiziert.

Versuch.

Gewicht des Hundes: 5400 g, 1,5 g Phloridzin täglich.

Tag	Gesamt-stickstoff g	Zucker g	Azeton mg	Oxybutter-säure g	Injizierte Substanz
2.	4,31	11,9	217,4	0,7866	
3.	8,51	20,5	431,2	4,316	7 g Glutarsäure mit berech-
4.	0,49	< 1,0	117,6	0,07452	neter Menge $NaHCO_3$ neutralisiert in zwei Por- tionen zu je 75 ccm in- jiziert.

Also alle untersuchten pathologischen Bestandteile des Harns gehen auf die Zuführung der Glutarsäure hin zurück. Der Rückgang des Gesamtstickstoffs zeigt an, daß der patho- logische Eiweißzerfall, den das Phloridzin bewirkt, durch die Glutarsäure gehemmt wird. Die Glykosurie sinkt auf Spuren herab, der Rückgang der Azidose ist unverkennbar.

Wie ist nun diese Wirkung zu verstehen? Zunächst prüften Baer und Blum, inwiefern die chemische Konstitution der Glutarsäure entscheidend für ihre Wirkung ist.

Baer und Blum[1]) haben eine große Anzahl von Substanzen auf ihre Wirksamkeit beim Phloridzindiabetes mit der Glutar- säure verglichen. Im allgemeinen kommt die Wirkung den

---

1) Über die Einwirkung chemischer Substanzen auf die Zuckeraus- scheidung und die Acidose. Hofmeisters Beitr. Bd. 11 (1908) und Schmiedebergs Arch. Bd. 65 (1911).

normalen Dikarbonsäuren mit Ketten von 5—8 Kohlenstoffatomen oder solchen Substanzen zu, bei denen im Organismus
ein Übergang in entsprechende Dikarbonsäuren angenommen
werden kann. Die Formel der Glutarsäure ist:

$$COOH\ CH_2\ CH_2\ CH_2\ COOH.$$

Bei den CH_2-Gruppen kann bis zu einem gewissen Grade
ein Ersatz der H-Atome durch OH-Gruppen erfolgen, ohne
daß die Wirkung dadurch abgeändert wird.

Die Glutarsäure ist insofern ein merkwürdiges Heilmittel,
als sie nur bei schwerem Diabetes wirkt, bei leichtem Diabetes
versagt. Bekanntlich wird beim Diabetes zunächst der als
Glykogen vorhandene Kohlehydratvorrat des Körpers in Form
des Harnzuckers ausgeschüttet, und erst dann, wenn dem Körper
disponible Kohlehydrate nicht mehr zur Verfügung stehen,
wird das Eiweißmaterial und sonstige Substanzen, die bei ihrer
Spaltung oder bei ihrer chemischen Umbildung Kohlehydrate
liefern können, zur Zuckerproduktion herangezogen. Erst in
diesem zweiten und schwereren Stadium des Phloridzindiabetes
vermag die Glutarsäure ihre antagonistische Wirkung zu entfalten. Daher das zunächst paradoxe Ergebnis, daß nur der
schwere Diabetes der Glutarsäuretherapie zugänglich ist.

Gegen die Deutung, welche Baer und Blum ihren Beobachtungen gegeben haben, sind in den letzten Jahren verschiedene
Einwendungen gemacht worden. Man hat daran gedacht, die
Wirkung der Glutarsäure könnte lediglich auf einer Schädigung
der Niere beruhen, weil tatsächlich Nierenschädigung den
Phloridzindiabetes, der ja mit auf einer Funktionsänderung
der Niere beruht, herabsetzt. Doch erklärt dieser Faktor kaum
den ganzen Einfluß der Glutarsäure. Lusk[1]) hält zwar die
Anordnung der Versuche von Baer und Blum vorläufig noch
nicht für ganz überzeugend, glaubt aber doch, daß vielleicht
in der Glutarsäure eine Substanz vorliegt, welche beim Phloridzindiabetes die starke Eiweißzersetzung herabsetzt und damit
auch die abnorme Zuckerbildung aus den Aminosäuresäuren
des Eiweiß einschränkt. Gleichzeitig würde die Glutarsäure
auch der übermäßigen Bildung der Oxybuttersäure entgegen-

---

1) Phloridzinglykosurie. Ergebnisse der Physiologie Bd. 12 (1912).

wirken. So würde die Glutarsäure hier im Diabetes Aufgaben übernehmen, welche in der Norm den Kohlehydraten zukommen, denen sie aber unter den pathologischen Bedingungen nicht gewachsen sind.

Man darf nie vergessen, daß im Stoffwechsel sehr komplizierte Verhältnisse vorliegen. So konnte Rosenfeld zeigen, daß das durch Phloridzin vergiftete Tier, welches per os zugeführten Zucker nicht verarbeiten kann, ihn verbrennt, wenn er intravenös in den Körper gelangt. Rosenfeld[1] glaubt, daß dieser Zucker nicht den Weg über das Glykogen einschlägt und gerade dadurch eine Richtung vermeidet, welche im Stoffwechsel des Zuckerkranken nicht zur Zuckerverbrennung führt. Intravenös zugeführter Zucker wird besser verbrannt vom Phloridzinhund als per os zugeführter, außerdem aber wirkt er ebensogut der Azidose entgegen. Diese Versuche Rosenfelds sind in den letzten Jahren von anderen Klinikern wieder aufgenommen worden und man hat neuerdings vielfach, seinem Vorschlage entsprechend, das Koma diabetikum mit intravenösen Zuckerinfusionen behandelt.

Rosenfeld[2] ist dann von seinem Gedankengang aus dem Kernpunkt des therapeutischen Diabetesproblems näher getreten. Bekanntlich verarbeiten schwere Diabetiker im allgemeinen auch andere Kohlehydrate als den Traubenzucker nur mangelhaft. Rosenfeld erklärt das so, daß alle diese Kohlehydrate ihren Weg über das Glykogen nehmen und eben der diabetische Organismus den aus dem Glykogen entstehenden Zucker nicht verwerten kann. Das Problem ist also, ihm ein Kohlehydrat anzubieten, das er verbrennt und das im Organismus nicht zu Glykogen wird. Als einen Repräsentanten dieser Art fand Rosenfeld einen Körper aus der Siebenzuckerreihe und zwar das Lacton der α-Glykoheptonsäure. In der Tat wurde ein erheblicher Anteil der Substanz vom Phloridzinhund verbrannt, wobei gleichzeitig die Ausscheidung des Zuckers zurückging. Die Substanz ist auch in der Therapie des menschlichen Diabetes unter dem Namen Hediosit versucht worden,

---

[1] Die Oxydationswege des Zuckers. Berliner klin. Wochenschr. 1908, Nr. 16 u. 17.

[2] Ein Beitrag zur Chemotherapie der Zuckerkrankheit. Berliner klin. Wochenschr. 1911, Nr. 29.

sie stellt natürlich kein ideales Heilmittel des Diabetes dar, aber ihre Auswahl und Erprobung ist von Bedeutung, weil sie einen aussichtsreichen Gesichtspunkt in die experimentelle Diabetestherapie neu einführt.

Vor einigen Jahren hat G r a f e [1]) angegeben, daß ganz vorsichtig veränderter Zucker, der sogenannte Karamel, bereits vom diabetischen Organismus verbrannt wird, ihm bequem verwertbare Kalorien zuführt und so zugleich der Azidose entgegengearbeitet wird. Ob hier ein therapeutisch verwertbarer Ersatz des Traubenzuckers für den Diabetiker vorliegt, muß man vorläufig noch abwarten.

Untersuchungen von R o n a und W i l e n k o [2]) zeigen weiter, daß der Zuckerverbrauch der Organe von der Reaktion der Blutflüssigkeit, die dem Gewebe zufließt, in sehr feiner Weise abhängig ist. Fließt dem Herzen eine Blutmischung zu, welche nur eine Spur saurer ist, als es der Norm entspricht, so sinkt der Zuckerverbrauch sofort. Man braucht also in solchem Falle nur die Alkaleszenz um ein wenig zu erhöhen, um diese Form der diabetischen Störung zu beseitigen. Nach Untersuchungen von R o n a und N e u k i r c h, sowie R o n a und W i l e n k o, arbeiten der Darm und das Herz besonders gut, wenn sie mit einer zuckerhaltigen Nährflüssigkeit durchströmt werden. Trotzdem wäre es irrig anzunehmen, daß die Arbeitsfähigkeit der Organe und ihr Zuckerverbrauch durchaus parallel geht. Ein schlecht arbeitendes Herz kann viel Zucker verbrauchen und umgekehrt ein gut arbeitendes wenig verarbeiten. Das zwingt uns zu der therapeutisch wichtigen Feststellung, daß man dem Zucker neben seinen kalorischen Funktionen auch mehr pharmakologische Leistungen zusprechen muß. Der Zucker hat anscheinend — namentlich innerhalb des übrigen Milieus der Körperflüssigkeiten — einen Einfluß auf die Muskeltätigkeit, der sich nicht in seiner Rolle als Energiequelle erschöpft, der aber für das Diabetesproblem beachtet werden muß. Offenbar gibt es Funktionsstörungen, die durch die Gegenwart von zuviel Zucker zustande kommen, wie eben umgekehrt ein gewisses Quantum zugegen sein muß, damit die Funktionen normal vor

---

[1]) Kongr. f. innere Medizin. Wiesbaden 1914.

[2]) Beobachtungen über den Zuckerverbrauch des überlebenden Herzens. Biochem. Zeitschr. Bd. 59 (1914).

sich gehen. Die Regulierung der Zuckermengen in den Körpersäften ist also keine reine Ernährungsfrage; die Störungen der Zuckerbildung und Zuckerverbrennung müssen auch darum beseitigt werden, damit das Blut eine möglichst normale Zuckerkonzentration erhält. Wenn die Organe von einem Blute mit zu hoher Zuckerkonzentration umspült werden, so schädigt das die Gewebszellen. Man kann von einer Zuckervergiftung sprechen, der man therapeutisch entgegentreten muß[1]).

---

[1]) **Jacoby**, Zur Therapie des Diabetes mellitus. Deutsche med. Wochenschr. 1916.

Therapie der Gicht.

Bisher ist es noch nicht möglich, bei Tieren experimentell Gicht herzustellen, so daß damit natürlich auch eine experimentelle Gichttherapie vorläufig noch ausgeschlossen ist. Trotzdem werden wir einige Detailfragen besprechen können, die wenigstens therapeutische Gesichtspunkte zulassen.

Auf die Theorien über die Bildung und Zerstörung der Harnsäure bei der Gicht gehen wir nicht ein. Tatsache ist, daß es bei der Gicht an bestimmten Stellen des Körpers, z. B. am Gelenkknorpel, zu Uratablagerungen kommt. Man hat nun in den letzten Jahren einiges darüber gelernt, wie man bei Versuchstieren die Entstehung von Uratablagerungen begünstigen und verhüten kann.

Spritzt man[1]) Harnsäurekristalle unter die Haut eines Kaninchens, so sieht man bei systematischer, mikroskopischer Untersuchung in Schnitten nach Stunden und Tagen, daß die eingespritzten Harnsäurekristalle allmählich gelöst werden und an ihrer Stelle sich ein Niederschlag von Natriumurat bildet. Diese Ablagerung besteht aus denselben typischen Drusenmassen von Kristallnadeln, wie man sie bei der Gicht des Menschen findet. Namentlich einige Tage nach der Injektion ist die Ähnlichkeit zwischen dem experimentellen Tophus und dem gichtischen besonders groß, da dann alle Harnsäurekristalle verschwunden und nur noch Urate vorhanden sind. Auch das histologische Bild eines experimentellen Tophus ist nach van Loghem durchaus mit dem eines echten Tophus vergleichbar. Um die Kristalle herum sammeln sich polynukleäre Leukozyten an, es werden Riesenzellen und Bindegewebe neu gebildet.

Nach der Einspritzung der Harnsäureaufschwemmung entsteht zunächst unter der Haut des Kaninchens eine Schwellung, die bald verschwindet. Nach etwa 24 Stunden findet man nur

---

[1]) van Loghem, Versuche zur Frage der Gicht. Zentralbl. f. d. ges. Physiol. u. Pathol. d. Stoffwechsels 1907, S. 244.

noch sehr wenig Harnsäurekristalle, die wie ein Kern von einer Zone Uratdrusen umgeben sind. Alles ist in großen Massen polynukleärer Leukozyten eingeschlossen.

Bei Kaninchen, denen van Loghem Harnsäure subkutan eingespritzt hatte, konnte er die Ausscheidung von Natriumurat, also die Tophusbildung, verhindern, wenn er ihnen danach per os pro Tag 0,5 g Salzsäure beibrachte. Umgekehrt wirkte die Zufuhr von Alkalien begünstigend auf die Tophusbildung. Beim Hund, bei dem es spontan nicht zur Ablagerung von Natriumurat kommt, wird die Tophusbildung erst durch diese Alkalienzufuhr ermöglicht.

Es wäre verfrüht, diese interessanten und insbesondere therapeutisch bedeutsamen Versuchsresultate bereits heute theoretisch erläutern zu wollen. Speziell auf diese Frage gerichtete Analysen von Staal[1]) ergaben eine Zunahme des Natriums im Unterhautbindegewebe bei der Salzsäurefütterung. Da aber die Zunahme von Natriumionen die Löslichkeit von Natriumurat vermindert, so ist der van Loghemsche Befund chemisch noch nicht analysierbar. Nach Gudzent[2]) kommt im Organismus nur Mononatriumurat vor und in der Körperflüssigkeit bei der Gicht nur die sogenannte schwerlösliche Laktimform dieses Salzes, anscheinend in gesättigter oder übersättigter Lösung vor. Gudzent legt ebenso wie van Loghem für die Beurteilung des Verhaltens der Harnsäure zum Knorpel Wert auf das Natrium im Gewebe, ein Standpunkt, der die Zurückführung der zu beobachtenden Wirkungen auf einfache Einflüsse auf die Löslichkeit der harnsauren Salze sehr erleichtert.

Nachdem die Kliniker bei der Gicht Radium empfohlen hatten, versuchten auch mehrere Experimentatoren Einwirkungen radioaktiver Substanzen auf die Prozesse zu ermitteln, welche für die Pathologie und Therapie der Gicht vielleicht in Betracht kommen könnten. Jedoch stehen die beschriebenen

---

[1]) Der Einfluß der Verabreichung von Salzsäure auf die Zusammensetzung des subkutanen Bindegewebes bei Kaninchen. Zeitschr. f. phys. Chemie 58, S. 37 (1908).

[2]) Physikalisch-chemische und chemische Untersuchungen über das Verhalten der Harnsäure in Lösungen. — Physikalisch-chemische Untersuchungen über das Verhalten der harnsauren Salze in Lösungen. — Physikalisch-chemisches Verhalten der Harnsäure und ihrer Salze im Blut. Zeitschr. f. phys. Chemie Bd. 60 u. 63 (1909).

Beobachtungen zum Teil noch nicht fest, zum Teil fehlen noch
sichere Beziehungen zur Therapie. So wollen wir nur erwähnen,
daß nach Bechhold und Ziegler[1]) die Radiumemanation die
Ausscheidung von Mononatriumurat aus Serum verzögert und
vermindert. Die Autoren[2]) fanden überhaupt, daß die Eiweiß-
Salzmischung, die im Serum vorhanden ist, der Abscheidung
des im Überschuß kreisenden Mononatriumurats hinderlich ist.
Da ihre physikalisch-chemischen Studien lehren, daß es relativ
leicht gelingt, die Abscheidung zu verzögern und zu verhindern,
während die Lösung ausgeschiedenen Urats kaum möglich ist,
so muß die Therapie immer darauf gerichtet sein, der Bildung
neuer Tophi entgegenzuarbeiten und die Ausscheidung der
noch gelösten Urate durch die Niere zu begünstigen. Das
ist auch deshalb notwendig, weil die Strahlenbehandlung die
Harnsäurezerstörung nicht zu fördern scheint. Denn Schulz[3])
fand, daß Fermente, die Harnsäure zerstören, durch die
Radiumemanation nicht verstärkt werden. Dasselbe stellte
Jastrowitz[4]) für bedeutend wirksamere Thoriumpräparate fest.

Eine intensive Ausschwemmung der Harnsäure verursacht
die Phenylchinolincarbonsäure (Atophan), welche von Nicolaier und Dohrn[5]) in die Therapie eingeführt worden ist.
Mit Hilfe von Atophan kann man das Gichtblut harnsäurefrei
machen. Außerdem wird die Abspaltung von Harnsäure und
Purinbasen im Stoffwechsel durch Atophan eingeschränkt.[6])

Gar dürftig ist immer noch dieses Kapitel über experimentelle Therapie der Gicht. Aber auch diese Kürze und Arm-
seligkeit lehrt uns etwas. Wir sehen, daß auf diesem Gebiete
die Arbeit des Laboratoriums noch Grundlagen schaffen muß,
die erst vorhanden sein müssen, wenn auch bei der Gicht Probleme in die Front rücken sollen, die den Fragestellungen auf
anderen Forschungsgebieten vergleichbar sind.

---

[1]) Radiumemanation und Gicht. Berliner klin. Wochenschr. 1910,
Nr. 16.

[2]) Vorstudien über Gicht III. Biochem. Zeitschr. Bd. 64 (1914).

[3]) Biochem. Zeitschr. Bd. 48 (1913).

[4]) Biochem. Zeitschr. Bd. 94 (1919).

[5]) Deutsches Arch. f. klin. Medizin. Bd. 93 (1908).

[6]) Starkenstein und Wiechowski, Prager med. Wochenschr.
1913 u. Baß, Arch. f. experim. Pathol. u. Pharmak. Bd. 76 (1914).

Therapie des Fiebers.

Der gesunde Organismus der Säugetiere hat eine bestimmte Temperatur und besitzt ein erhebliches Interesse daran, diese Temperatur möglichst konstant zu erhalten. Um die Temperatur zu bewahren, wenn durch pathologische Einflüsse, wie Bakterien und ihre Stoffwechselprodukte, Gifte, nervöse Reizungen usw., die Temperatur verändert wird, besitzt der Körper Regulationsmechanismen. Rubner unterscheidet die chemische und die physikalische Regulation. Bei der Zersetzung und Oxydation der Nährstoffe oder im Falle von Mangel an Nährstoffen, bei der Zersetzung und Oxydation von Körpersubstanz wird Wärme frei. Durch Vermehrung oder Einschränkung dieser Prozesse kann die Temperatur reguliert werden. Noch wichtiger aber als diese chemische Regulation ist die sogenannte physikalische Regulation Rubners. Wenn die chemische Regulation dem Brenner eines Brutschrankes entspricht, der für größere oder geringere Wärmezufuhr sorgt, entspricht die physikalische Regulation einer Ventilation des Wärmeschrankes. Die physikalische Regulation wirkt in der Art, daß je nach den Bedürfnissen die Wärmeabgabe des Körpers gesteigert oder vermindert wird. Hier ist in erster Linie die Haut tätig, die durch Strahlung und Leitung Wärme abgibt. Die Regulation beginnt schon mit der Zufuhr von Wärme aus dem Innern des Körpers. Wenn der Körper sich entlasten will, fließt viel Blut durch die peripheren Gefäße, so daß viel Wärme an die Oberfläche abgegeben werden kann. Bei Abkühlung des Körpers werden die peripheren Gefäße verengt, so daß nur wenig Blut an die Oberfläche gelangt und auf diese Weise der Wärmevorrat des Körpers geschont wird.

Für die experimentell-therapeutische Beurteilung des Fiebers müssen wir uns an ganz greifbare Momente halten. Das unterscheidet ja gerade unsere Bestrebungen von den Aufgaben des Klinikers. Während der Kliniker sich mit dem Gesamtkomplexe abfinden muß, der ihm bei den fieberhaften Krankheiten entgegentritt, können wir uns einen analysierbaren Ausschnitt zur exakten Prüfung herausschälen. Wir machen uns also klar, daß es bei den fieberhaften Krankheiten zur Erhöhung der Körpertemperatur kommt, die bei der Gesundung des Organismus wieder zur Norm zurückkehrt. Wir lassen ganz die ungelösten Probleme aus dem Spiele, inwiefern die schweren Schädigungen des Körpers bei fieberhaften Erkrankungen durch die Steigerung der Temperatur bedingt sind, vernachlässigen die Streitfrage, ob das Fieber etwas Nützliches ist oder eine Nebenerscheinung der Infektionskrankheiten, die energisch bekämpft werden muß.

Durch die Entdeckung des Wärmestiches von Aronsohn und Sachs sind wir in der glücklichen Lage, bei Tieren ziemlich isoliert die Temperatur des Körpers erhöhen zu können und so ein Objekt zu haben, an dem wir den Einfluß von Heilmitteln auf diesen Symptomenkomplex prüfen können.

Wenn man Kaninchen hinter der Koronarnaht, dicht neben der Sagittalnaht, trepaniert, die Dura mater spaltet und einen dünnen Glasstab senkrecht bis zur Hirnbasis durchstößt, so verletzt man das Corpus striatum und erreicht zumeist einen nicht unbeträchtlichen Temperaturanstieg. Während Kaninchen in der Norm Temperaturen von 39,5° haben, steigt binnen wenigen Stunden die Temperatur auf 42°.

Derartige Tiere sind nun, wie aus den grundlegenden Versuchen R. Gottliebs[1]) hervorgeht, ein ausgezeichnetes Versuchsmaterial, um die Wirkung von Fiebermitteln auf die Körpertemperatur zu studieren. Wir haben hier wieder einmal Gelegenheit, uns davon zu überzeugen, daß man experimentelle Therapie nur an kranken Tieren treiben kann. Auf die Tem-

---

[1]) Experimentelle Untersuchungen über die Wirkungsweise temperaturherabsetzender Arzneimittel. Arch. f. experim. Pathol. u. Pharmak. Bd. 26 (1890) und kalorimetrische Untersuchungen über die Wirkungsweise des Chinins und Antipyrins. Arch. f. experim. Pathol. u. Pharmak. Bd. 28 (1891).

peratur normaler Tiere haben die Antipyretika nämlich keinen
wesentlichen Einfluß, während die Tiere mit Wärmestich auf diese
Substanz prompt mit Abfall der Temperatur reagieren. Will man
bei normalen Tieren durch die Antipyretika eine Herabsetzung
der Temperatur erzielen, so muß man sehr hohe Dosen anwenden.

Man hat umfangreiche Untersuchungen darüber angestellt,
wie die Wirkungen des Wärmestiches zustande kommen. Daß
dabei nervöse Faktoren von entscheidender Bedeutung sind,
ist ja selbstverständlich. Aber wir können hier darauf ver-
zichten, alle die Vermutungen und experimentell geprüften Erwägungen zu referieren, die den inneren Zusammenhang der
Erscheinungen zu erläutern versuchen. Selbstverständlich laufen
die pathologischen Prozesse beim Fieber, wie es bei Infektionskrankheiten in die Erscheinung tritt, nicht so ab wie beim
Wärmestich. Aber es ist auch müßig und ein unerfüllbares
Bestreben, zu prüfen, ob der Wärmestichsymptomenkomplex
sich mehr oder weniger restlos in die Kette der Infektions-
fiebersymptome einrangieren läßt.

Für die experimentelle Therapie ist es wesentlich, daß wir
nach dem Wärmestich einem leicht reproduzierbaren, einheitlichen Symptomenkomplex begegnen, dessen pathologische Erscheinungen einer genau analysierbaren Beeinflußbarkeit zugänglich sind.

Von den Feststellungen, die sich an den Wärmestichtieren
erheben lassen, sei betont, daß die Wärmeproduktion vermehrt ist, also eine krankhafte Störung der chemischen
Wärmeregulation vorliegt. Wir haben in der Einleitung des
Kapitels daran erinnert, daß diese Erhöhung der Wärmeproduktion durch eine Steigerung der Stoffzersetzung bedingt ist. Sicherlich ist dabei die Zersetzung der Kohlehydrate, die im Glykogenschwund ihren Ausdruck findet, hervorragend beteiligt. Ein Heilversuch des Organismus ist gleichsam darin gegeben, daß der gesteigerten Wärmeproduktion eine
gesteigerte Abgabe von Wärme durch die Hautoberfläche ent-
gegenwirkt. Jedoch kompensiert diese physikalische Wärmeregulation, diese Ventilation des Körpers, nicht die Störung der
chemischen Regulation, es wird zu viel verbrannt, die Flamme
des Thermostaten heizt zu sehr und die Temperatur des Wärmeschrankes, den der Organismus darstellt, steigt an.

Um die therapeutischen Einwirkungen richtig zu verstehen, muß man sich klar machen, daß das Fieber nicht ein Versagen der Wärmeregulation bedeutet, sondern eine Regulation, bei der die Einstellung der Temperatur auf ein höheres Niveau als in der Norm erfolgt. Es scheint so, als ob es Teile des Gehirns gibt, welche für die Wärmeregulation von Bedeutung sind. Dafür spricht ja schon die Möglichkeit des Wärmestichs, man spricht deswegen von Wärmezentren. Barbour[1]) fand in H. Meyers Laboratorium, daß Abkühlung der Gehirnteile, welche beim Wärmestich gereizt werden, zur Erhöhung der Körperwärme führt, während Erhitzung der betreffenden Partien durch Sinken der Körpertemperatur beantwortet wird. Wenn diese Versuche ein Abbild der physiologischen Verhältnisse geben, so hätten wir eine ausgezeichnete Selbstregulation der Körperwärme im Gehirn, die ähnlich eingerichtet wäre wie die Regulation der Atmung.

Sehr häufig wird ein Fieber von selbst abklingen, weil einmal die ursächliche Schädlichkeit fortfällt und außerdem der Organismus mit Hilfe der eigenen Regulationen die normale Temperatur wieder herstellt. Wenn aber die Schädlichkeit noch fortwirkt, der Zustand des Organismus nicht erlaubt, die Selbstregulation abzuwarten oder diese durch zu schwere Erkrankung Not gelitten hat, dann müssen Heilmittel zur Unterstützung herangezogen werden.

Gibt man einem Wärmestichkaninchen kleinere Dosen (0,5 g) Antipyrin, so sinkt in wenigen Stunden die Temperatur und fällt auf normale Grade. Gottlieb sah nach Morphin denselben Temperaturabfall. Man hat deswegen mit Recht daran gedacht, daß zum Wesen der Antipyretikawirkung eine Art von Narkose oder von sedativer Wirkung gehört. Das ist unzweifelhaft richtig. Es scheint so, als ob die Antipyretika ganz allgemein Mittel sind, welche durch Herabsetzung von Funktionen und wohl auch durch Änderung der Blutverteilung beruhigend wirken. Da beim Wärmestich der Reiz ein kontinuierlicher ist, so muß er sich nach dem Abklingen der sedativen Wirkung des Antipyrins oder des Morphins wieder bemerkbar machen und so strebt nach einiger Zeit die Temperatur auch wieder der größeren Höhe zu.

---

[1]) Arch. f. experim. Pathol. u. Pharmakol. Bd. 70 (1912).

Die folgenden Kurven veranschaulichen die Wirkungen des Antipyrins und des Morphins nach Gottliebs Versuchen.

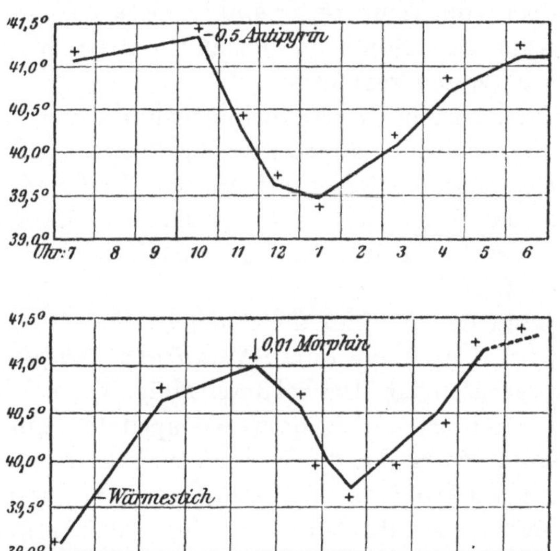

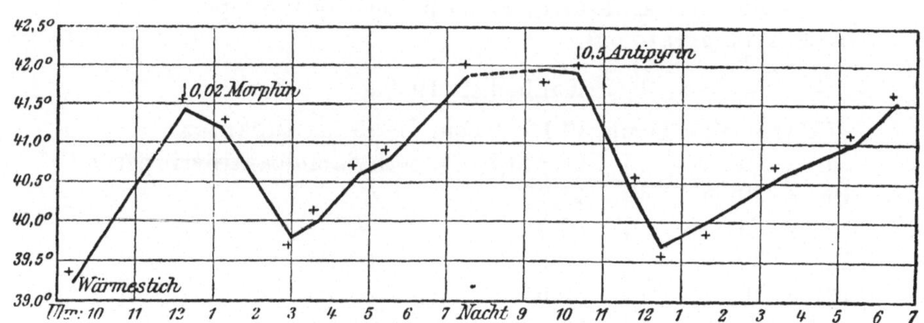

Abb. 9a—c. Einwirkung von Antipyrin und Morphin auf die Temperaturerhöhung nach Wärmestich.

Im Gegensatz zum Antipyrin ist das Chinin bei der Wärmestich-Hyperthermie ohne Wirkung. Daraus hat man gefolgert, daß die Antipyretika, zu denen das Antipyrin zählt, auf die nervösen Regulationsapparate einwirken, während das Chinin als Protoplasmagift auf die Organe gerichtet ist, die durch ihre Stoffwechselprozesse die Wärme produzieren. Diese Annahme findet eine Stütze darin, daß Chinin bei Tieren die Wärmeproduktion herabsetzt. Gottlieb beobachtete nämlich, daß nach Chinindosen die Wärmeabgabe durch die Haut abnimmt, obgleich doch die Temperatur sinkt. Das ist natürlich nur möglich, wenn das Chinin die Produktion der Wärme herabsetzt, also chemisch reguliert.

Die Entfieberung durch Antipyrin und seine Verwandten kommt, soweit sie überhaupt in der Beeinflussung der Wärmeregulation besteht, im Gegensatz zu der Chininwirkung durch Steigerung der Wärmeabgabe zustande. Die Einwirkung auf den Stoffwechsel und damit auf die chemische Regulation tritt dagegen zurück.

Man kann den Einfluß der Antipyretika auch bei Tieren studieren, bei denen man durch Vergiftung Temperatursteigerung hervorgerufen hat. Das sei durch einige Versuchsprotokolle von Biberfeld illustriert. Biberfeld[1] spritzte Kaninchen sterilisiertes Heuinfus ein, das die Temperatur erheblich heraufsetzt und untersuchte Derivate des Antipyrins und seiner Dimethylamidoverbindung, des Pyramidons auf ihre entfiebernde Wirkung bei diesen Tieren. Zunächst ein Homologes des Pyramidons, das p-Dimethylamidoantipyrin (1 p-dimethylamidophenyl-2. 3.-dimethyl 5 pyrazolon).

Kaninchen 1900 g

7 Uhr	40 Min.	Temp.	39,1°	5,0 ccm Heuinfus subkutan
9	» 15	»	»	41,3°	0,2 p-Dimethylamidoantipyrin per os.
10	» 10	»	»	41,0°
10	» 55	»	»	39,8°
11	» 30	»	»	39,6°
12	» 10	»	»	39,6°
12	» 50	»	»	39,5°
1	» 55	»	»	39,1°
2	» 30	»	»	38,8°
3	» 10	»	»	39,6°
4	» 15	»	»	40,1°
5	» 00	»	»	40,3°
5	» 50	»	»	40,3°
6	» 20	»	»	40,3°

---

[1] Pharmakologische Studien über einige Pyrazolonderivate. Zeitschr. f. experim. Pathol. u. Therapie Bd. 5 (1908).

Ebenfalls kräftige Entfieberung erreicht man durch Methylantipyrin, das sich vom Pyramidon dadurch unterscheidet, daß
ein Wasserstoff am Pyrazolonring anstatt durch die Dimethyl-
amidogruppe durch die Methylgruppe ersetzt ist. (Methylantipyrin ist also 1 Phenyl 2. 3. 4 trimethyl 5 pyrazolon.)

Kaninchen 1600 g

11 Uhr 30 Min. Temp. 39,0° 10,0 ccm Heuinfus subkutan
12 » 30 » » 39,3°
 1 » 35 » » 40,4° 0,2 ccm Methylantipyrin subkutan
 2 » 30 » » 39,1°
 3 » 15 » » 38,2°
 4 » 30 » » 38,8°
 6 » 00 » » 38,8°

Beide Präparate haben demnach eine ausgesprochen anti-
pyretische Wirkung. Sie stehen an Wert aber dennoch hinter
dem Antipyrin und dem Pyramidon zurück, weil sie ein wenig
giftiger als diese Substanzen sind.

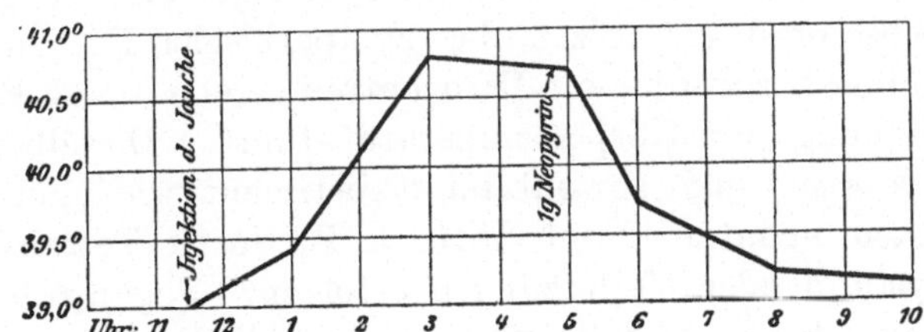

Abb. 10. Einfluß des Neopyrins auf das infektiöse Fieber.

Bachem[1]) zeigte, daß Valerylamidoantipyrin die Temperatur bei Kaninchen herabsetzt, sowohl wenn man sie durch
Wärmestich wie durch Injektion von Fleischjauche erhöht hat.
Beim Valerylamidoantipyrin (Neopyrin) ist ein Wasserstoffatom
in der Amidogruppe des Amidoantipyrins durch den Valerian-
säurerest ersetzt. Es ist für Tiere weniger giftig als Antipyrin

---

   1) Über zwei neue Abkömmlinge des Amidoantipyrins. Therapeutische Monatshefte 1909.

und steht ihm an fieberwidriger Wirkung nicht nach. (Vgl. die Kurve auf Seite 251.)

Neben der Bekämpfung des Fiebers muß therapeutisch auch bedacht werden, inwiefern das Fieber selbst Heilwirkungen entfalten kann.

Auch hier beschränken wir uns auf die Beantwortung der Frage, welche Heilwirkungen der erhöhten Temperatur zukommen. Am klarsten sind wieder die Experimente an Tieren, bei denen man den Wärmestich ausgeführt hat. Loewy und Richter[1]) sowie Rolly und Meltzer[2]) konnten bei derartigen Versuchen gegenüber mannigfachen Infektionen eine gewisse Wirkung der erhöhten Temperatur erkennen. Aber der Vorzug, den die hyperthermischen Tiere genossen, war nicht allzu erheblich. Jedenfalls aber ist die Hyperthermie im Kampfe mit den Infektionen ein Moment, das auch günstige Einflüsse ausübt. Diese Auffassung wird noch dadurch unterstützt, daß namentlich nach den Untersuchungen von Lüdke[3]) und Rolly und Meltzer bei erhöhter Temperatur die Versuchstiere mehr und schneller Antikörper bilden.

Die Hauptursache, die im allgemeinen zu Fieber führt, wird eine Infektion sein. Die Mikroorganismen und ihre giftigen Stoffwechselprodukte reizen das sympathische Nervensystem und von hier aus werden die Hirnzentren gereizt, deren Reizung zur Erhöhung der Körpertemperatur führt. Dieselben Reizungen können nun sowohl im Experiment wie auch unter Umständen spontan durch Gifte z. B. durch Tetrahydro-β-naphthylamin oder Verletzungen erfolgen. Sogar subkutane Zufuhr von Kochsalz soll unter gewissen Bedingungen bereits den notwendigen Reiz auslösen und bereits minimale Verunreinigungen von destilliertem Wasser, wie etwa tote Bakterienleiber, Colloidspuren. Auf derartige Fieberursachen hat man auch das Fieber bezogen, das man nach Salvarsan-

---

[1]) Deutsche med. Wochenschr. 1895 und Virchows Arch. Bd. 145.

[2]) Deutsches Arch. f. klin. Med. Bd. 94 (1908).

[3]) Lüdke, Über Ursachen und Wirkungen der Fiebertemperatur. Ergebn. d. inn. Med. u. Kinderheilk. Bd. 4 (1909). Vgl. auch Aronsohn und Citron, Experimentelle Untersuchungen über die Bedeutung der Wärmestichhyperthermie für die Antikörperbildung. (Ein Beitrag zur Frage nach dem Nutzen oder Schaden des Fiebers.) Zeitschr. f. experim. Pathol. u. Therapie Bd. 8 (1910).

injektionen gelegentlich beobachtet hat. Es ist unter dem Namen »Wasserfehler« bekannt geworden.

Aus dieser Zusammenstellung der Fieberursachen geht wohl ohne Zweifel hervor, daß eine Fiebertherapie entweder die Ursache des Fiebers beseitigen oder auf das Nervensystem einwirken muß. Die Krankheitsursachen zu beseitigen, wird meistens der Chemotherapie, Immuno- und Serumtherapie zufallen, die Fiebertherapie im engeren Sinne, die wir eben an Paradigmen besprochen haben, ist die Domäne der Antipyretika.

Therapie der Kreislaufstörungen.

Auf die Therapie der Kreislaufstörungen können wir im Rahmen dieses Buches nur kurz eingehen. Denn wenn man die Behandlung des gestörten Kreislaufs verstehen will, muß man sich bis in alle Einzelheiten die Physiologie, Pathologie und Pharmakologie des Kreislaufs vergegenwärtigen und auch die Klinik der Herz- und Gefäßerkrankungen berücksichtigen. Wir werden uns daher darauf beschränken, einige typische Beispiele von therapeutischen Experimenten kennen zu lernen, die zeigen, daß auch hier der Versuch die Bedingungen aufdeckt, unter denen die Heilung zustande kommt.

Wenn das Herz durch akute Einwirkungen, unter denen namentlich die Vergiftung zu nennen ist, kaum noch schlägt oder nur noch unregelmäßige und unausgiebige Kontraktionen ausführt, hat die Therapie nur die Aufgabe zu erfüllen, die Herzarbeit wieder in Gang zu bringen. Ist das geschehen, so kann sich das Herz dann selbst weiter helfen. Manchmal genügen sehr einfache Unterstützungsmittel. So ist es schon häufig geglückt, bei Operationen durch einfache Massage das Herz wieder zu regelmäßigem Pulsieren zu veranlassen. Auch bei der Anwendung von Arzneimitteln wie Kampher, Adrenalin rechnet man darauf, daß eine vorübergehende Hilfe genügt.

Für diese beiden Substanzen hat man auch experimentell sichere Anhaltspunkte für ihren therapeutischen Effekt beibringen können. Was zunächst den Kampher angeht, so ist es zwar nicht möglich, am Herzen des lebenden Tieres die Heilwirkung des Kamphers zu demonstrieren. Wohl aber konnte Gottlieb zeigen, daß das Herz eines Hundes, solange es unter Kamphereinwirkung steht, durch elektrische Ströme nicht in seiner Leistung geschädigt wird, die beim nicht unter Kampherwirkung stehenden Herzen unfehlbar seine Arbeitsfähigkeit aufheben.

Ausgezeichnet klar ist der Erfolg der Kampherbehandlung bei Versuchen am überlebenden Herzen des Säugetieres. Für derartige Experimente besitzen wir seit einer Reihe von Jahren das vorzügliche Verfahren von Langendorff. Diese Methode gründet sich auf die Erkenntnis, daß ein Säugerherz noch längere Zeit außerhalb des Gesamtorganismus regelmäßig arbeitet, wenn nur sein ernährendes Gefäßsystem, die Koronargefäße, mit Blut gespeist werden. Das erreicht die Langendorffsche Methode, indem bei ihr das Blut unter Druck in die Aorta des herauspräparierten Herzens einströmt. Die Aortenklappen schließen sich, so daß dem Blut nunmehr nur der Weg durch die Koronararterien offensteht. Aus dem rechten Vorhof fließt das Blut in einen Behälter ab. Um einwandsfrei mit isolierten Herzen zu arbeiten, muß man einmal für vollkommene Konstanz der Temperatur sorgen, was durch Thermostaten sich hinreichend erzielen läßt. Ferner muß das Blut unter gleichmäßigem Druck durch die Koronargefäße fließen, was man erreicht, wenn man den Druck durch eine mit einem Reduktionsventil ausgerüstete Sauerstoffbombe herstellt. Diese Einrichtung erlaubt zugleich, während des Versuches den Druck zu regulieren.

Die Einwirkung des Kamphers auf das geschädigte Säugerherz wollen wir an der Hand der Versuche kennen lernen, die Seligmann[1]) in Gottliebs Institut ausgeführt hat.

Wollte man systematische Versuche anstellen, so mußte man über eine Herzschädigung verfügen, die sich im Experiment gesetzmäßig herstellen ließ. Die Grundlage dazu war in Beobachtungen Kroneckers gegeben. Kronecker hatte gefunden, daß elektrische Reizung mit Induktionsströmen am mittleren Drittel der vorderen Koronararterie das Herz des Säugetiers zum Flimmern bringt. Unter Flimmern des Herzens versteht man, daß das Organ anstatt geordneter Kontraktionen stürmische, aber völlig inkoordinierte und wirkungslose Zusammenziehungen ausführt. Seligmann reizte nun elektrisch

---

[1]) Zur Kreislaufwirkung des Kamphers. Arch. f. experim. Pathol. u. Pharmak. Bd. 52 (1905).

das nach der Langendorffschen Methode isoliert arbeitende
Katzenherz. Fast regelmäßig trat das Flimmern auf und die
normale Herzarbeit wurde gestört. Ließ man nun an Stelle des
normalen Katzenblutes mit Kampfer beschicktes Katzenblut
durch die Koronargefäße strömen, so traten sofort an die Stelle
des wirkungslosen Flimmerns normale Herzkontraktionen. Besser als jede Schilderung veranschaulicht uns eine Kurve aus der
Arbeit von Seligmann den großen Effekt des Kampfers. Die
Kurve wurde gewonnen, indem das Herz während des Versuches seine Kontraktionen auf einem rotierenden Kymographion
selbst aufschrieb. Man bringt dazu an der Herzspitze ein

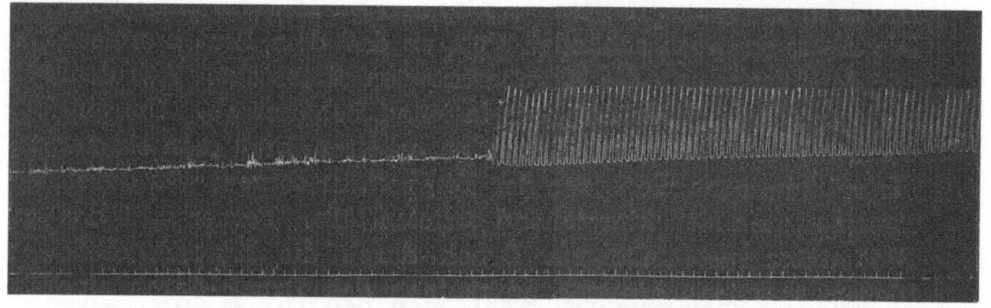

Abb. 11. Wirkung des Kamphers auf das flimmernde Herz (nach Seligmann): Ein Herz das 18 Minuten unter Normalblut geflimmert hat,
wird durch Kampherblut (30:250) zum Schlagen gebracht.

Häkchen an, das durch einen über zwei Rollen laufenden Faden
mit einem Schreibhebel verbunden ist.

　　Beim Flimmern schreibt das Herz auf dem Kymographion
nur unregelmäßige Zacken. Auf Kampherzufuhr werden die
Zacken größer, das Flimmern im Anfang noch viel lebhafter,
bis das Herz aus der stärksten koordinationslosen Tätigkeit
mit einem Schlag zu regelmäßiger Tätigkeit übergeht. Die
Wirkung tritt um so rascher ein, je höher die Konzentration
des Kamphers im Blut ist.

　　Wie die günstige Wirkung des Kamphers auf das geschädigte
Herz zustande kommt, läßt sich zurzeit noch nicht völlig übersehen. Zum nicht geringen Teil ist das darin begründet, daß
die Physiologie der Herztätigkeit selbst noch nicht genügend
geklärt ist. Manches spricht dafür, daß der Kampher Störungen

nervöser Apparate reguliert. Wir können die Frage hier nicht
weiter erörtern, da noch zu wenig verwertbares Material vorliegt. Nur eine Versuchsreihe am Froschherzen wollen wir
kennen lernen. Chloralhydrat lähmt das Froschherz, Kampher
vermag das gelähmte Froschherz wieder zur Aktion zu bringen,
ganz analog der Kampherwirkung auf das flimmernde Katzenherz. Nun hat Rohde es bis zu einem gewissen Grade wahrscheinlich gemacht, daß die Chloralhydratlähmung des Herzens
eine nervöse Lähmung darstellt. So können wir indirekt auch
die Kampherwirkung als eine Wirkung auf nervöse Apparate
des Herzens erschließen, zumal diese Auffassung auch an und
für sich sehr plausibel ist.

Eklatante therapeutische Effekte lassen sich bei Kreislaufstörungen auch mit dem Adrenalin erzielen. Diese Erfolge
sind besonders interessant, weil das Adrenalin eine Substanz
ist, die im Organismus gebildet wird und die wohl ohne Zweifel
auch im normalen Leben wichtige physiologische Aufgaben zu
erfüllen hat. Wenn wir sie nun therapeutisch wirksam sehen,
so erscheint uns dieser Heilweg besonders rationell, weil wir
gleichsam mit Mitteln den geschädigten Organismus unterstützen, die er selbst als brauchbar und für sich geeignet im
täglichen Leben erprobt hat. Das Adrenalin ($C_9H_{13}NO_3$) ist in
seiner Konstitution durch Analyse und Synthese vollkommen
aufgeklärt:

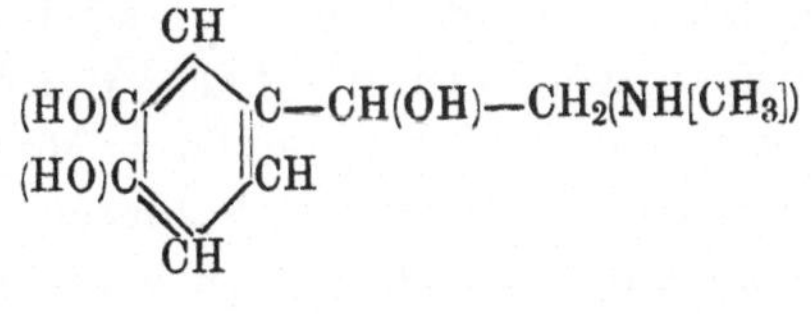

$$\text{(HO)C}\overset{\text{CH}}{\diagup\diagdown}\text{C—CH(OH)—CH}_2(\text{NH[CH}_3])$$
$$\text{(HO)C}\underset{\text{CH}}{\diagdown\diagup}\text{CH}$$

Im Organismus kommt das linksdrehende Adrenalin vor.
Synthetisch hat man außer dem racemischen beide aktiven
Komponenten, das rechtsdrehende und das linksdrehende Adrenalin dargestellt. Träger der gewaltigen blutdrucksteigernden Wirkung ist das l-Adrenalin, dem r-Adrenalin kommt nur
eine sehr geringe Wirksamkeit zu, dem r-l-Adrenalin nur eine
Wirkung, die dem Anteil der l-Komponente entspricht.

Man kann ähnlich dem Kampher das Adrenalin zur Lebensrettung verwerten, wenn die Existenz des Organismus durch
Danniederliegen des Kreislaufes aufs höchste gefährdet ist. So

kann man Versuchstiere durch eine intravenöse Adrenalininjektion noch retten, wenn ihr Herz bei der Chloroformnarkose bereits zu schlagen aufgehört hatte. Das Adrenalin, dessen Wirkung in mancher Beziehung einer Reizung sympathischer Nervenfasern ähnelt, verengt die peripheren Gefäße und die Gefäße der Baucheingeweide. Das Blut wird zum Herzen und den Lungen gedrängt. Da nun auf die Koronargefäße des Herzens ebenso wie auf die Lungengefäße das Adrenalin nicht verengernd wirkt, so wird der Herzmuskel gut versorgt und das Herz wird auf verschiedenen Wegen in seiner Tätigkeit unterstützt.

Aus den Beobachtungen, die man über die physiologischen Funktionen der Nebenniere und ihres Adrenalin in das Blut führenden Sekretes gesammelt hat, muß man schließen, daß kleine Adrenalinmengen dauernd im Blute kreisen. Man muß annehmen, daß ein geringer Adrenalingehalt des Blutes ebenso unschädlich wie notwendig für die Erhaltung des physiologischen Gefäßtonus ist. Die Versuche mit dem Adrenalin lehren aber weiter, daß größere Adrenalinkonzentrationen nur kurze Zeit von Nutzen sein können. Denn einmal entledigt sich das Blut sehr bald des Übermaßes. Aber auch wenn es noch im Körper kreist, so reagieren sehr bald die Angriffspunkte nicht mehr auf das Adrenalin. So erklärt sich, daß das Adrenalin nicht die geeignete Substanz ist, um dauernde Verbesserungen des Kreislaufes zu erzielen. Wo das verlangt wird, da versagt es trotz seiner intensiven Einwirkung auf den Blutdruck. So ersieht man aus interessanten Tierversuchen F. Meyers, daß das Adrenalin zwar noch den schwer geschädigten Kreislauf von Kaninchen, die man mit Diphtherietoxin vergiftet hat, erheblich verbessern kann; aber eine Lebensrettung ist hier ausgeschlossen. Denn diese Tiere stehen andauernd unter dem schädlichen Einfluß des Bakteriengiftes, und nachdem die zeitlich begrenzte Adrenalinwirkung abgeklungen ist, setzt sich der Verfall des Kreislaufes bis zum Tode fort. Kaninchen, die mit einem Blutdruck von 30—40 mm Quecksilber an das Kymographion zur Blutdruckuntersuchung gebracht wurden, bekamen 5 ccm einer Adrenalin-Kochsalzlösung (0,025 : 50,0) intravenös und hielten sich 30—40 Minuten auf Druckhöhen von 110 bis 120 mm Quecksilber. Damit ging eine evidente Besserung der

Atmung und Pulsbeschleunigung von 40 auf 90 Schläge ein-
her. Kornealreflexe, die schon erloschen waren, wurden wieder
rege, und Tiere, die im Sterben waren und in Seitenlage ver-
harrten, richteten sich auf, um erst nach 7 Stunden zu sterben.

Heinz hatte früher schon ebenfalls bei Kaninchen, die
mit Phosphor resp. mit Diphtherietoxin vergiftet waren,
Adrenalin angewandt und danach gewaltige Steigerungen des
gesunkenen Blutdruckes gesehen. Seine Versuche führten wie
die von F. Meyer zu dem Ergebnis, daß eine dauernde und
lebensrettende Wirkung dem Adrenalin dabei nicht gelingt.
In seinen Versuchen wurde sogar die vorübergehende Besserung
mit dem schnelleren Eintritt des Todes bezahlt. So bedenklich
ist aber die Rolle des Adrenalins wohl nicht aufzufassen. Bei
vorsichtiger Dosierung wird man eine Verkürzung des Lebens
vermeiden können.

Aus Versuchen von Rohde und Ogawa[1]) kann man auch
den Mechanismus ersehen, durch den die Herzmittel ihre
günstige Wirkung zustande bringen. In Übereinstimmung mit
früheren Autoren hatte Rohde zunächst beobachtet, daß
durch Adrenalin und Strophantin eine gewisse Steigerung der
Druckleistung des Herzens erzielbar ist. Mit der Zunahme der
Druckleistung des Herzens steigt proportional auch der Sauerstoffverbrauch, während die Ausnutzung des Sauerstoffs nicht
geltend gemacht wird. Hieraus ist zu schließen, daß das Warm-
blüterherz (Katze, Kaninchen) schon in der Norm den ihm
dargebotenen Sauerstoff optimal ausnutzt, so daß bei der Zufuhr
der Herzmittel das bestehende Maximum nicht mehr überboten
werden kann. Ganz anders gestaltete sich aber die Sachlage,
wenn die Bedingungen eines therapeutischen Experimentes
hergestellt wurden. Wurde nämlich das Herz durch Chloralhydrat oder andere Gifte geschädigt, so sank die Tätigkeit des
Herzens stets stärker als sein Sauerstoffverbrauch. Es wurde
also der aufgenommene Sauerstoff weniger gut verwertet, die
zugeführte chemische Energie schlechter für die Druckleistung
ausgenützt. Führt man nun einem so geschädigten Herzen
Adrenalin zu, so verbessert sich, wie bekannt, die Tätigkeit

---

[1]) Gaswechsel und Tätigkeit des Herzens unter dem Einfluß von
Giften und Nervenreizung. Arch. f. experim. Path. u. Pharmol. Bd. 69
(1912).

des Herzens, indem die Pulszahl und der Pulsdruck zur Norm
zurückkehrt. Gleichzeitig damit wird aber auch der Sauerstoffverbrauch und, was besonders wichtig ist, auch die Sauer-
stoffausnutzung wieder normal, auch wenn die Ernährungs-
flüssigkeit noch ebenso konzentriert an Chloralhydrat ist wie
vorher. Das Herz arbeitet demnach unter dem Einfluß des
Adrenalins weit ökonomischer als vorher.

Die wichtigsten Heilmittel für die Störungen am Herzen
und den Gefäßen sind natürlich die Digitalispräparate. Zur
Erklärung ihrer Wirkungen hat die experimentelle Pharmakologie ein gewaltiges Material beigebracht. Hier begnügen
wir uns damit, Erfolge zu besprechen, die man mit Digitalis-
präparaten an künstlich geschädigten Herzen erreicht hat.

Cloetta[1]) hat nach dem Verfahren von Rosenbach bei
Kaninchen eine Insuffizienz der Aortenklappen hergestellt,
indem er von der Karotis aus mit einer Sonde die Klappen
verletzte. Bei dieser Operation entsteht eine aseptische Endo-
karditis, von der ein Klappenfehler zurückbleibt. Behandelt
man nun von diesen geschädigten Tieren einen Teil mit Digitalis,
einen anderen nicht, so sind deutliche Unterschiede erkennbar.
Zunächst gingen von den sich selbst überlassenen Kaninchen
ein Teil an Herzinsuffizienz und Hydrops zugrunde, während
die behandelten gesund blieben. Nach mehreren Monaten Behandlung wurde die Leistungsfähigkeit und die durch Hypertrophie bedingte Gewichtszunahme des Herzens geprüft. Die
Digitalisherzen waren weniger hypertrophisch. Wenn nun
auch die Hypertrophie als eine kompensatorische nicht ohne
weiteres als eine Schädigung angesehen werden darf, so meint
Cloetta doch, daß die Digitaliskur eine schädliche Übertreibung
der kompensatorischen Hypertrophie verhütet hat.

Chirurgisch hat Schepelmann[2]) bei Kaninchen ein Verfahren ausprobiert, bei dem er der Überfüllung von Herzab-
schnitten infolge von Stenosen entgegenarbeiten will. Durch
Einfügung eines Aortenstückes zwischen die beiden Herzohren
wird eine neue Kommunikation hergestellt.

---

[1]) Über den Einfluß der chronischen Digitalisbehandlung auf das
normale und pathologische Herz. Arch. f. experim. Pathol. u. Pharmak.
Bd. 59 (1908), vgl. auch Therapie der Gegenwart 1908.
[2]) München med. Wochenschr. 1913, Nr. 1.

Neuerdings hat O. Loeb[1]) Experimente mitgeteilt, die den ersten Versuch bedeuten, durch planmäßige Laboratoriumsversuche die Therapie der Arteriosklerose in die Wege zu leiten. Loeb erzeugte bei Hunden und Kaninchen durch Milchsäure Arterienveränderungen, die bei Hunden auch die Intima betreffen, also durchaus den beim Menschen vorkommenden Veränderungen ähneln. Loeb nahm nun an, daß es durch Zufuhr von Ammoniak gelingen könnte, die Milchsäure zu neutralisieren und so aus dem Körper zu entfernen. In der Tat konnte er bei Kaninchen die Entstehung von Arteriosklerose verhindern, wenn er die Milchsäure als Ammoniaksalz einführte oder wenn er die Versuchstiere während der Milchsäurezufuhr mit Hühnereiweiß fütterte, aus dem im Organismus reichlich Ammoniak abgespalten werden kann. Diese Ernährung muß allerdings mit Vorsicht ausgeführt werden, da Hühnereiweiß für Kaninchen kein indifferentes Nahrungsmittel ist. Therapeutisch ist es jedenfalls von weittragendstem Interesse, wenn es gelingt, durch eine geeignete Diät gerade das Fortschreiten einer durch Milchsäurevergiftung entstehenden Arteriosklerose aufzuhalten. Denn wir wissen, daß die Milchsäure ein regelmäßiges, intermediäres Stoffwechselprodukt darstellt, dessen Menge sehr leicht erheblich anwachsen kann, so bei Vergiftungen, Atmungsstörungen und großen Muskelanstrengungen. Es wäre demnach ein erheblicher Gewinn, wenn eine zweckmäßige Ernährung die durch Milchsäure entstehenden Arterienschädigungen in ihrer Entwicklung hemmen könnte. Wie dem aber auch sei, es ist jedenfalls ein großer Fortschritt der experimentellen Therapie, die Arteriosklerose in ihren Kreis eingefügt zu haben.

---

1) Deutsche med. Wochenschr. 1913, Nr. 38.

Therapie der Störungen der Magendarm-funktionen.

J. P. Pawlow[1]), dessen bahnbrechende Arbeiten die Physiologie der Verdauungsorgane erheblich gefördert haben, hat auch der experimentellen Pathologie und Therapie der Erkrankungen des Magendarmkanals sein Interesse zugewandt. Nach verschiedenen Richtungen hat er hier die Erkenntnis vertieft und die Wege gezeigt, auf denen Fortschritte zu erhoffen sind. Zunächst macht Pawlow auf Beobachtungen aufmerksam, welche einen Einblick in die eigenen Heilbestrebungen des Organismus gestatten. Wenn man z. B. in den sogenannten »kleinen Magen« eines Hundes, der einen isolierten, der Beobachtung direkt zugänglichen Abschnitt des Gesamtmagens darstellt, stark wirkende Stoffe, wie z. B. absoluten Alkohol, eine 0,2proz. Sublimatlösung, eine 10proz. Lösung von Silbernitrat, eine starke Emulsion von Senföl für wenige Minuten einführt, so kommt es zu einer ausgeprägten, manchmal enormen Absonderung von Schleim. Man könnte diesen Zustand als einen akuten, schleimigen Katarrh auffassen. Jedoch Pawlow weist darauf hin, daß der Schleim Heilwirkungen entfaltet. Die großen Flüssigkeitsmengen verdünnen das schädliche Agens und schützen so die wichtigeren Elemente der Schleimhaut. Pawlow erkennt hier einen ganz allgemein gültigen Mechanismus, daß nämlich dieselben Reize, welche Krankheiten hervorrufen, auch die Hilfsaktion des Organismus in Gang bringen. Wir haben

---

[1]) Das Experiment, Wiesbaden, J. F. Bergmann 1900 vgl. auch Die Arbeit der Verdauungsdrüsen 1898 u. Babkin, Material zur experimentellen Pathologie und Therapie der Hunde. Zentralbl. f. d. ges. Physiol. u. Pathol. d. Stoffwechsels 1910, Nr. 15.

hier eine vollkommene Analogie zu den Vorgängen, welche bei der Antitoxinproduktion unter dem Reize der Toxineinwirkung in Frage kommen. Als eine Abwehreinrichtung des Magens kann auch die reflektorische Hemmung der Magensaftsekretion angesehen werden. Die Beobachtung an Tieren mit dem »kleinen Magen« beweist, daß es sich um nervöse Phänomene handelt. Wenn man z. B. in den großen Magen des Hundes Eiswasser oder eine Lapislösung eingießt, so erfolgt auf die gewöhnliche Speiseaufnahme nur eine geringe Absonderung. Diese verminderte Magensaftsekretion betrifft aber nicht nur den großen Magen, den die Schädlichkeit allein erreicht hat, sondern auch den kleinen Magen, der überhaupt nicht von den abnormen Einflüssen betroffen wurde. Es kann sich demnach nur um eine reflektorische Sekretionshemmung handeln. Diese Hemmung ist ebenso geeignet, die Ferment produzierenden Drüsen vor Schädigungen zu bewahren, wie die Anregung der Schleimabsonderung sich durch Verdünnung des Reizstoffes nützlich erweist.

Der Heilreflex kann aber auch umgekehrt zur Geltung kommen. In einem Versuche unterdrückte Pawlow die Sekretionsarbeit des großen Magens durch eine Verbrühung mit heißem Wasser auf viele Tage vollkommen. Allmählich begann der kleine Magen eine kolossale Tätigkeit zu entfalten. Hier scheinen also die gesunden Anteile der Schleimhaut vikariierend für die erkrankten Abschnitte einzutreten und so den Verlust zu kompensieren.

Hat schon hier Pawlow seinen physiologischen Studien einige therapeutische Lichter aufgesetzt, so ist er weiterhin auch geradenwegs zu therapeutischen Experimenten übergegangen. Der große Physiologe betont, daß die experimentelle Therapie auch abgesehen von den praktischen Nutzanwendungen einen neuen und fruchtbringenden Weg zur Erforschung des Lebens bildet. »Nur der kann sagen, daß er das Leben erkannt hat, wer seinen gestörten Lauf wieder zur Norm zurückzuführen weiß. Deshalb ist die experimentelle Therapie eine Probe auf die physiologie.«

Eine lebensrettende Therapie gelang Pawlow bei Hunden, denen die Nervi vagi am Halse durchschnitten waren. Bei diesen Tieren werden durch die Operation plötzlich die haupt-

sächlichsten sekretorischen und motorischen Nerven des Magens
ausgeschaltet. Daher hört zunächst jede Verdauungsarbeit auf,
die Nahrung fault im Magen und durch sekundäre Komplikationen gehen die Tiere zugrunde. Durch zweckmäßige Behandlung und Pflege läßt sich das aber vermeiden. Man beginnt
die Fütterung mit Fleischbrühe. Diese Nahrung regt durch
ihre chemische Zusammensetzung die Tätigkeit der Magendrüsen an. Die auf dem Nervenwege den Magen erreichende
psychische Anregung wird dadurch überflüssig. Die Überreste
einer Mahlzeit, die infolge der verschlechterten Motilität des
Magens und der gestörten Entleerungsreflexe liegen bleiben,
entfernt man durch systematische Ausspülungen. Man legt
dem Hunde eine Magenfistel an, von der aus die Ernährung
besorgt wird und trennt den Magen von der Mundhöhle durch
eine Ösophagotomie. Indem man nun die beiden Teile der
Speiseröhre als Blindsäcke abschließt, verhütet man, daß beim
Brechakt Mageninhalt in die oberen Luftwege und so in die
Lungen kommt. Man erreicht, daß die sonst mit Sicherheit
sich einstellende Lungenentzündung ausbleibt. Die Hunde
können bei gutem Ernährungszustand lange Zeit den Eingriff
überleben.

In einer anderen therapeutischen Versuchsreihe konnte
Pawlow zeigen, daß der Mechanismus einer klinisch erprobten
Therapie ein anderer ist, als es den bisherigen Anschauungen
entsprach. Ruft man bei Hunden eine Hypersekretion der
Magendrüsen hervor, so kann man durch Zufuhr einer $^1/_2$proz.
Natriumkarbonatlösung die Sekretion auf das normale Maß
zurückbringen. Die Alkalien wirken nicht nur durch Neutra-
lisation des sauren Magensaftes, sie sind vielmehr ausgesprochene
Hemmungskörper für die Drüsenfunktion.

Pawlows experimentelle Befunde liefern auch direkt die
Grundlagen für die therapeutische Nutzanwendung des Experimentes am Krankenbette des Menschen. Pawlow hat die Bedingungen der Pankreassekretion beim Hunde genau studiert.
J. Wohlgemuth[1]) hat nun bei Fällen von Pankreasfisteln, bei
denen die Heilung wegen zu starker Sekretion sich verzögerte,

---

[1]) Zur Therapie der Pankreasfistel nebst Bemerkungen über den
Mechanismus der Pankreassekretion während der Verdauung. Berliner
klin. Wochenschr. 1908, Nr. 8.

einen raschen Verschluß der Fistel erreicht, indem er die Patienten mit kohlehydratarmer Diät unter Zusatz von Natron bicarbonicum ernährte. Unter diesen Bedingungen wird die Pankreassekretion gehemmt und damit die Schließung der Fistel ermöglicht.

Therapeutische Versuche von Stuber[1]) werfen vielleicht Licht auf eine Entstehungsursache des Magengeschwürs. Man kann bei Versuchstieren durch tryptische Fermente Ulzerationen der Magenschleimhaut hervorrufen. Wenn man nun den Tieren Fleischdiät gibt, so produzieren die Magendrüsen reichlich Salzsäure. Dadurch wird die Trypsinwirkung gehemmt und die tryptische Verdauung der Schleimhaut aufgehalten.

Auf dem Gebiete der Darmstörungen besitzen wir mustergültige Untersuchungen von Magnus, die zeigen, daß die experimentelle Therapie geeignet ist, tiefe Einblicke in das Wesen der Heilwirkungen zu eröffnen[2]).

Um die stopfende Wirkung des Opiums und des Opium-Alkaloides, des Morphins, zu verstehen, haben Kliniker und Pharmakologen seit Jahrzehnten umfangreiche Arbeiten unternommen. Die Frage wurde aber erst wesentlich geklärt, als Magnus sie mit planmäßigen, therapeutischen Experimenten angriff. Das zu untersuchende Problem bestand darin, bei Tieren Durchfall hervorzurufen, ihn durch Opium oder Morphin zu stopfen und nun den Mechanismus dieser Stopfwirkung zu analysieren.

Um möglichst eindeutige Resultate zu erhalten, mußte Magnus dahin streben, den Durchfall unkompliziert zustande zu bringen. Der Allgemeinzustand der Tiere mußte normal bleiben, die Darmstörung auf einfache Art und Weise zuwege gebracht werden. Als sicherste Methode erwies sich, Katzen mit Milch zu füttern. Diese Tiere nehmen Milch bekanntlich sehr gern und bekommen, wenn sie täglich zweimal (morgens und abends) mit Milch gefüttert werden, nach einigen Tagen breiige bis halbflüssige Stühle. Diese Ernährungsweise vertragen die Katzen wochenlang ohne jede andere Störung.

Nun könnte man vielleicht einwenden, daß diese Konsistenz

---

1) Deutsche med. Wochenschr. 1914, S. 987.
2) Die stopfende Wirkung des Morphins. Pflügers Archiv Bd. 115 und 122 (1906 u. 1908).

der Darmentleerung nach der Milchfütterung nichts mit den Durchfällen gemeinsam hat, wie sie bei Erkrankungen des Darmes zur Beobachtung gelangen. Das ist aber für das therapeutische Experiment ohne Belang. Wenn es sich, wie hier, darum handelt, das Symptom des Durchfalls zu heilen und das Wesen dieser symptomatischen Therapie zu erforschen, so interessiert es uns im Augenblick nicht, durch welche Ursachen das Symptom ausgelöst worden ist.

Der Durchfall, den die Katzen bei Milchdiät zeigten, konnte gestopft werden, wenn man mittelgroßen Tieren 0,04 bis 0,05 g Morphin subkutan injizierte. Kleinere Dosen stopften auch. Aber hier ergibt sich der Nachteil, daß als unmittelbare Folge der Injektion Erbrechen und Durchfall auftritt.

Die Stopfwirkung des Morphins äußert sich in der Weise, daß die diarrhoischen Stühle für einige Zeit ausbleiben. Diese Zeit beträgt 20 Stunden bis mehrere Tage. Wird die Milchnahrung ununterbrochen fortgesetzt, was zunächst mittels Schlundsonde geschehen muß, so ist der erste Stuhl manchmal fest, manchmal auch unverändert diarrhoisch. Wird nach dem Morphin die Milchzufuhr unterbrochen, so tritt die Kotentleerung entweder verspätet, meist aber innerhalb 48 Stunden gar nicht ein und erfolgt erst wieder auf erneute Milchzufuhr.

Der erste Schritt, den die Analyse machen mußte, bestand darin, zu ermitteln, ob das Morphin seine Stopfwirkung unter Beteiligung des Zentralnervensystems ausübt. Langley hat in den letzten Jahren die Anatomie und Physiologie des sympathischen Nervensystems gründlich bearbeitet, so daß wir speziell auch über die Nervenversorgung des Darmes heute gut orientiert sind. Die Sympathikusfasern, die vom Brustmark und oberen Lendenmark durch den Grenzstrang zum Darm ziehen, verlassen, soweit sie für den Magen und den Dünndarm bestimmt sind, den Grenzstrang im unteren Thoraxteil und etwas tiefer, und verlaufen zum Ganglion coeliacum und Ganglion mesentericum super. Von diesem Ganglion ziehen dann die sogenannten postganglionären Fasern zum Magen und Dünndarm. Die für den Dickdarm bestimmten Fasern verlassen den Grenzstrang in der Höhe des Lendenmarkes, verlaufen zum Ganglion mesentericum inf. und von hier aus als verschiedene Nervenstämme zum Dickdarm.

Um nun alle auf diesen Wegen dem Darm zukommenden Einflüsse auszuschalten, durchschnitt Magnus die Nerven auf ihrem Wege von den drei großen Ganglien (Ggl. coeliacum, mesenter. sup. und inf.) zum Magendarmkanal. Nach einigen Tagen degenerieren dann auch noch die Endigungen dieser Fasern in der Magen- und Darmwand, so daß man den Magen und Darm möglichst unabhängig vom Sympathikus gemacht hat.

Wer die Operation selbst ausführen will, kann eine sehr anschauliche Schilderung in der Arbeit von Magnus finden. Die Dauer der Operation beträgt kaum 20 Minuten. Nach dem Erwachen aus der Narkose haben die Tiere meist mehrfache Kotentleerung, machen aber keinen besonders hinfälligen Eindruck.

Bei der Operation werden große Lymphstämme durchtrennt. Man muß daher zunächst die Katzen nur mit Magermilch ernähren, weil sie den Übertritt von Fett in die Bauchhöhle nicht vertragen. Am siebenten Tage kann man dann, nachdem die Lymphgänge sich regeneriert haben, mit der gewöhnlichen Milchfütterung wieder beginnen.

Die Stopfversuche an den operierten Tieren wurden zwischen dem 9. und dem 22. Tage vorgenommen, um die vollständige Degeneration und den Mangel einer später eintretenden Regeneration sicherzustellen. Die operierten Katzen zeigten auf Milchfütterung die typischen Durchfälle, die Milchdurchfälle ließen sich durch Morphin stopfen, obwohl also die zum Verdauungskanal vom Magen bis zum After führenden sympathischen Hemmungsfasern durchschnitten und degeneriert waren. Die Morphinwirkung muß also direkt an Organe ansetzen, die im Magendarmkanal selbst gelegen sind.

Magnus hat dann auch weiterhin versucht, aufzuklären, wie im einzelnen das Morphin die Bewegungen des Magendarmkanals beeinflußt. Das gelingt sehr gut mit Hilfe des Röntgenverfahrens, das die Bewegungen der Baucheingeweide direkt zur Anschauung bringt. Man mischt der Nahrung Bismutum subnitricum bei und beobachtet das Vorrücken des Speisebreies. Leider vertragen die Katzen den Zusatz von Wismuth zur Milchnahrung durchaus nicht. So war es nicht möglich, die Morphinwirkung bei Katzen mit Durchfall zu studieren. Immerhin wurde die interessante Tatsache sichergestellt, daß das Morphin in stopfenden Dosen hauptsächlich die Magenbewegungen und viel weniger die Darmbewegungen einschränkt. Diese Hemmung der Magenbewegungen und daneben der Einfluß des Morphins auf die Sekretion und die Resorption sind wohl in erster Linie für die Stopfwirkung verantwortlich zu machen.

Die Durchfälle, die man bei Katzen durch Sennainfus oder Rizinusöl hervorrufen kann, lassen sich durch Morphin nicht stopfen. Vermutlich handelt es sich hier im wesentlichen um eine Reizung der Darmschleimhaut, die durch die Morphinwirkung nicht beeinflußt wird.

Padtberg[1]), ein Schüler von Magnus, fand bei der Fortsetzung der Versuche, daß man auch die Stillstellung des Darmes durch Morphin experimentell demonstrieren kann, wenn man die Durchfälle durch Koloquinten erzeugt. Jedoch ist diese Substanz für therapeutische Versuche wegen ihrer großen Giftigkeit weniger geeignet.

Mit der so ausgebildeten Methodik war es auch für Magnus und seine Schüler möglich, einem alten therapeutischen Problem näher zu treten. Die klinische Empirie hatte immer wieder darauf aufmerksam gemacht, daß das Morphin wahrscheinlich nicht unbedingt notwendig ist, um die Stopfwirkung des Opiums zu erzielen. Es sah so aus, als ob das Morphin nicht der einzige, stopfende Bestandteil und vielleicht nicht einmal der wichtigste wäre. Es wäre ja nun von größter Bedeutung, wenn man die spezielle Stopfwirkung des Opiums ohne Mitwirkung des so differenten Morphins erreichen könnte. Dann mußte man ferner daran denken, daß vielleicht ein Gemisch mehrerer an sich weniger wirksamer Bestandteile ein hochwirksames und doch relativ ungiftiges Mischpräparat liefern könnte. Derartige Wirkungen von Gemischen haben gerade in den letzten Jahren wieder sehr das Interesse der Therapeuten gewonnen, Bürgi hat die Frage zum Gegenstand eines sehr eingehenden Spezialstudiums gewählt.

---

1) Über die Stopfwirkung von Morphin und Opium bei Koloquintendurchfällen. Pflügers Arch. Bd. 139 (1911).

Sahli[1]) hat ein Opiumpräparat in die Praxis eingeführt, welches neben dem Morphin die übrigen Alkaloide des Opiums möglichst unverändert enthält. Wie aus der folgenden Tabelle hervorgeht, überwiegt im Pantopon das Morphin. 100 g Pantopon enthalten an Chlorhydraten der einzelnen Alkaloide:

Morphin	62,7 g
Kodein	3,0 »
Narkotin	21,7 »
Papaverin	3,0 »
Thebain	2,4 »
Narcein	1,2 »
Restalkaloide	6,0 »

Nach Hesse und Neukirch[2]) stopft ein morphinfreies Pantopon schon in Dosen von 0,08—0,1 g den Milchdurchfall an Katzen, wie das schon früher Gottlieb und v. d. Eeckhout[3]) mit morphinfreier Opiumtinktur gelungen war. Man hätte danach hoffen dürfen, in den übrigen, wirksamen Substanzen des Pantopons die Stopfsubstanzen aufzufinden. Diese Hoffnung hat sich aber nicht erfüllt und die Frage der Stopfwirkung des Opiums wird erst durch weitere Untersuchungen aufgeklärt werden können. Das lehrt die nächste Tabelle aus der Arbeit von Hesse und Neukirch:

Der Milchzuckerdurchfall der Katzen wird gestopft durch:

1. morphinfreies Pantopon 0,08 bis 0,1 g . . . . meistens, fast immer.
2. morphinfreies, kodeinarmes Pantopon in gleicher Dosis . . . . nicht.
3. Kodein in entsprechend gleicher und höherer Dosis . . . . . . nicht.

---

[1]) Über Pantopon, ein die Gesamtalkaloide des Opiums in leicht löslicher und auch zu subkutaner Injektion geeigneter Form enthaltendes Opiumpräparat. Therap. Monatsschr. 1909, Nr. 9 u. München med. Wochenschr. 1910, Nr. 25.

[2]) Versuche zur Ermittelung der stopfenden Bestandteile im Opium (Pantopon). Pflügers Arch. Bd. 15 (1913).

[3]) Ein Beitrag zum Vergleich der Opium- und Morphiumwirkung. Arch. f. experim. Path. u. Pharmak. Supplementband 1908.

4. Opiumalkaloide außer Morphin
   und Restalkaloide in entsprechend
   gleicher Dosis wie Nr. 1 und 2
   (synthetisch) . . . . in der Minderzahl der Fälle.
5. Restalkaloide in entsprechend
   gleicher und höherer Dosis. . .   nicht.
6. Opiumalkaloide ohne Morphin,
   Narkotin und Restalkaloide in
   entsprechend gleicher und höherer
   Dosis (synthetisch) . . . . . .   nicht.
7. Narkotin in entsprechend gleicher
   und höherer Dosis . . . . . .   nicht.
8. künstlich zusammengesetztes mor-
   phinfreies Pantopon, Dosis wie
   Nr. 1 . . . . in der Minderzahl der Fälle.

Manches spricht dafür, daß die einzelnen Opiumalkaloide nicht nur im quantitativen Verhältnisse ihres Vorkommens im Opium wirken, sondern sich gegenseitig, in ihrer Kombination, beeinflussen und verstärken, wie das auch Bürgi, Straub und Faust für die übrigen Opiumwirkungen annehmen.

Auch aus negativen Befunden lassen sich im therapeutischen Experiment interessante Schlüsse ableiten, Hesse[1]) konnte bei Versuchen an Katzen, die er ganz ähnlich wie die eben beschriebenen Opiumversuche anordnete, keine sichere Stopfwirkung von Tannalbin nachweisen. In derartigen Versuchen wird festgestellt, ob die Bewegungen des Magendarmkanals durch das Mittel beeinflußt werden. Werden also die Magen-Darmbewegungen durch die Tanninpräparate nicht verändert, so kann man per exclusionem annehmen, daß die sichere Stopfwirkung der Tanninpräparate durch Adstringierung der erkrankten Schleimhäute zustande kommt.

Wir sehen, daß die zuerst von Cannon angewandte Röntgenbeobachtung des Magen-Darmkanals in den Händen von Magnus und seinen Schülern sehr wichtige Aufschlüsse über die Heilwirkungen geliefert hat.

Früher benutzte man außerdem noch ein Verfahren, bei

---

[1]) Der Einfluß des Tannalbins auf die Verdauungsbewegungen bei experimentell erzeugten Durchfällen. Pflügers Arch. Bd. 151 (1913).

dem man Zugänglichkeit des Darmes mit möglichst physiologischen Verhältnissen zu vereinen trachtete. Man öffnete die
Bauchhöhle und versenkte die im Zusammenhange belassenen
Därme in ein körperwarmes Kochsalzbad und hoffte, so die
Bewegungen des Darmapparates unter Bedingungen studieren
zu können, bei de-
nen die normale Blut-
versorgung und die
Körpertemperaturge-
sichert und eine Schä-
digung durch Aus-
trocknung und Luft-
zutritt verhütet war.
Aber die Methode er-
scheint uns heute
mangelhaft, seitdem
wir eine bessere be-
sitzen.   Namentlich
sind es wohl die ner-
vösen Einflüsse, die
zu sehr von der Norm
sich dabei entfernen.

Die neue Methode,
die für die Zwecke
der experimentellen
Therapie die größte
Beachtung verdient,
ist das von Katsch[1]
ersonnene »experi-
mentelle Bauch-
fenster«. Katsch
setzt in eine Lücke
der Bauchhaut ein

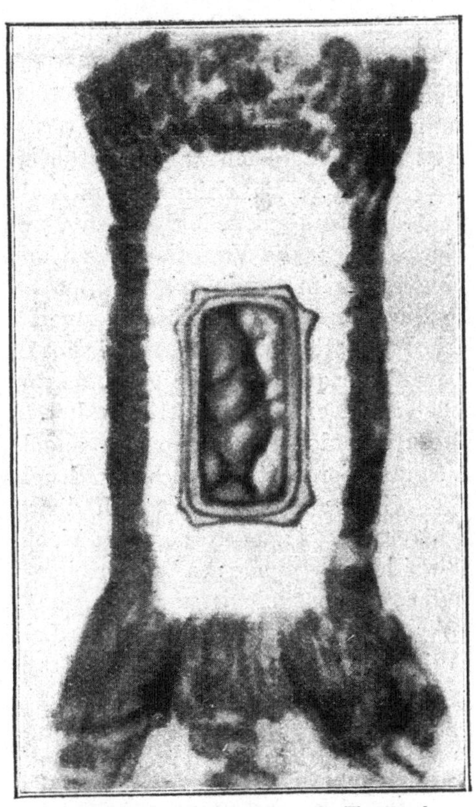

Abb. 12.   Bauchfenster nach Katsch.

Fenster aus Celluloid, ein Material, das durch Durchsichtig-
keit, Schmiegsamkeit, nicht zu große Härte und leichte
Sterilisierbarkeit ausgezeichnet ist. Man entfernt ein recht-
eckiges Stück der Haut, des Unterhautbindegewebes, der

1) G. Katsch u. E. Borchers, Das experimentelle Bauchfenster.
Zeitschr. f. experim. Path. u. Ther. Bd. 12, Heft 2, 225 (1913).

Bauchfaszie und der Muskeln eines Kaninchens und näht
dann eine Celluloidplatte in die Ränder des Defektes ein.
Bei einwandsfrei ausgeführter Operation erfolgt die Heilung
ohne entzündliche Störungen. Man kann bei der Operation
dafür sorgen, daß die Darmpartie, die man später beobachten
will, möglichst dem Fenster anliegt. Abb. 12 (S. 271)
zeigt die Situation, die man etwa bei einem gut gelungenen
Versuch erhält. Jedoch hat Katsch auch noch viel größere
Fenster (bis 100 qcm) angelegt, als die Abbildung zeigt. Man
kann das Tier nunmehr bis 2 Wochen in Rückenlage halten
und an ihm Beobachtungen ausführen, man kann aber auch das
Tier mit dem Bauchfenster im Stall frei herumlaufen lassen.

Es ist möglich, an einem Bauchfenster-Kaninchen die
Bewegungen, die Vaskularisation und die Füllung der Baucheingeweide im physiologischen Zustande und vor und nach Vor-
nahme therapeutischer Maßnahmen zu studieren, ohne irgendwie durch störende Momente wie Fesselung, Abkühlung oder Narkose Fehlerquellen in die Versuchsanordnung zu bringen. Es sei
auch gleich erwähnt, daß Katsch u. Borchers auch dem Bauchfenster analoge Thoraxfenster angelegt haben, indem sie die
Versuchstiere mit Hilfe des Überdruckverfahrens narkotisierten.

Mit Recht betont Katsch die großen Vorzüge der Bauchfenstermethode gegenüber dem Kochsalzbade, in dem die Eingeweide schwimmen: »Auf der einen Seite ein Tier, das schwer
leidet, eine pathologische Atmung hat, bisweilen in Krämpfe verfällt und nur wenige Stunden am Leben erhalten werden kann.
Auf der anderen Seite ein Tier, das lebhaft und mobil ist, das
eine intensive Freßlust an den Tag legt, eine geordnete Verdauung
hat und bei guter Pflege noch mehrere Wochen leben kann.«

Wir werden nun den Einfluß einer Reihe von therapeutischen Maßnahmen an dem so vorbereiteten Versuchsobjekt
erläutern. Besonders interessant werden uns die Beobachtungen
sein, bei denen das physiologisch einwandsfreie Experiment
andere Antworten als die älteren Methoden gibt. Bisher wurden
die Wirkung der Arzneimittel und der anderen Einwirkungen
mit Hilfe des Bauchfensters im wesentlichen nur an gesunden
Tieren geprüft. Aber Katsch und Borchers haben schon
darauf hingewiesen, daß man durch das Bauchfenster sehr anschaulich die Entstehung und Entwicklung einer Bauchfell-

entzündung direkt mit dem Auge verfolgen kann. So wird es denn auch möglich werden, die Einwirkung von Heilmitteln auf die Peritonitis direkt zu studieren. Die Einwirkung von Kälte und Wärme ergab nichts unerwartetes. Wurde die Haut abgekühlt, so verringerten sich die Bewegungen des Darmes und die Därme wurden blasser, während die Erhöhung der Temperatur umgekehrt die Bewegungen steigerte und die Blutversorgung vermehrte. Daß die Kälteeinwirkung durch Ruhigstellung und Anämisierung bei entzündlichen und schmerzhaften Zuständen Nutzen stiften kann, ist leicht einzusehen. Aber auch von der Erschlaffung durch Wärme können wir uns bei pathologisch gesteigertem Tonus der Darmmuskulatur Nutzen versprechen.

Die Wirkung der Bauchmassage auf den Darm macht sich vornehmlich in einer starken Hyperämisierung, weniger in Steigerung der Bewegungen bemerklich. Diese Hyperämisierung der Organe des Bauchinneren, also der Organe, welche unter dem Einflusse des Splanchnikus stehen, ist sehr wichtig, weil sekundär dadurch Anämisierung anderer Körperteile durch Änderung der Blutverteilung bedingt sein kann.

Interessanterweise fand Abl[1]), daß eine ähnliche Hyperämie des Darmes durch Atophan sich mit der Bauchfenstermethode feststellen läßt. Abl führt die Harnsäureausschwemmung durch Atophan direkt, die schmerzstillende und antiphlogistische Atophanwirkung indirekt auf diese Splanchnikuswirkung zurück.

Wir haben gesehen, daß die Bewegungen des normalen Darmes durch Bauchmassage nicht beeinflußt werden. Befanden sich die Därme irgendwie in einem gereizten Zustande, so wurden durch die Massage Darmbewegungen veranlaßt. Anscheinend wirkt der mechanische Reiz durch die Bauchdecken nur dann als Bewegungsreiz auf den Darm, wenn er sich in einem Zustande besonderer Erregbarkeit befindet.

Ähnliches gilt auch für die elektrischen Reize. Auch hier sehen wir eher Wirkungen, wenn der Darm schon pathologisch erregt ist. Gerade die Elektrotherapie demonstriert sehr anschaulich, wie ein therapeutischer Versuch nur richtig beurteilt werden kann, wenn die Bedingungen vorliegen, mit denen wir am kranken Individuum zu rechnen haben. Schickt man

---

1) Arch. f. experim. Pathol. u. Pharmakol. Bd. 74 (1913).

direkt durch die freigelegten Därme elektrische Ströme, so gelingt es ohne Schwierigkeit, dadurch lebhafte Darmbewegungen hervorzurufen. Demgegenüber zeigt die Beobachtung durch das Bauchfenster, daß der normale Darm durchaus in seinen Bewegungen nicht beeinflußt wird, wenn man irgendwo auf die Bauchdecken die Elektroden aufsetzt und irgendwelche Ströme durch den Körper schickt. Auch wenn man eine Elektrode auf die Bauchwand brachte, die andere ins Rektum einführte, war das ohne sichtbaren Einfluß auf die Darmbewegungen. Eine gute Experimentalmethode ermöglicht uns also eine Kritik der klinischen Heilmethoden. Wir lernen beurteilen, was wir von einer Therapie verlangen können. Elektrisierung der Bauchwand mag irgendwie ein Darmleiden mildern, nur tut sie es nicht durch Auslösung von Darmbewegungen. Wenigstens nicht direkt. Indirekt kann man durch den faradischen Strom Darmbewegungen erzielen, wenn man ihn so stark anwendet, daß er Schmerzen verursacht. Denn die Schmerzen können auf nervösem Wege zu Darmbewegungen führen.

Der therapeutische Bauchfensterversuch bildet ein vorzügliches Bindeglied zwischen den pharmakologischen Feststellungen am isolierten Darm und den klinischen Beobachtungen. Was die Darmpharmakologie angeht, so wissen wir durch die schönen Versuche von Magnus, aus wie vielen Faktoren die Einwirkung eines Arzneimittels auf den Darm sich zusammensetzen kann, daß dieselbe Substanz an den verschiedenen zentralen und peripheren Angriffspunkten ganz entgegengesetzt reizend oder lähmend wirken kann. Auf der anderen Seite kann der Arzt bei dem komplizierten Ablauf der Krankheitsprozesse meistens nicht übersehen, ob die Mittel eine Änderung des Verlaufes bedingt haben oder ob im Prozesse selbst sich eine Wendung vollzogen hat. Durch das Bauchfenster sehen wir nun direkt, wie der Darm, der sich im physiologischen Zusammenhang befindet, nach der subkutanen Zufuhr der Arzneimittel sich in seinen Bewegungen und in seiner Blutversorgung verändert.

Ein Beispiel möge lehren, daß es nicht genügt, wenn eine Methode zeigt, daß Bewegungen des Darmes durch ein Mittel verursacht werden. Durch Physostigmin wird der Darm, der sich im Kochsalzbade befindet, in sehr lebhafte Bewegungen versetzt, die Darmschlingen verändern ihre Lage, aber sie befördern keinen Kot nach außen. Bei dem Bauchfenstertier mit geschlossener Bauchwand bleibt die Lage des Darmes ziemlich unverändert, aber er kontrahiert sich energisch und sein Inhalt entleert sich. Es wird also unter physiologischen Bedingungen im therapeutischen Experiment nicht die Lage des Darmes verändert, sondern die Lage des Darminhaltes — ein durchgreifender Unterschied.

Wir wollen nun an der Hand der Untersuchungen von Katsch sehen, was die direkte Bauchfensterbeobachtung beim Atropin leistet. Atropin ist nämlich — besonders durch die Untersuchungen von Magnus — eins der Alkaloide, deren Einwirkungen auf den Darm außerordentlich gut pharmakologisch bekannt sind. Aber gerade dadurch, daß die pharmakologische Analyse eine so große Fülle von Angriffspunkten und Qualitäten der Wirkungen aufgedeckt hat, ist es sehr schwer, zu beurteilen, wie die Synthese, die endgültige Wirkung auf den gesunden und den kranken Darm ausfallen wird. Hören wir zunächst die Pharmakologie. »Nach H. Meyer sind die Wirkungen des Atropins mehrfache und zwar zum Teil gegensätzliche; vom Auerbachschen Plexus aus erregend, nach größeren Gaben durch Lähmung der sympathischen Hemmungsnerven ebenfalls erregend; durch Betäubung der exzitomotorischen Vagusendigungen aber erschlaffend und beruhigend. Ist der Vagustonus schon von vornherein nicht hoch, so wird die Atropinisierung an ihm nicht viel ändern, wohl aber wird sie die rhythmischen und reflektorischen Auerbachschen Entladungen merklich verstärken. Der Effekt wird lebhaft gesteigerte Darmperistaltik sein. Umgekehrt, wenn der Vagustonus stark überwiegt (zentrale Vaguserregung oder peripherer Vaguskrampf durch Pilokarpin, Neurin usw., durch Bleivergiftung oder auch durch Anämie des Darmes ,spastische Obstipation‘), so wird Atropin selbst in kleinen Dosen den Hauptfaktor der abnormen tonischen Peristaltik ausschalten und somit Entspannung und Beruhigung des Darmes herbeiführen.«

Während man also vom Atropin alles mögliche erwarten könnte, so beobachtete Katsch, wenn er Kaninchen Dosen von $^1/_2$ bis 12 mg des Alkaloids intravenös einspritzte, daß der durch das Bauchfenster beobachtete Darm immer nur eine

Beruhigung seiner Bewegungen erfuhr und zwar zeigte sich das sowohl beim unbeeinflußten Darm wie auch dann, wenn der Darm vorher durch Pilokarpin in allen Teilen zu stürmischen Bewegungen angeregt worden war. Während das Atropin also den Darm beruhigt, seine Bewegungen dämpft, verursacht die Injektion von 1 mg Adrenalin einen sofortigen, aber vorübergehenden Stillstand des Darmes, der dabei vollkommen abblaßt. Morphin führt zunächst zu einer kurzen, vollständigen Hemmung der Darmbewegungen, wobei der Darm erblaßt, um dann in ein der Atropinwirkung ähnliches Bild überzugehen.

Am Magen-Darmkanal kann man endlich auch den heilenden Einfluß psychischer Vorgänge direkt im Experiment sicherstellen. Pawlow hatte von Anfang an den Einfluß der Lust- und Unlustgefühle auf die reflektorisch ausgelösten Sekretionen sichergestellt, Bickel hatte z. B. gezeigt, daß bei einem Hunde die Sekretion des Magens sistiert wird, wenn man das Tier durch das Vorhalten einer Katze ärgert. Katsch stellte fest, daß die Darmbewegungen sofort aufhören, wenn das Tier durch unvermutete Geräusche oder durch Schmerzen verursachende Handlungen plötzlich irritiert wird. Es ist nun sehr lehrreich, zu beobachten, wie dieselben Eindrücke sich geltend machen, wenn sie öfter herangezogen werden. Setzt man das Kaninchen öfter demselben Gepolter aus, so reagiert das Tier nicht mehr, es erschrickt offenbar nicht mehr. Umgekehrt wie Unlustaffekte wirken nun Lustaffekte und man kann am Bauchfenster feststellen, daß man sie therapeutisch verwenden kann. »Wir haben ein Bauchfensterkaninchen, das geschlafen und eine Reihe von Stunden gehungert hat. Träg und regungslos liegt der Darm da. Allenfalls ist an einer leeren Dünndarmschlinge ein schwaches Längspendeln vorhanden. Und nun halten wir dem Tier eine frische Mohrrübe hin. Dann ändert sich im selben Augenblick, wo es anfängt zu fressen, der Aspekt des ganzen Darmes. Lebhaft und ausgiebig wird das Dünndarmpendeln und auch der Dickdarm erwacht aus seiner Trägheit.«

Dieser Reflex, der ursprünglich beim Sehen der Nahrung psychisch ausgelöst wird, kann allmählich zu einem bedingten Reflex werden. Allmählich fängt der Darm schon an sich zu bewegen, wenn der Beobachter nur ins Zimmer tritt, ohne daß es notwendig ist, daß er die Nahrung dem Tier vorhält.

Schlußbetrachtung.

Zum Schlusse wollen wir noch in einem kurzen Überblick die Gesamtheit der Hilfsmittel betrachten, die dem Therapeuten zur Beseitigung von Krankheiten zur Verfügung stehen. Wo man kann, entfernt man die Krankheitsursache. Das kommt bei der antiparasitären und der Entgiftungstherapie in Frage. Die Substitutionstherapie ersetzt die Defekte, welche durch Krankheiten entstanden sind, die symptomatische Therapie sucht auf die Apparate des Organismus so einzuwirken, daß die abnormen Funktionen in normale Bahnen zurückkehren.

Jede Therapie muß unter dem Gesichtswinkel der Beziehungen zwischen chemischer Konstitution, physikalischem Verhalten und physiologischer Wirkung ausgebaut werden. Wenn wir in der Chemotherapie dahin streben, die Heilmittel immer mehr ätiotrop und weniger organotrop zu machen, wenn man in der symptomatischen Therapie die Pharmaka immer mehr im erwünschten Sinne organotrop abzuändern bestrebt und darauf aus ist, die Reaktion in unbeteiligten Organen zu verhindern, so sind das alles Probleme, die unter das große physiologisch-pharmakologische Grundproblem von Konstitution und Wirkung fallen.

Schon diese Überlegungen zeigen, daß nur der gut heilen wird, der möglichst eingehend das physiologische Geschehen im Organismus kennt. Noch mehr leuchtet das ein, wenn man sich daran erinnert, daß man sehr häufig in der Therapie nur die Eigenbestrebungen des Organismus unterstützen muß. Auch der Organismus selbst treibt Entgiftungstherapie, er liefert von sich aus die Antikörper, er dirigiert die Phagozyten, hilft sich durch Verstärkung und Einschränkung der Zirkulation, durch

Regulation der Wärmebildung und Wärmeabgabe. In der
Immunitätslehre erkennen wir, daß man durch Gewöhnung
einen Körper vor Schädigungen bewahren kann, die man nicht
beseitigen kann. So wird unter Umständen der Arzt bei der
Therapie der Krankheiten des Menschen durch Änderung der
Ernährung und durch Abhärtung des Körpers den Organismus
auch dann noch gesund und leistungsfähig erhalten können,
wenn er nicht in der Lage ist, schädliche Einwirkungen zu
verhüten, die durch die Not oder den Überfluß zustande
kommen.

Sachregister.

Die beigefügten Zahlen geben die Seitenzahlen an.

Acetylsalicylsäure 118.

Aderlaßbehandlung der Kohlenoxydvergiftung 11.

Adrenalin, Diphtherietoxin-Vergiftung 258.

— Kreislaufstörungen 257.

— Geschwülste 210.

Adrenalinglykosurie, Behandlung m. Pankreaspräparaten 232.

Adsorption, Entgiftung durch — 5.

Alkalescenz, Einfluß auf den Zuckerverbrauch des Herzens 10, 24.

Alkalitherapie der Cystinurie 10.

— des Coma diabeticum 9.

— der Säurevergiftung 6.

Anämie, Cholesterinbehandlung 223.

— Eisenbehandlung 221.

Anaphylaxie, Bekämpfung und Vermeidung 100.

Antagonistische Giftwirkungen 16.

Antikörperproduktion unter dem Einfluß von Trypanrot 136.

Antiluetin 152.

Antimonverbindungen 130.

— bei Lues 152.

Antipyretika 246.

Antitoxinproduktion, active 96.

Arsacetin 126.

Arsalyte 149.

Arsanilfestigkeit 123.

Arsanilsäure — Atoxyl 121.

— gegen Lues 144.

— Reduktion im Tierkörper 124.

— Reduktionsprodukte 125.

Arsanilstämme, halbfeste 125.

Arsaniltrypanosomen 123.

Arsenfestigkeit von Bakterien 164.

— von Tuberkelbazillen 179.

Arsenikalien zur Behandlung von Trypanosomeninfektionen 119.

Arsenige Säure 119.

Arsenophenylglyzin 125. 127.

Arsenverbindungen, organische 120.

— organische, gegen Geschwülste 206.

Arteriosklerose, experimentelle 261.

Arzneifestigkeit 131. 154. 183.

Aspirin 118.

Asymmetrie des Kohlenstoffs und chemotherapeutische Wirkung 170.

Äthylapohydrochinin 170.

Äthylhydrocupreïn (Optochin) 166.

Atophan gegen Entzündung 218.

— gegen Gicht 244.

Atoxyl (Arsanilsäure) 120.

— gegen Lues 144.

Atoxylsaures Quecksilber 144.
Atropin, Antagonist des Muskarins 18.
— Wirkung auf den Darm 275.
Außentemperatur, Einfluß auf Pankreasdiabetes 234.
Avitaminosen 32.
Azetaminomerkuribenzoësaures Natron bei Lues 151.
Azetonitrilvergiftung 11.
Azofarbstoffe 132.

Bauchfenster nach Katsch 271.
Bauchmassage 273.
Benzolbehandlung der Leukämie 225.
Benzolsulfonylaminophenylarsinsäure 126.
Beri-Beri, Behandlung mit Vitaminen 38.
Blausäurevergiftung, Behandlung mit Schwefelverbindungen 11.
Blutstillung durch Kalksalze 21.
— durch Kochsalzinjektionen 20.
— durch Zuckerinjektionen 22.
Borcholin 207.
Brillantgrün 137.

Chemoflexion 159.
Chemozeptor 158.
Chinin bei Trypanosomeninfektionen 165.
— Speicherung in den roten Blutkörperchen 184.
— Wirkung bei Malaria 184.
Chininderivate gegen Pneumokokken 169.
Chininfestigkeit 175.
Chinuclidinrest, Bedeutung für die Chemotherapie 170.
Chloroform zur Blutdesinfektion 165.
Cholesterinbehandlung der der Anämie 223.

Coma diabeticum, Behandlung mit Alkalien 9.
— Behandlung mit Zuckerinfusionen 9. 239.
— Behandlung mit Monatriumkarbonat 9.
Combinationsbehandlung 187.
Cystinurie, Behandlung mit Alkalien 10.

Desinfektion, innere 111.
Dibrompseudokumenol 113.
Dibrom-p-Xylenol 113.
Digitalis 260.
Dijodbrassidinsäureäthylester 118.
Diphthérie-Antitoxin 83.
Diphtherie-Bazillen, chemotherapeutische Bekämpfung 112.
Diphtherieserum 83.
Diphtherieschutzimpfung nach v. Behring 96.
Diphtherietoxin, Adsorption an Kohle 5.
Durchfälle, experimentelle Behandlung 265.

Eisen bei Anämie 221.
Elektrische Reize, Wirkungen auf die Darmbewegung 273.
Entzündung, Atophanbehandlung 218.
— Kalkbehandlung 217.
— Kältebehandlung 216.
— Thallinbehandlung 219.
— Wärmebehandlung 215.
Epithelkörperchentherapie 49.
Ernährung, Einfluß auf Geschwülste 206.
— Einfluß auf Kalkansatz 31.
— Einfluß auf Tuberkulose 180.
Eucupin 174.
Eutonine 36.

Fieberursachen 252.

Fluorescinverteilung 117.

Formaldehydzyanhydrin, Entgiftung durch Natriumthiosulfat 13.

Framboesie, Behandlung mit Salvarsan 149.

Gefäßnaht 55.

Geschwülste, Chemotherapie198.
— Immunität 192.
— Immunotherapie 195.
— Infektiosität 190.
— Serumbehaudlung 194.
— Strahlenbehandlung 207.
— Transplantation 191,
— Virulenzsteigerung 192.

Geschwulstwachstum und Vitamine 206.

Glutarsäure gegen Ploridzindiabetes 236.

Goldfestigkeit von Tuberkelbazillen 179.

Goldverbindungen gegen Tuberkulose 178.

Gonorrhoe, Chemotherapie 182.

Hektin 126.

Hediosit 239.

Heilwirkungen des Fiebers 252.

Herzflimmern, Kampherbehandlung 255.

Herzstenosen, Chirurgische Behandlung 260.

Hexaminosalvarsan 149.

Hormone, Bedeutung für Regeneration 64.

Hundswuttherapie 69.

Hydrochinin (Methylhydrocupreïn) 166.

Hydrochininderivate gegen Bakterien 172.

Hyperämie, aktive und passive 212.

Ikterogen 206.

Immunotherapie, der Lyssa 69.
— der Tuberkulose 70.

Infektionsfieber 251.

Insuffizienzkrankheiten 32.

Insufflation, intratracheale 60.

Jod, Adsorption an Kohle 6.
— Verteilung im Organismus 117.

Jodothyrin 45.

Jodverbindungen, organische 118.

Kaliumhexatantalat 160.

Kalkbehandlung, von rachitisartigen Knochenerkrankungen 22.
— der Ostitis fibrosa 27.
— der Entzündung 217.

Kalksalze zur Blutstillung 21.

Kältebehandlung der Entzündung 216.

Kalzium, Antagonist des Magnesiums 19.
— zur Behandlung von Glykosurien 20.

Kalziumchlorid gegen Oxalsäurevergiftung 15.

Kampfer gegen Herzflimmern255.
— gegen Pneumokokken 176.

Kaninchensyphilis, experimentelle 142.

Karamel bei Diabetes 240.

Kieselsäuretherapie der Tuberkulose 180.

Kochsalzinjektionen zur Blutstillung 20.

Kohle, Adsorption von Giften 5.

Kohlenoxydvergiftung, Behandlung mit Sauerstoff 10.

Kupferverbindungen gegen Tuberkulose 177.

Kurarin, Antagonist des Nikotins 17.
— Antagonist des Physostigmins16.

Leukämie, Benzolbehandlung 225.
Leukozytose, Beeinflussung durch Thorium 225.
Lipojodin 118.
Lipotropie 117.
Lues, Behandlung mit Salvarsan 147.
Lymphozytose, Beeinflussung durch Röntgenstrahlen 225.
Lysol 114.
Lyssa, Immunotherapie 69.

Magengeschwüre, Behandlung mit Fleischdiät 265.
Magenschleim, seine Heilwirkungen 262.
Magnesiumvergiftung, Behandlung mit Kalzium 19.
Malachitgrün 137.
Malaria, Theorie der Chininwirkung 184.
Metalle, organische Komplexverbindungen der Metalle gegen Geschwülste 203.
Metaoxybenzoësäure 113.
Methylenblauverbindungen gegen Tuberkulose 177.
Milz, Bedeutung für Geschwulstimmunität 197.
Milzbrand, Salvarsanbehandlung 180.
Mitigation 140. 161.
Mononatriumkarbonat zur Behandlung des Coma diabeticum 9.
Monojodbehensaures Kalzium 118.
Morphin, Stopfwirkung 266.

Naphtole 114.
Natriumthiosulfat gegen Blausäure und Nitrile 12.
Neoplasmen s. Geschwülste.
Neosalvarsan 149.
Neurotropie 117.
Nierendichtung durch Kalk 29.

Nierentransplantation 56.
Nikotin, Antagonist des Kurarins 17.
Nitrile, Entgiftung durch Schwefelverbindungen 12.
Nutramine 36.

Opiumwirkung auf den Darm 268.
Opsonine 83.
Optochin bei Pneumokokkeninfektionen 167.
— Kombination mit Pneumokokkenserum 168.
Organotropie 118. 185.
Organotherapie bei Diabetes 227.
Oryzanin 36.
Ostitis fibrosa, Kalkbehandlung 27.
Oxalsäurevergiftung, Behandlung 15.

Panimunität gegen Geschwülste 193.
Pankreasdiabetes 227.
Pankreasfisteln, diätetische Behandlung 264.
Parafuchsin 138.
Paraoxybenzoësäure 113.
Paraoxyphenylarsenoxyd 125.
Paraoxyphenylarsinsäure 125.
Parasitotropie 185.
Partialantigene 81.
Pentrabromphenol 112.
Phenol 112. 113.
Phenole, Desinfektionskraft 112.
Phloridzindiabetes 235.
— Behandlung mit Glutarsäure 236.
Physostigmin, Antagonist des Kurarin 16.
Pneumokokkeninfektion, Behandlung mit Optochin 167.
Pneumokokkenserum 168.
— Kombination mit Optochin 168.

Jacoby, Therapie. 2. Aufl.

Thyraden 48.

Thyreoglobulin 47.

Transfusion zur Behandlung der Kohlenoxydvergiftung 11.

Transplantationstherapie 53.

Traubenzucker, Behandlung des Coma diabeticum 9.

— Gegengift gegen Nitrilvergiftung 14.

Tribrom-m-xylenol 113.

Tribromphenol 112. 113.

Trichlorphenol 112.

Trixidin 130.

Trypaflavin 159.

Trypanblau 136.

Trypanosomeninfektionen, Behandlung mit Arsenikalien 119.

— Behandlung mit Azofarbstoffen 132.

— Behandlung mit basischen Triphenylmethanfarbstoffen 137.

— Behandlung mit Chinin 165.

Trypanosomenstämme, antimonfeste 131.

— arsanilfeste 123.

— arsenfeste 128.

Trypanrot 132.

Tryparosan 138.

Tryptophan als notwendiger Nahrungsbestandteil 32.

Tuberkelbazillen, lebende, zur Behandlung der Tuberkulose 78.

— sensibilisierte zur Behandlung der Tuberkulose 77.

Tuberkuline 72.

Tuberkulose, Chemotherapie 176.

— Einfluß der Ernährung 180.

— Immunotherapie 70.

— Kieselsäuretherapie 180.

— Therapie nach Deycke-Much 80.

Überdruckverfahren 60.

Unterdruckverfahren 60.

Uratablagerung, Behandlung mit Salzsäure 243.

Vagotomie, doppelseitige, lebensrettende Behandlung derselben 263.

Vakzinetherapie 82.

Vergiftungsfieber 250.

Verteilung im Organismus 115.

Vitamine 36.

— und Geschwülste 206.

— in der Milch 42.

Vucin 174.

Wärmebehandlung der Entzündung 215.

Wärmeregulation, chemische und physikalische 245.

Wärmestichhyperthermie, Behandlung mit antipyretischen Mitteln 246.

Wasserfehler 253.

Wismut 130.

Zuckerinjektionen zur Blutstillung 22.

Zuckervergiftung 241.

Zytotropine 83.

Zytotropismus 65.

Autorenregister.

Die beigefügten Zahlen geben die Seitenzahlen an.

Abderhalden 36. 40. 194.
Abl 219. 273.
Apolant 198. 207.
Aron 23.
Aronsohn 246. 252.
Ascoli 101.
Auer 19.

Babkin 262.
Bachem 251.
Bacmeister 181.
Baer 236. 237. 238.
Bang 224.
Barbour 248.
Bashford 123.
Bauer 98.
Baumann 45.
Béchamp 120.
Bechhold 111—114. 244.
Behring, v. 2. 68. 78. 79. 83. 84. 96—99. 178.
Bertarelli 141. 142.
Bertheim 121. 145.
Besredka 101.
Bethe 65.
Bettmann 182.
Biberfeld 250.
Bickel 276.
Biedl 50.
Bieling 172—174.
Bier 61—64. 66. 67. 206. 212. 213. 217.

Bierbaum 182. 183.
Bilfinger 175.
Billroth 51.
Bingel 104.
Blum 236—238.
Blumenthal, Ferd. 120. 151. 195—197.
Blumenthal, Franz 150.
Boecker 184.
Boehncke 168. 176. 184.
Bondi 114—116. 118. 177.
Borchers 271. 272.
Brauer 60.
Braunstein 197.
Breinl 120.
Browning 141. 162.
Bruck 76. 178. 182.
Bum 214.
Bumke 169.
Bunsen 120.
Bürgi 268. 270.
Busck 115.

Calmette 92.
Cannon 270.
Carrel 55. 56. 59. 206.
Caspari 40. 202—205.
Castelli 149.
Chiari 217. 218. 220.
Chvostek 52.
Citron 252
Clark 16.

Cloetta 260.
Cohnheim 230.
Conradi 165.
Cooper 38.

Deycke 80. 81.
Doenitz 86—88.
Dohrn 218. 219. 244.
Douglas 82.
Driesch 66.

Eeckhout v. d. 269.
Ehrlich 2. 68. 84. 86. 88. 110—112. 114—115. 117. 118. 121—123. 125. 128. 130—133. 138. 139. 144—146. 149. 152. 154. 156. 158. 159. 161. 164. 178. 185. 186. 188. 192. 193. 219.
Ehrmann 9.
Eijkman 33. 36.
Eiselsberg 51. 52.
Eisner 30.
Ellermann 224.
Embden 231. 234.
Enderlen 56.
Engel 211.
Engwer 168. 176. 183.

Faust 270.
Feldt 178. 179.
Fellmer 137.

Finkler 176. 177.
Fischer 20.
Fischer, Emil 118.
Flexner 54.
Flury 12.
Forsmann 65. 66.
Friedberger 101. 104. 125. 184.
Friedenthal 206.
Friedmann 78. 79.
Fröhlich 40.
Frugoni 232. 233.
Funk 32. 34—36. 38. 42. 206.

Georgi 105.
Giemsa 149.
Glaeßner 232. 233.
Gley 49.
Glück 178. 182.
Goldmann 206.
Gonder 128. 162. 163.
Gottlieb 48. 246. 248—250. 254. 255. 269.
Grafe 240.
Groer, v. 106.
Gros 15.
Gudzent 243.
Guthrie 56.
Gutmann 169.

Halberstädter 165. 188.
Hamburger 117.
Hanau 191.
Händel 198.
Hansemann, v. 199. 202. 204.
Hartoch 130.
Hata 115. 144—148. 186.
Heinz 259.
Heller 53. 69. 228.
Herbst 219.

Hesse 269. 270.
Heubner 12. 179. 205.
Heymans 12.
Hippel, v. 55.
Hirschfeld 194.
Hoepfner 55. 56.
Hoffmann 141.
Hofmeister 11. 32. 36. 117.
Holst 40.
Hopkins 32.
Hornemann 180.
Hügel 152.
Hunt 12. 14.

Jacoby 27. 114—116. 118. 161. 177. 241.
Januschke 15. 16. 217. 218. 220.
Jastrowitz 244.
Jensen 191. 192. 194. 195.
Joachimoglu 5.
Jobling 54.
Joseph 50.
Joseph E. 212.

Kahle 180. 181.
Karrer 150.
Katsch 271. 272. 275. 276.
Katz 118.
Kaufmann 167. 168.
Keysser 199. 206.
Kitasato 83.
Klapp 213.
Klemperer, F. 75. 76.
Klemperer, G. 10.
Kobert 181.
Koch, R. 70—74. 111. 121. 178.
Kocher 55.
Kochmann 30.
Kohlhardt 194.

Kolle 104. 105. 130. 150. 152.
Konschegg, v. 16.
Krause 92.
Kronecker 255.
Kruse 79.
Kudicke 162. 163.
Küpferle 181.
Kusama 38.

Lampé 40.
Lang 11.
Langendorff 255. 256.
Langley 266.
Lanz 49.
Laquer 231.
Laubenheimer 113. 182.
Laveran 119. 120. 160. 188.
Lefmann 225.
Leischner 50.
Leo 176.
Levaditi 125.
Levin 93—95.
Levy 167. 218.
Lewin 193. 194. 196. 197. 198. 205.
Leyden, v. 195.
Liebreich 178.
Liefmann 234.
Linden, v. 176. 177.
Lippmann 225.
Loeb, J. 41.
Loeb, O. 115. 117. 118. 177. 261.
Loewi 16.
Loewy 252.
Löffler 120.
Loghem, v. 242. 243.
Löhe 202. 204.
Lüdke 252.
Luithlen 220.
Lusk 238.
Lüthje 234.

Magnus 16. 265. 267. 268. 270. 274. 275.
Magnus-Levy 9. 47.
Manteufel 144.
Marks, L. H. 140. 164. 179.
Martina 228.
Marx 69.
Masoin 12.
Masuda 184.
Meidner 197. 198.
Meißen 176.
Meltzer 19. 20. 50. 60. 61. 252.
Mendel 41.
Mering, v. 227. 235.
Mesnil 119. 120. 136. 160.
Metschnikoff 82. 141. 142. 150.
Meyer, F. 86. 87. 89. 258. 259.
Meyer, H. 89. 90. 93. 117. 118. 218—220. 248. 275.
Meyerhof 230. 931.
Michaud 116. 117. 177.
Minkowski 227. 228. 234.
Moreau 191.
Morel 50.
Morgenroth 68. 95. 99. 159. 160. 165—172. 174—176. 181. 184. 188. 223.
Moszkowski 40.
Much 80. 81.
Müller 221.
Mulzer 142. 152.
Murphy 191.

Naunyn 9.
Neißer 142. 150.
Neuberg 202—205.

Neufeld 82. 83. 168. 176. 183.
Neukirch 240. 269.
Nicolaier 244.
Nicolle 136.
Noguchi 69.
Nötzel 213.

Odake 36.
Ogawa 259.
Oppenheim 151.
Osborne 41.
Oswald 47. 116. 117.
Overton 117.

Padtberg 268.
Pappenheim 225.
Parodi 141. 142.
Pasteur 2. 68—71.
Pawlow 262—264. 276.
Payr 50. 55. 228.
Pflüger 63.
Pick 43. 46—48. 232. 233.
Pineles 43. 46—48.
Pirquet, v. 100.
Plesch 225.
Plimmer 130.

Ransom 89. 90. 93.
Reicher 210. 223.
Reverdin 66.
Richter 252.
Rickmann 77.
Rimpau 82.
Ritz 150.
Roehl 125. 131. 138—140. 144. 161.
Rohde 257. 259.
Röhmann 40. 41.
Rolly 252.
Rona 10. 240.
Rosenbach 260.
Rosenfeld 239.

Rosenthal 160. 175. 176.
Rößle 180. 181.
Rothermundt 69. 130.
Rous 191.
Roux 141.
Rubner 245.
Rüks 120.
Ruppel 77. 179.

Sachs, H. 95. 105.
Sachs 246.
Sahli 269.
Salkowski 6. 150.
Sauerbruch 60.
Schaeffer 173.
Schäffer, J. 214—217.
Schaudinn 141.
Schaumann 36.
Schepelmann 260.
Schild 120.
Schilling 184.
Schloßberger 104.
Schmiedeberg 6. 18.
Schmorl 23.
Schöne 53. 54. 193.
Schreiber 22.
Schroth 27.
Schulz A. 244.
Schulz 48.
Schürmann 130.
Schuster 182.
Schütz 19.
Schütze 124.
Seligmann 99. 255. 256.
Selter 176.
Shiga 38. 132. 133.
Shimamura 36.
Sommer 182.
Spieß 178.
Spiro 7. 117.
Staal 243.
Starkenstein 104. 218. 244.
Steffenhagen 198.

Stein 176.
Stepp 42.
Stich 56.
Straub 18. 270.
Strauß 176.
Stuber 265.
Suzuki 36.

Thomas 180.
Thomas, H. D. 120.
Tsuzuki 35. 152.
Tugendreich 174.

Uhlenhuth 142. 144. 147. 150. 152. 198.

Velden, v. d. 20—22. 30. 104. 116—118.

Wachs 64.
Walther 6.
Wassermann, v. 76. 104. 199. 201. 203. 204.
Wechselmann 188. 189.
Weichardt 104.
Welchs 176.
Wendelstadt 137.
Werbitzki 110. 162. 163.
Werner 152. 153.

Werner R. 207.
Wessely 213.
Weyland 180.
Wiechowski 5. 218. 244.
Wilenko 10. 240.
Wohlgemuth 264.
Wolff 64.
Wright 82. 83. 168. 218.

Yamanouchi 125.

Ziegler 244.
Zülzer 231. 232.